国家卫生健康委

全国高等学校教材 | 供听力与言语康复学专业用

诊断听力学

主　　编　刘　博

副 主 编　杨海弟

编　　者　（以姓氏汉语拼音为序）

白　忠（昆明医科大学第二附属医院）

曹永茂（武汉大学人民医院）

程晓华（首都医科大学附属北京同仁医院）

董瑞娟（首都医科大学附属北京同仁医院）

傅新星（首都医科大学附属北京同仁医院）

李晓璐（南京医科大学第一附属医院）

刘　博（首都医科大学附属北京同仁医院）

刘　辉（首都医科大学附属北京同仁医院）

卢　伟（郑州大学第一附属医院）

亓贝尔（首都医科大学附属北京同仁医院）

郗　昕（中国人民解放军总医院）

杨海弟（中山大学孙逸仙纪念医院）

张　华（首都医科大学附属北京同仁医院）

张剑宁（上海中医药大学附属岳阳中西医结合医院）

张　微（澳大利亚国家声学实验室）

张　祎（首都医科大学附属北京同仁医院）

主编助理　亓贝尔（首都医科大学附属北京同仁医院）

绘　　图　张华宋（中山大学孙逸仙纪念医院）

人民卫生出版社

·北　京·

图书在版编目（CIP）数据

诊断听力学 / 刘博主编 . —北京 : 人民卫生出版社，2022.4（2025. 3重印）

ISBN 978-7-117-32637-7

Ⅰ. ①诊… Ⅱ. ①刘… Ⅲ. ①听力障碍－诊断学－医学院校－教材 Ⅳ. ①R764.430.4

中国版本图书馆 CIP 数据核字（2021）第 270992 号

人卫智网	www.ipmph.com	医学教育、学术、考试、健康，购书智慧智能综合服务平台
人卫官网	www.pmph.com	人卫官方资讯发布平台

诊断听力学

Zhenduan Tinglixue

主　　编：刘　博

出版发行：人民卫生出版社（中继线 010-59780011）

地　　址：北京市朝阳区潘家园南里 19 号

邮　　编：100021

E - mail：pmph @ pmph.com

购书热线：010-59787592　010-59787584　010-65264830

印　　刷：北京盛通数码印刷有限公司

经　　销：新华书店

开　　本：787 × 1092　1/16　　印张：17

字　　数：371 千字

版　　次：2022 年 4 月第 1 版

印　　次：2025 年 3 月第 3 次印刷

标准书号：ISBN 978-7-117-32637-7

定　　价：98.00 元

出版说明

为了深入贯彻教育部《国家中长期教育改革和发展规划纲要（2010—2020年）》和卫生部《国家医药卫生中长期人才发展规划（2011—2020年）》，加快落实全国卫生与健康大会精神和《"健康中国2030"规划纲要》，满足人民日益增长的听力言语康复的健康需求，我国听力与言语康复学专业学科发展和人才培养迫在眉睫。2012年教育部正式设立了听力与言语康复学专业（101008T）并将其纳入《普通高等学校本科专业目录》，这标志着听力与言语康复学教育事业步入了更加正规化的发展模式。2015年人力资源和社会保障部将"听力师"作为职业资格纳入了《中华人民共和国职业分类大典》，这标志着"听力师"将成为正式的国家职业需求。按照全国卫生健康工作方针、医教协同综合改革精神，以及传统媒体和新兴媒体深度融合发展的要求，通过对本科听力与言语康复学专业教学实际情况全面、深入而详细的调研，人民卫生出版社于2016年启动了全国高等学校本科听力与言语康复学专业第一轮规划教材的编写，同时本套教材被纳入国家卫生健康委员会"十三五"规划教材系列。

我国的听力与言语康复学专业教育历经二十余载的努力和探索，发展出了一条具有中国特色的听力与言语康复学专业人才培养道路。本套全国高等学校本科听力与言语康复学专业第一轮规划教材的启动，对于我国听力与言语康复学高等教育，以及听力与言语康复学专业的发展具有里程碑式的意义，对促进人民群众听力和言语康复健康至关重要，可谓功在当代、利在千秋。

本轮教材坚持中国特色的医学教材建设模式组织编写并高质量出版，即根据教育部培养目标、国家卫生健康委员会用人要求，由国家卫生健康委员会领导，部委医教协同指导，中国高等教育学会医学教育专业委员会组织，相关教材评审委员会论证、规划和评审，知名院士、专家、教授指导、审定和把关，各大院校积极支持参与，专家教授认真负责编写，人民卫生出版社权威出版的八大环节共筑的中国特色医药教材建设体系，创新融合推进我国医药学教材建设工作。

全国高等学校本科听力与言语康复学专业第一轮规划教材的编写特点如下：

1. 深入调研，顶层设计 本套教材的前期调研论证覆盖了全国12个省区市，20所院校、医院和研究机构（涵盖9所招生院校，1所停招生院校和1所拟招生院校），同时我们通过查阅文献政策和访谈专家院士形式，调研了听力与言语康复学专业教育体系较成熟的欧美国家现状。调研论证结果全面展现了我国听力与言语康复学专业学科发展现状、水平和质量，以及人才教育培养的理念、模式和问题，为全面启动并精准打造我国本专业领域首轮高质量规划教材奠定了基础。

2. 权威专家，铸造原创 本套教材由知名院士领衔，编写团队由来自 16 所院校单位的 14 名主编、18 名副主编和 183 名编者组成。主编、副主编和编者均为长期从事一线教学和临床工作的听力学和言语康复学领域的著名专家，经历了 2 年的编写，期间反复审稿、多次易稿，竭力打造了国内第一套原创性和学术价值极高的、总结丰富教学成果的本科听力与言语康复学专业教材。

3. 多次论证，优化课程 经与国内外专家多次论证，确定了本轮教材"11+2"的核心课程体系，即 11 本理论教材和 2 本实训教材。11 本理论教材包括：①《听力学基础》介绍物理声学、听觉解剖生理和心理声学的听力学理论知识；②《耳鼻咽喉疾病概要》介绍听力与言语康复学相关的耳鼻咽喉疾病；③《诊断听力学》介绍 8 项听力学与前庭功能检测技术；④《儿童听力学》介绍儿童听觉言语发育、评估技术和听力康复内容；⑤《康复听力学》介绍成人和儿童听觉言语康复训练相关内容；⑥《助听器及其辅助设备》介绍助听器及其辅助设备原理和验配技术；⑦《人工听觉技术》介绍人工耳蜗、人工中耳等人工听觉技术；⑧《宏观听力学与市场营销学》介绍听力学相关宏观政策和市场营销内容；⑨《言语科学基础》介绍言语科学、语音学、语言学相关理论；⑩《言语康复学》介绍 9 项言语康复技术；⑪《语言康复学》介绍语言康复学相关理论和技术。2 本实训教材包括：①《听力学实训教程》介绍听力学和前庭功能检测实操技术，含操作视频；②《言语语言康复实训教程》介绍言语康复和语言康复的实操技术，含操作软件。

4. 夯实理论，强化实践 严格按照"三基、五性、三特定"原则编写教材。注重基本知识、基本理论、基本技能；确保思想性、科学性、先进性、启发性、适用性；明确特定目标、特定对象、特定限制。

5. 整体规划，有机融合 本轮教材通过调整教材大纲，加强各本教材主编之间的交流，进行了内容优化、相互补充和有机融合，力图从不同角度和侧重点进行诠释，避免知识点的简单重复。

6. 纸数融合，服务教学 本轮教材除了传统纸质部分外，还构建了通过扫描教材中二维码可阅读的数字资源。全套教材每章均附习题，2 本实训教材附实操视频和软件，供教师授课、学生学习和参考用。

7. 严格质控，打造精品 按照人民卫生出版社"九三一"质量控制体系，编写和出版高质量的精品教材，为行业的发展形成标准和引领，为国家培养高质量的听力与言语康复学专业人才。

全国高等学校本科听力与言语康复学专业第一轮规划教材系列共 13 种，将于 2022 年 8 月前全部出版发行，融合教材的全部数字资源也将同步上线，供教学使用。希望各位专家学者和读者朋友多提宝贵意见和建议，以便我们逐步完善教材内容、提高教材质量，为下一轮教材的修订工作建言献策。

全国高等学校听力与言语康复学教材
评审委员会

教材目录

序

听力和言语语言功能是人类生命历程中最重要的不可或缺的生理功能。在漫长的社会进化过程中，人类在与各种疾病的抗争中，对听力和语言的认知已经有了丰富积累，形成了专门学问，构成了知识传承的基石。

近百年来，社会学、生物学、临床医学专家在听力学与言语语言学以及相关康复学研究方面做了大量工作，逐渐形成了比较系统的专业理论知识。深刻理解健康人听力与言语语言功能在社会生活的重要意义，才会对相关疾病带来的危害有正确的认知。

进入新世纪，在国家由温饱型社会向小康社会的发展进程中，在卫生与健康领域，维系健康、防病治病成为健康中国建设的重要任务。良好的听力与言语语言功能作为健康的核心标志，其重要性有了新的提升。

为适应社会的飞速发展，满足人民群众日益增长的医疗健康服务需求、满足医学人才教育、健康普及以及防病治病的客观需求，似乎被纳入边缘学科的听力与言语康复学，作为规划教材中不可缺少的重要组成呼之欲出。

在人民卫生出版社的统一组织安排下，我国首套听力与言语康复学专业教材编撰工作正式启动。我们整合了国家听力与言语康复学领域最有代表性的百余位专家，希望从听力学和言语康复学两个方面，完成这个具有历史意义的系列规划教材撰写任务。

作为一项世纪工程，听力与言语康复学专业 13 本教材代表了国家当今在该领域科研、临床、教学的最高水准。撰写中，专家们不仅注重了历史传承，而且注重了当今科学技术进步对学科发展的巨大影响，更关注了今后发展的大趋势，是一套具有时代特点的国家规划教材。希望这套新教材的出版发行，在国家听力与言语康复的标准化体系建设中，像一面高高飘扬的旗帜，带领学科进步，引领时代发展。

新时代新发展，大数据、互联网、人工智能带来的新技术、新手段、新方法不断涌现。这套教材力求尽善尽美，要求内容客观准确，囊括时代进步的完整知识结构，然而美中不足的感觉时隐时现，挥之不去，也许会留有缺憾。好在再版还有机会，尽善尽美的追求永远在路上……

韩德民

2019 年 9 月

前 言

诊断听力学是围绕听觉与前庭觉的功能评价应运而生的科学范畴与实用技术,可为疾病诊断提供依据,为治疗干预效果进行评价。用于诊断的听力学技术从 16 世纪学者们发现置于门齿上的音叉振动可以被人耳听到,发展到现在将对听力损失敏感且简便易行的耳声发射技术用于筛查新生儿听力。经过几百年的不懈努力和探索,随着电生理学、物理学、电声学、材料学、信息技术和预防医学等学科的迅猛发展,诊断听力学成为富含高科技的活跃学科,新的听觉和前庭觉的功能评价方法、评价内容不断涌现。以感音神经性听力损失评估为例,不断发展的基因组学技术、影像技术、电生理技术和信息技术等先进理论和方法在这一领域均获得成功应用;更因为人工耳蜗的问世,围绕其术前评估和术后康复评价等,不仅在临床诊断和治疗领域对传统观念中难以康复的感音神经性听力损失进行了非常有益的探索,同时也为患者赢得了重获听力、融入社会的机会,取得了重大的社会效益。

作为全国高等学校本科听力与言语康复学专业第一轮规划教材中的一册,本书是衔接听力学基础理论与听力学临床课程的核心教材,特色如下:

1. 本教材的编者均为我国诊断听力学领域一线长期从事教学、临床、科研工作的听力师和临床医师,具有丰富的学术专著和教材编写经验。

2. 本教材的编写兼顾了经典性和实用性,不仅凝聚了诊断听力学领域的经典理论,还提炼了近期国内外的研究进展和编者的临床经验。

3. 本教材注重内容的完整性。为体现《诊断听力学》课程的系统和完整,本书在儿童行为测听、儿童听力学评估等章节对相关内容进行了简述,更多内容详见本套教材的《儿童听力学》。

4. 本教材注重知识的内容和体系衔接。设置的【知识链接】模块对与其他教材间的相关知识进行横向阐释和点对点链接,帮助学生融会贯通所学知识,如连接听觉系统的应用解剖生理、耳鼻咽喉科常见疾病以及听力诊断技术在实际应用中的若干问题等诸多知识点。

5. 由于耳解剖的特殊性使其兼具听觉与前庭觉的双重任务。眩晕疾病诊断所需要的各种前庭诊断技术迅猛发展,成为本书撰写过程中面临的挑战与难点。本教材结合近年来国际神经耳科学界对内耳疾病和脑神经、认知科学领域认识的不断加深和相关诊断技术的不断发展,如眩晕疾病诊断中涉及的视频眼震图、肌源性前庭诱发电位等,也参照了近年出版的教材和研究论著等进行了说明。

6. 建议本教材与本套教材中的《听力学实训教程》配套使用。

本书力求适合临床应用,在阐释基本理论的同时,强调知识的实际应用,不仅是听力与言语康复学专业的教材,还可作为耳鼻咽喉科医师、听力学从业者、听力语言康复从业者的理论与实际指导用书。随着世界卫生组织对听力损失定义和评价标准的变化，书中不仅详细介绍了各类听觉诊断技术的理论、方法和进展，还对相关进展和难点问题给予了特别关注。

希望本书的出版能帮助系统地掌握相关诊断技术的基本理论并熟练掌握规范操作的技术要点、流程以及质控因素，加深理解诊断听力学技术的内涵和国际通用准则以及测试过程的复杂性，对避免读者落入相关领域的"陷阱误区"等也具有极其重要的临床指导意义。

当前听力学的总体发展水平还不能满足广大群众日益增长的需求，听力与言语康复学专业教育尚处于起步阶段，本教材旨在促进听力与言语康复学专业教育的科学、规范发展，推动诊断听力学的专业理论和技术方法的学术交流。同时希望向从事听力相关疾病诊断的听力师和临床医师，尤其是向年轻同道传递这一领域的国内外的共识和原则以及研究进展，为他们提供一本可用于教学和临床参考的实用书籍，使从事听力学技术的相关人员和临床医师夯实听力及眩晕疾病诊断中涉及的技术，并加以规范应用。

当下社会已经步入信息化时代，知识更新日益加快，由于编者水平所限，难免有不当和错漏之处，恳请大家在使用中发现问题并请批评、指正。

刘　博

2022 年 2 月

目 录

第一章 绪 论

听力学（audiology）是研究在正常和不正常状态下位听功能的科学，以及在病理条件下其功能改变的评价和应采取的干预措施，是从实际需求中发展起来的一门年轻学科。听力学源自第二次世界大战之后，由于听力损失人群剧增，听力检测和服务的需求更加广泛复杂而应运而生的。听力学是多学科交叉的综合产物，所涉及的范畴非常广泛。尤其与临床医学（尤其是耳科学、神经科学和儿科学）关系密切，因此临床听力学构成了听力学的主要内容，其中诊断听力学是更贴近耳科临床工作范畴的专业分支。

一、诊断听力学的发展

诊断听力学最初起源于听力检测技术，属于耳科临床工作范畴，其基础是耳的解剖和生理以及有关的声学知识，以后随着电子技术、计算机技术和心理声学等相关领域的不断发展以及对基础医学认识的不断提高而逐渐发展和独立。其包含：听觉功能检测；听力损失性质、病变部位、病因的判断和鉴别诊断以及据此提出的处理建议和方案；也可为评残和赔偿等有关法律问题提供参考。

早在 16 世纪，人们就发现将振动的音叉置于门齿上可感觉到声音，表明声音可通过骨传导到内耳，即骨导现象。随后，17 世纪初叶，骨导检查技术用于临床听力检查。医生可以根据骨导时间的延长与缩短，鉴别听力损失的病因在中耳还是发生在内耳后的感觉神经部分。在此基础上，Weber 提出骨导偏侧试验，即 Weber 试验；Rinne 提出骨导 / 气导对比试验，即 Rinne 试验。从此，临床鉴别听力损失的性质属于传导性还是感音性，有了新方法；在听力损失的定性诊断方面也取得进步和发展。第二次世界大战后，武器和各种机械的强噪声对听力造成损失的情况越发严重，对临床诊断和听力康复提出了迫切的需求，促进了听力学的发展。同期，Von Bekesy 提出的行波学说获得 1946 年的诺贝尔生理学或医学奖，也为听觉科学的发展起到助推作用，为听力诊断技术的科学发展奠定了扎实的理论基础。临床听力诊断水平的提高主要依靠听力检测技术的进步，诊断听力学的发展不仅依赖于坚实的理论基础，同时也需要不断发展的听力检测技术来充实和推进。

由于耳是一个特殊的感觉器官，按解剖结构分为外耳、中耳与内耳三部分；按功能可以划分听觉感觉器官和前庭感觉器官，因此，耳不仅可以接受听觉，也可以接受前庭觉，故称耳为"位听器官"。从生物进化的角度看，听觉系统最初是由平衡结构发展进化而来的,前庭系统和听觉系统在感受器结构和其对应的生理功能上有很多相似之处。

(一)音叉试验和纯音听阈测试

音叉试验是最早采用的听力检查法,从简单的骨导试验到骨、气导对比检查等方法,至今已经沿用近4个世纪,仍不失为初步的简单听力检查法。当然,音叉检查的先天不足在于不能为听力损失进行定量诊断。之后,随着电声技术的进展而逐步完善了检查手段,直到 Von Bekesy 研究发明自描听力计问世,以及随后研发的纯音听力计用于临床检测。在纯音听阈测试基础之上,发展了言语测听技术,增加了听觉对信号分析能力的评估。新的检测技术促进了人们对听觉中枢功能状态的了解。

根据耳科临床工作的要求,听力检查技术逐渐发展起来,先是出现了定性检查技术,如音叉试验;进一步才发展到定量检测技术,如纯音听阈测试,并逐渐发展到对听觉系统功能进行整体检测和评价,实现对听功能定性和定量检查相结合的临床检查技术。随着对听觉系统认识的逐步深入和其他相关学科的技术进步,定位诊断技术也逐渐发展起来。

(二)声导抗测试

纯音听阈测试虽然可以判别耳的听觉功能是否存在障碍,但仍有其局限性,声导抗测试补充了这方面的不足。1946年 Metz 利用电桥原理,设计成导抗测试装置。以后历经改进结构设计,测试功能趋于完善,可用于测试中耳功能、咽鼓管功能和声反射。由于其为客观检查技术可提高了检查结果的准确性,故常用于婴幼儿听力筛查,尤其用于配合听觉诱发电位或诱发性耳声反射测试。鼓室肌声反射与纯音听阈测试结合有益于对各种耳科疾病的诊断,已成为临床常规的听力检测方案,不但可以较准确评估鼓膜和中耳病变,有助于耳蜗和蜗后病变的鉴别诊断,同时还对咽鼓管功能和面神经病变的定位诊断起到辅助诊断的作用。

(三)听觉诱发电位测试

声刺激可诱发听觉系统的反应电位,但由于记录技术的限制,早期研究只限于动物实验,而且只能直接在神经组织上安置电极来记录反应电位,不能在体表记录到较清晰的反应电位,因而难以应用到临床工作中。直到20世纪中叶,随着计算机技术的不断发展,叠加技术应用到诱发电位检测中,实现了通过皮肤电极可以清晰地记录到听觉反应电位,其才得以耳科临床中推广应用。

直到20世纪中叶,Von Bekesy 不仅提出了耳蜗基底膜的行波学说,还记录到了耳蜗内直流电位。这些贡献不仅是对听觉系统认知理论上的突破,同时也推动了听力学检查技术的进步。十多年后 Portmann 等记录到耳蜗电图。随后,听觉诱发电位技术问世,并很快发展为耳科和神经科领域的重要检测手段,并用于耳科、神经外科术中监测。近年更是作为人工耳蜗植入时的术中监测手段,用以保障手术的安全。

听觉诱发电位的临床应用非常普遍,常规使用短声诱发的 ABR,其缺点是频率特性不够完善,反应高频范围的听力;目前已经可以实现频率特异性的 ABR 测试。40Hz 听觉相关电位可以评估低频范围的听力情况。近年具有良好频率特性的听性稳态反应检查,解决了客观检测 0.25~8kHz 的听阈问题,为低龄儿童的听觉功能评价提供了切实可行的检查技术。

（四）耳声发射测试

1978 年由 Kemp 教授发现的耳声发射现象，无疑是听觉功能检测的一次突破性的进展。耳声发射是一种产生于耳蜗，经听骨链和鼓膜传导，并可在外耳道用特制的探头记录到的声音信号。这项检查技术的诞生，不仅提高了针对耳蜗功能评价的准确性，同时对听力损失的定位诊断和听觉传出系统功能的检测也提供了新的手段和方法。

由于耳声发射的测试方法简便、迅速、无创，成人和儿童均易于接受此项检查，因此迅速在临床上被推广应用，并成为听力筛查的必备工具。我国开展的普遍新生儿听力筛查就是依赖于这项检查技术的得以实施。耳声发射测试项目也从瞬态诱发性耳声发射检查扩展到畸变产物耳声发射测试和自发性耳声发射测试。近年对刺激频率耳声发射也有研究，但尚未在临床推广应用。

（五）前庭功能检查

前庭系统的解剖特点决定了其功能的复杂性，围绕前庭-眼反射诞生了用于评价外半规管功能的经典温度试验，同时也因为前庭系统的复杂性而限制了前庭功能临床检查技术的发展。由于有些工作需要具备高度的平衡功能才能胜任，如飞行员、航天员、体操运动员等。从事这些工作的人员需要经过严格的前庭功能评价并经过特殊训练才能胜任。近年随着神经耳科学和航天医学的快速发展，前庭功能的评估成为诊断听力学中非常重要的一个分支体系。

学者已经关注到前庭反应也具有频率特性。其中涵盖中、低频测试范畴的双温试验及转椅试验已在临床广泛使用；相对而言，高频范围的前庭检查项目虽然已经起步，但还处于研究和推广阶段，例如头部主动旋转的检查：包括高频前庭-眼反射试验（high-frequency VOR test）、摇头试验（head-shaking test）、前庭自旋转试验和近年发展更为突出的头脉冲试验，后者通过视频采集完成者称为视频头脉冲试验，属于前庭-眼反射的高频检测技术，检测频率为 2～5Hz，目前已在临床应用。相对于转椅试验而言，头部主动旋转试验的优点是测试仪器携带方便，操作简单，测试时间较短等。

关于耳石器功能的检查近年也有很大突破，围绕主观视觉垂直线的知觉测试和前庭诱发肌源性电位（vestibular evoked myogenic potential，VEMP）。前者是重力垂直性知觉的视觉表现，在判断耳石器功能（特别是双侧耳石器功能不对称）方面具有十分重要的意义。相对来讲 VEMP 检查在临床应用上更为广泛。VEMP 是一种评价前庭耳石器及前庭神经传导通路的客观检查方法，根据记录电极放置部位的不同，VEMP 检查可以分为颈性和眼性前庭诱发肌源性电位两种主要类型，前者的应用相对较成熟，而后者在记录方式、结果判定等方面还有若干需要深入研究的关键环节。

动态姿势图描记是基于本体感觉、视觉和前庭觉为整体的统合测试原理为原则的检查方法，属于动态重心稳定性试验。它特指人在平台动态活动中，对自身获得的平衡能力评估。特别应该强调，该项检查可进行感觉整合能力测定和运动协调控制以及运动反应适应能力测定，在临床工作中具有很广阔的应用前景。但由于设备造价昂贵，目前只能在少数研究型医疗机构中开展。随着相关学科的技术进步，此项检查将逐步得以推广应用。

二、诊断听力学与耳科学的关系

诊断听力学与耳科学的关系十分密切。耳主司听觉和前庭觉，诊断听力学的评价内容自然也包含听觉系统和前庭系统二者的功能评价。因此，耳科医师需具备听力学的知识才能胜任耳科临床工作。

听力学本就是起源于耳科临床工作的需求。外耳、中耳、内耳和耳蜗后病变都可能影响到听力，引起耳鸣、耳闷、听力下降、重振、复听等听力症状，同时还会有眩晕等其他耳部症状。当这些症状出现时，如何检查和评估直接关系到耳科疾病的诊断和干预方案制订。关于听力损失和眩晕病变的定性和定位，对疾病的诊断和鉴别诊断以及干预方案的制订，对听力、言语和前庭功能的康复以及听力损失的预防和有关基础理论都在逐渐发展，并逐渐趋于完善。耳科疾病的诊治、康复和预防领域的发展，不断对听力学的内涵提出更高要求和标准，而听力学的快速发展也促进了耳科学的更好发展。

对于难以通过药物或者手术治疗改善的听力损失者而言，人工听觉技术的诞生是改善中重度听力损失的必要手段。尤其对于儿童，为了避免因为听力损失而影响言语发育，更应及早进行人工听觉干预和听力康复。人工耳蜗的诞生更是为双耳全聋或重度感音神经性听力损失者带来福音，但是围手术期的听功能评价和听觉重建后的功能康复都需要一套完整的听力言语康复计划，特别是对于语前聋患儿必须作出明确的听力学诊断并制订听力言语康复训练计划，以保障良好的人工听觉效果。

结　语

耳主司听觉和前庭觉虽然从感觉器官的结构上讲，二者具有紧密联系并具有一定的相似性，但从系统层面上讲二者又存在很大区别。随着人类文明的发展，从利用声音信息探寻声源用于躲避或者猎物，到不断发展起来的听觉言语能力可用于思想交流社会活动等，无一不在展示着听觉功能对人类生存的重要意义。听觉系统主要基于若干神经核团之间的单线换元通路，有相对清晰的听觉皮层投射区域。前庭系统是对适应生存环境，维持身体平衡至为重要的。人们的日常活动无时无刻都依赖于正常运行的前庭系统，后者可以保证人体的动作更准确、更协调。前庭系统在中枢层面具有广泛的中枢神经核团间的广泛联系，因此其功能评价也需要从全方位考虑。

因此，在学习理解和掌握诊断听力学技术时，建议读者不仅要认真阅读《诊断听力学》，同时也要认真学习本套听力与言语康复学专业教材的其他分册。掌握耳科解剖生理以及相关疾病的知识，学会分析比较听觉与前庭觉的生理与病理变化过程，要养成联合思考、综合分析的习惯，这一点对打好基础非常重要。

（刘　博）

扫一扫，测一测

第二章 纯音测听

测听（audiometry）是通过观察、记录和分析受试者对声刺激的反应来了解听觉系统功能状态的检查方法。以纯音作为刺激声进行的测听即为纯音测听。纯音测听作为最基本的听力测试方法在听力评估中被广泛应用，值得注意的是由于交叉听力现象的存在，需正确使用掩蔽（masking）的方法获得受试者双耳的真实听力，对听力损失做出定量、定性、定位的正确判断，从而为制订医学干预和康复方案提供准确的依据。此外，还有一系列在纯音听阈上某一强度进行的听力学测试，即阈上功能测定，用以辅助鉴别听力损失的性质和病变部位。

第一节 纯音测听概述

测听（audiometry）是通过观察、记录和分析受试者对声刺激的反应来了解听觉系统功能状态的检查方法，其主要目的是明确有无听力损失，并确定损失的程度、性质以及部位。测听技术发展至今已有近百年历史，特别是第二次世界大战后，随着大众需求的增加及电子技术的进步，测听技术得到较快发展。

纯音测听包括纯音听阈测试和阈上功能测试，临床常将纯音听阈测试简称为纯音测听。

在学习纯音测听前应先掌握如下基本概念：①纯音（pure tone）是指一种仅具有单一频率成分的声音，应用于纯音听力测试的纯音信号，其升降时间为15~25ms，全时程为1~2s；②听阈（hearing threshold）是指能够引起声音感知的最小声压级或振动力级，临床听力评估中把受试者能够识别至少50%声音信号的最小声音强度作为听阈；③纯音听阈测试（pure tone audiometry）是指应用不同频率的纯音测试受试耳在相应频率的听敏度的方法。

纯音听阈测试的目的就是获得受试者在某段频率范围内的听阈，其意义在于：①筛查听力；②确定听力损失的程度；③明确听力损失的类型；④观察病程中的听阈变化及评价听力损失患者治疗的效果；⑤为听力防护计划测定听力基线；⑥为制订医学干预和康复方案提供依据。

此外，还有一系列在纯音听阈上某一强度进行的听力学测试，即阈上功能测试，如：双耳交替响度平衡试验（alternate binaural loudness balance test，ABLB）、短增量敏感指数（short increment sensitivity index，SISI）、音衰变试验（tone decay test，

TDT）等，有助于鉴别听力损失的病变部位。此外，还有音叉试验，帮助鉴别听力损失性质。

（白　忠　卢　伟）

第二节　纯音测听基本要求

为获得准确的纯音听阈测试结果，必须具备以下三个基本条件：①符合标准的隔声室；②经过校准的听力计；③接受严格培训、具有相应资质的测试人员。

一、纯音测听环境和条件

纯音听阈测试的目的是获取受试者的听阈，因此测试环境中同时存在的其他任何声音都可能干扰纯音听阈测试的结果。为了保证纯音听阈测试结果的准确性及可靠性，需要严格控制环境中的背景噪声，建造符合标准的隔声室。

（一）隔声室的建造要求

进行听力检测时，为达到理想的测听环境，要求在隔声室内进行。依据不同的测试方法，隔声室的声学指标要符合国家标准及筛查要求，标准隔声室技术指标应符合《GB/T 16403—1996 声学测听方法 纯音气导和骨导听阈基本测听法》或《GB/T 16296—1996 声学测听方法 第 2 部分 用纯音及窄带测试信号的声场测听法》标准的基本要求。

隔声室是保证纯音听阈测定结果的准确性及可靠性的重要设施，为减少外界环境噪声的影响，隔声室应远离马路，尽量避开外界噪声源，建在相对僻静处。建造隔声室之前应对周围环境噪声进行测量，然后进行必要的隔声及屏蔽设计。隔声室还需要根据所处的位置，采取适当的减震措施。

隔声室一般分为单室和双室两种。单室是将受试者、测试者以及所需的听力器材和设备都安置在同一隔声室内。其优点是可以减小建筑空间，节省造价，便于观察受试者的反应；其缺点是测试者的动作或者表情有可能对受试者产生干扰或暗示，从而影响测试结果。双室测听室则是将受试者及听力计的耳机、指示器开关键及麦克风等放置在主隔声室内，而将听力计、控制设备、测试人员等安排在相邻的控制室内。其优点是可避免检测设备、测试人员之间的相互干扰；其缺点是增加建筑面积和建造成本，也会影响测试者和受试者的沟通。

1. 隔声室的隔声及消声性　隔声室的环境噪声会对测听结果产生直接影响，因此，隔声室的隔声效果是设计建造测听室的关键问题，其中门、窗及室内外接线的处理是隔声的关键，应注意密闭，防止任何方向传来的声波直射或衍射入室内。由于窗的隔声处理比门更难，所以单室隔声室不宜设置窗户。如果隔声室是双室，为了方便隔声室外的测试人员能及时观察到隔声室内受试者的反应，最好在两室之间安装一面单向可视的观察窗，观察窗由双层玻璃（双层中间为密封隔绝空气）构成，窗户与墙壁间也需做好密封措施。观察窗下的墙体要预先埋好信号导线转换插板，并处理好其周围的密封，以确保控制室的听力计等相关设备导线能够穿过隔声室的墙壁而又不会造成声音的进入。

隔声室的门采用双层结构,在两层之间加吸声材料。门扇四周用橡皮压条,使框与扇之间用阶梯式结构,以提高密闭性能。隔声室的门既要坚实牢固,隔声密闭性能好,又要做到开闭灵活。隔声室的隔声性能,主要取决于各个组合构件(门、窗、缝隙、孔洞、消声器、墙体等)的透声系数和它们所占面积的大小。隔声测听室只能降低传入室内的外界噪声,而不能完全隔绝声音的传导。

隔声室的整体应采用悬浮结构,和原有建筑物没有刚性连接。隔声室内层用固定在地板上的弹簧减震垫来支撑,但要避免过多地使用弹簧减震,同时要注意保证隔声室的稳定性。隔声室墙体一般为多层结构,目前多采用隔音材料以及各种吸声材料建造,内饰面选择吸声性能好的吸声材料。通常条件下,隔声室内可采用波浪形多孔吸声材料装饰内墙及顶面,地面铺设地毯等材料以提高吸声效果。

2. 隔声室的环保及舒适性　隔声室的建造在考虑经济适用的同时,还应使测试人员和受试者都处于舒适的环境中。隔声室不宜过大或过小,过大会造成空间和经费的浪费,过小会影响操作,使受试者感到不适。小型隔声室的室内面积不得小于 2m×2m,高度不得低于 2m,要有良好的减震、通风和照明设施。为了保证隔声室内一定的温度和湿度,需配置换气系统,有条件的引入空调进出风,换气和空调进出风口需做消声处理,以避免噪声。隔声室需采用环保材料,防止对室内外的环境产生污染。室内照明应采用白炽灯,不宜用荧光灯,因为荧光灯镇流器启动或灯管在使用过程中会发出响声,影响测听结果。隔声室内如有单向观察窗,应合理设计内、外室的照度。

3. 隔声室的屏蔽　如果隔声室还要同时开展听觉电生理测试,则需解决电磁干扰的问题。通常用单层或双层的紫铜网(或铜皮)沿着房间的 6 个面(门、观察窗、仪器连接孔道)连续铺设屏蔽层,形成一个封闭的六面屏蔽体,也可全部采用钢板屏蔽结构,形成一个全封闭的屏蔽整体。诱发电位测试室需要单独埋设可靠的地线,接地电阻应小于 1Ω(最大不得超过 3Ω)。室内测试仪器使用的电源应经过稳压和滤波。

(二)隔声室的背景噪声控制与标准

测听室建成后应由计量检测部门的专业人员,按国家标准测试 1/3 倍频程各频率的环境声压级,不能只测量 A 计权声压级。

根据国家标准《GB/T 16403—1996 声学测听方法 纯音气导和骨导听阈基本测听法》的规定:隔声室中的环境声压级应不会掩蔽测试声的规定值。对不同频率范围的气导和骨导测听所允许的环境噪声也不相同(表 2-2-1、表 2-2-2)。

表 2-2-1　以典型通用压耳式耳机做气导测听时 1/3 倍频带最大允许环境声压级(L_{max})/dB SPL

1/3 倍频带的中心频率 /Hz	不同测试纯音频率范围 /Hz		
	125~8 000	250~8 000	500~8 000
125	28	39	51
250	19	19	37
500	18	18	18
1 000	23	23	23

续表

1/3 倍频带的中心频率 /Hz	不同测试纯音频率范围 /Hz		
	125～8 000	250～8 000	500～8 000
2 000	30	30	30
4 000	36	36	36
8 000	33	33	33

引自：国家标准 GB/T 16403—1996 声学测听方法 纯音气导和骨导听阈基本测听法

表 2-2-2　纯音骨导测听的 1/3 倍频带最大允许环境声压级(L_{max})/dB SPL

1/3 倍频带的中心频率 /Hz	测试纯音频率范围 /Hz	
	125～8 000	250～8 000
125	20	28
250	13	13
500	8	8
1 000	7	7
2 000	8	8
4 000	2	2
8 000	15	15

引自：国家标准 GB/T 16403—1996 声学测听方法 纯音气导和骨导听阈基本测听法

　　表 2-2-1 和表 2-2-2 所列的数值是需要测试的最低听阈级为 0dB，由环境噪声引起的最大误差为 ±2dB。如果允许环境噪声引起的最大误差为 ±5dB，则表中之值可以加 8dB。

　　如果是应用扬声器给声在声场中测听阈，根据国家 GB/T 16296—1996 规定最大允许环境声压级见表 2-2-3。

表 2-2-3　声场测听的 1/3 倍频带最大允许环境声压级(L_{max})/dB SPL

1/3 倍频带的中心频率 /Hz	最低测试声的频率 /Hz	
	125	250
125	17	25
250	12	12
500	5	5
1 000	4	4
2 000	5	3
4 000	−1	1
8 000	12	12

引自：国家标准 GB/T 16296—1996 声学测听方法 纯音气导和骨导听阈基本测听法

（三）隔声室内测试位置的安排

　　在单室隔声室内测试时，测试者与受试者相互位置不应采用面对面的座位安排,其正确位置应成 90°角关系,以便测试者能够充分观察到受试者的反应,同时也可避免受试者看到测试者的操作动作(图 2-2-1A)。

双室隔声室内进行测试时,由于有单向玻璃的窗户隔离,测试者能够方便地通过观察窗看到受试者的反应,但受试者不能看到检查人员的操作动作,因此测试者与受试者可采用 90°角位置就座(图 2-2-1B),亦可采用面对面位置就座(图 2-2-1C)。

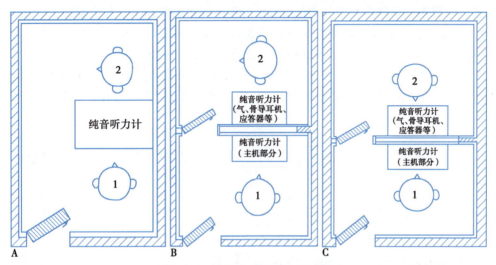

图 2-2-1 隔声室内测试位置示意图

1 为测试者,2 为受试者,▭ 为观察窗

A. 单室隔声室内,测试者与受试者成 90°夹角就座　B. 双室隔声室,测试者与受试者成 90°夹角就座　C. 双室隔声室,测试者与受试者面对面就座

二、纯音听力计

纯音听力计(pure tone audiometer)是利用电声学原理设计而成,能发生各种不同频率的纯音,其声音强度可加以调节。纯音听力计测出的纯音听阈以 dB HL 为单位。

(一)纯音听力计的类型

按工作方式的不同,纯音听力计可分为自动描记听力计(Békésy audiometer)、手动听力计及计算机控制听力计三类。自动描记听力计为受试者通过一个应答器控制给声强度,当按下应答器时听力计会自动降低输出强度,松开应答器时听力计将自动提高输出强度。手动听力计是由测试人员手控信号,选择频率和听级的听力计。根据国际电工委员会(International Electrotechnical Commission, IEC)规定,按纯音听力计的功能与用途不同,手控纯音听力计可分为以下四大类(表 2-2-4)。

1. 一类　高级诊断型听力计(advanced diagnostic audiometer)供科研及临床使用,频率范围为 125~8 000Hz(高频可扩展到 20 000Hz,按 1/3 倍频程排列)。具有气导耳机和骨导耳机以及宽带噪声和窄带噪声,气导最大输出为 120dB HL,骨导最大输出为 90dB HL。衰减器设置分 1dB HL、2dB HL、5dB HL 三挡,双通道,有多种阈上功能测试,设有多种辅助功能,如配合言语测试用的输入端接口、配合开放声场用的功率放大器以及扬声器接口等。

2. 二类 诊断型听力计（diagnostic audiometer）频率范围为 125～8 000Hz。具有气导耳机和骨导耳机以及宽带噪声和窄带噪声，气导最大输出为 110dB HL，骨导最大输出为 80dB HL。衰减器设置分 2dB HL、5dB HL 两挡，通常为双通道，有部分阈上功能测试，设有一些辅助功能，如配合言语测试用的输入端接口。

3. 三类 简单诊断型听力计（simple diagnostic audiometer）频率范围为 250～8 000Hz。具有气导耳机和骨导耳机以及宽带噪声和窄带噪声，气导最大输出为 100dB HL；骨导最大输出为 50dB HL。衰减器设置 5dB HL 一挡。

4. 四类 筛查型听力计（screening audiometer）频率范围为 500～4 000Hz。仅有气导听力测试，气导最大输出为 70dB HL。衰减器设置为 5dB HL 一挡。

表 2-2-4 手控纯音听力计的分类及参数

分类		频率范围 /Hz	气导最大输出 / dB HL	骨导最大输出 / dB HL	衰减器设置 / dB HL
一类	高级诊断型听力计	125～8 000	120	90	1/2/5
二类	诊断型听力计	125～8 000	110	80	2/5
三类	简单诊断型听力计	250～8 000	100	50	5
四类	筛查型听力计	500～4 000	70	无骨导	5

（二）纯音听力计的结构和工作原理

纯音听力计一般由信号源、信号级控制器、功率放大器、气导耳机和骨导耳机等部分组成。信号源的功能是产生听力测试所需的各种电信号，如不同频率的纯音、掩蔽噪声等。信号级控制器有两项功能：一是根据不同频率的听力零级要求，使特定频率下的信号符合零级要求；二是根据测听需要，按照每挡 1dB 或 5dB 调节听力计的听力级，以满足测量不同程度听力损失的需要。功率放大器的作用是为机器配置的电声器件提供足够的电能量，对信号源产生的信号进行功率放大，使其能驱动电声换能器（气导耳机、骨导耳机、扬声器等），将电信号转换成声信号或振动信号，施加于人体的外耳道或乳突位置，以达到测听的目的。

（三）纯音听力计的换能器

换能器是将一种形式的能量转化另一种能量形式的装置。纯音听力计的换能器包括两种：一种是将声能转换为电能的装置（通常为麦克风），另一种是将电能转换为声能或机械能的装置（气导耳机、骨导耳机和扬声器）。

1. 气导耳机 气导耳机是一种动圈式结构的宽频带耳机，包括压耳式耳机、耳罩式耳机及插入式耳机。通常用红色标识右耳耳机，用蓝色标识左耳耳机。

（1）压耳式耳机：压耳式耳机（supra-aural earphones）是纯音听阈测试最早使用的耳机，也是临床中最常使用的耳机。其优点是易于校准和放置，缺点是耳间衰减小、堵耳效应明显，可能造成外耳道塌陷、频率响应窄、不能在极短时间内准确地重复信号等。但是在隔声室环境中，上述缺点基本不影响纯音听阈测试结果，因此压耳式耳机仍然是纯音听阈测试中最常用的耳机（图 2-2-2）。

（2）耳罩式耳机：耳罩式耳机（circum-aural earphones）又称围耳式耳机或防噪声耳机（noise excluding earphones），其优点是高频可扩展到 8 000～20 000Hz，碗状耳罩可阻隔部分环境噪声，其缺点是不能使用标准耦合器校准（图 2-2-3）。

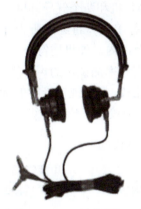

图 2-2-2　压耳式耳机

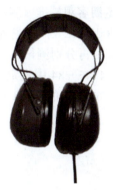

图 2-2-3　耳罩式耳机

（3）插入式耳机：插入式耳机（insert earphones）是一种将接收器插入外耳道内的耳机，由换能器、声管、接头和海绵耳塞插头四部分组成（图 2-2-4）。插入式耳机具有增加耳间衰减的优势，可减少出现掩蔽困局的可能，且可较好地支撑外耳道，避免发生外耳道塌陷，还可减少环境噪声对测试的影响，故尤其适用于婴幼儿测听（详见本章第五节）。其缺点是某些频率的最大声输出不及前两种耳机高。

2. 骨导耳机　骨导耳机（bone vibrators）是一种将电能转换为机械振动能的转换器，包括骨振器和固定头环两部分（图 2-2-5）。

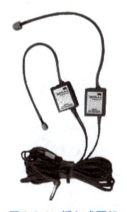

图 2-2-4　插入式耳机

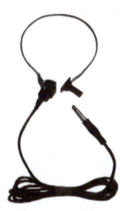

图 2-2-5　骨导耳机

3. 扬声器　扬声器（speakers）是将电能转换为声能的装置，用扬声器可进行声场测试，亦常用于助听器验配和人工耳蜗植入术后效果评估。

（四）纯音听力计校准要求

国家计量法规定纯音听力计为国家强制检测的计量仪器，应按 GB7583—87 规定进行校准。手动纯音听力计的校准项目有日常主观校准、定期客观校准以及基础校准。

1. 日常主观校准 每天开机后，在开始测试前，由听力正常的测试者快速聆听检测听力计工作状态是否正常，声音是否存在畸变、失真、不连贯和杂音等情况。选择某一频率，测试自己能听到的最小声强，并与已知的该频率的听阈比较，差别不应该大于 10dB HL。分别按此方法检测骨导耳机和两个气导耳机。

2. 定期客观校准 客观校准至少每 3 个月进行 1 次。将纯音听力计的衰减器调至 70dB HL 处，测量各个频率是否都在规定范围内。如果均符合要求，则在 70dB HL 处再分别测量气导耳机和骨导耳机中所有频率测试声的声压级，气导耳机与 GB 4845—84 中规定的数值（表 2-2-5）进行比较，校准纯音骨导的标准零级按 GB 11669—89 的数值（表 2-2-6）进行比较。同时应校准掩蔽噪声级。

表 2-2-5　纯音气导标准等效听阈声压级 /dB HL

频率 /Hz	用 9-A 型耦合腔		用 IEC318 仿真耳
	DT48	TDH39	压耳式
125	47.5	45.0	45.0
250	28.5	25.5	27.0
500	14.5	11.5	13.5
1 000	8.0	7.0	7.5
1 500	7.5	6.5	7.5
2 000	8.0	9.0	9.0
3 000	6.0	10.0	11.5
4 000	5.5	9.5	12.0
6 000	8.0	15.5	16.0
8 000	14.5	13.0	15.5

引自：国家标准 GB 4845—84

表 2-2-6　纯音骨导的标准零级等效听阈力级

频率 /Hz	听阈 /dB HL
250	67
500	58
1 000	42.5
2 000	31
3 000	30
4 000	35.5

引自：国家标准 GB 11669—89

3. 基础校准 每两年 1 次或于听力计大修后进行，校准程序按 GB 4854—84 及 IEC645 要求进行。校准内容包括：频率准确度、谐波失真、声压级准确度、听力计声音开关的给声 / 撤声比和上升 / 下降时间比等。基础校准是三种校准中最严格的一种，需由专业计量人员完成。基础校准后，在重新使用前还应进行日常主观校准。

声音的单位

纯音听力计的声强以分贝（decibel，dB）为单位。在听力学中，以 dB 为单位的声强级有数种，如声压级（sound pressure level，SPL）、听力级（hearing level，HL）、感觉级（sensation level，SL）等。听力级是参照听力零级计算出的声级，听力零级是以一组听力正常青年受试者平均听阈的声压级为基准，将之规定为 0dB HL，包括气导听力零级和骨导听力零级。纯音听力计以标准的气导和骨导听力零级作为听力计零级，在此基础上计算其强度增减的各个听力级。因此，纯音听力计测出的纯音听阈均为听力级，以 dB HL 为单位。感觉级是不同个体受试耳听阈之上的分贝值，故引起正常人与听力损失者相同 dB 数值的感觉级（SL）之实际声强并不相同。

三、测试人员

测试人员应熟悉听觉系统的解剖与生理，有一定的声学和电子技术的基础知识，应参加过相关听力学理论和操作的培训，取得有资质的机构颁发的合格证书。同时还应积累一定的测试经验及技巧，熟悉测试设备的使用方法和特性，以求测试结果的可靠。测试时应了解哪些因素可影响测试结果及如何纠正可能存在偏移的结果，在一些特殊情况下还应中断或终止测试。

（白 忠 卢 伟）

第三节 音 叉 测 试

音叉试验（tuning fork test）是以一组可产生不同频率纯音的音叉进行的听力测试。由于测试设备简单、检查方法易行，可初步判定听力损失的性质而成为常用听力检查方法之一，其中林纳试验（Rinne test，RT）、韦伯试验（Weber test，WT）、施瓦巴赫试验（Schwabach test，ST）和盖莱试验（Gelle test，GT）临床中应用较多。

一、基本概念

检查用音叉可由 8 个不同频率的音叉组成一套，常用的有 C_{128}、C_{256}、C_{512}、$C_{1\,024}$、$C_{2\,048}$（图 2-3-1）。由于每个音叉敲击后产生的声音的最高强度受音叉的质量和频率的影响，且每次敲击音叉的强度也不可能完全一致，故音叉试验不能用作听力损失的定量检查，即不能判断听力损失的程度。

在进行音叉试验时，检查者手持叉柄，将叉臂前 1/3 部分向另一手掌的鱼际肌或肘关节处轻轻敲击，使其振动，注意敲击音叉时用力要适当，如用力过猛，可产生泛音而影响检查结果。检查气导听力时，敲击后迅速将振动的叉臂置于距受试耳外耳道口 1cm 处，两叉臂末端应与外耳道口在同一平面。检查骨导时，应将叉柄末端的底部压置于颅面中线上或鼓窦区，避免触碰耳郭。

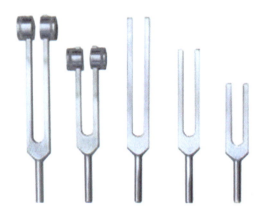

图 2-3-1　各种频率的音叉

从左到右依次为 128Hz、256Hz、512Hz、1 024Hz、2 048Hz

二、林纳试验

林纳试验（Rinne test，RT）亦称气骨导比较试验，旨在比较受试耳气导和骨导的时间长短，从而初步判定听力损失的性质。

1. 测试方法　敲击音叉后先测试骨导听力，待受试耳听不到音叉声时立即测同侧气导听力（图 2-3-2）。若此时受试耳尚可听到，说明气导 > 骨导（AC > BC），记为 RT 阳性（+）。若此时受试耳不可听到，则应再敲击音叉，先测气导听力，待受试耳不能听到时立即测同侧骨导听力，若此时受试耳尚可听到，可证实为骨导 > 气导（BC>AC）记为 RT 阴性（−）。若气导与骨导相等（AC＝BC）则以"（±）"表示。

2. 结果判定　RT 阳性（+）为正常或感音神经性听力损失；RT 阴性（−）为传导性听力损失；（±）为中度传导性听力损失或混合性听力损失。

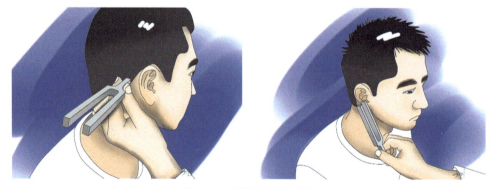

图 2-3-2　林纳试验示意图

三、韦伯试验

韦伯试验（Weber test，WT）亦称骨导偏向试验，通过比较受试者双耳的骨导感觉的差异，用以鉴别听力损失性质。

1. 测试方法 取 C$_{256}$ 或 C$_{512}$ 音叉,敲击后将叉柄底部紧压于颅面中线上任何一点(多为前额或额部,亦可置于第一上切牙之间),同时请受试者仔细辨别音叉声偏向何侧,并以手指示之,以"→"、"←"或"="予以记录(图 2-3-3)。

2. 结果判定 "="表示双耳听力正常或双耳听力损失程度相近;"→"或"←"表示骨导的偏侧方向。若偏向患侧耳(或听力损失较重侧),提示该患耳为传导性听力损失;若偏向健侧耳(或听力损失较轻侧),提示患侧耳为感音神经性听力损失。

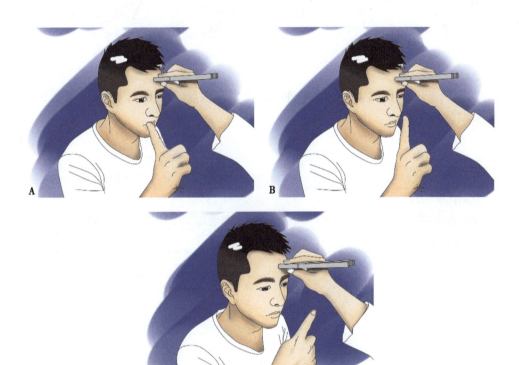

图 2-3-3 韦伯试验示意图

A. 韦伯试验偏右耳   B. 韦伯试验相等   C. 韦伯试验偏左耳

四、施瓦巴赫试验

施瓦巴赫试验(Schwabach test,ST)又称骨导比较试验,是通过比较受试者与正常人(一般是检查者本人)骨导听力的差异的试验,用于初步判断受试者听力损失的性质。

1. 测试方法 先测试正常听力者(通常是检查者)的骨导听力,当其不再听及音叉声时,迅速将音叉移至受试耳鼓窦区测试(图 2-3-4)。然后按同法先测受试耳,后移至正常听力者。

2. 结果判定 若受试耳骨导延长,记为"(+)",提示受试耳为传导性听力损失;若受试耳骨导缩短,记为"(−)",提示为感音神经性听力损失;若骨导时间相近,记为"(±)",提示受试耳骨导听力正常。

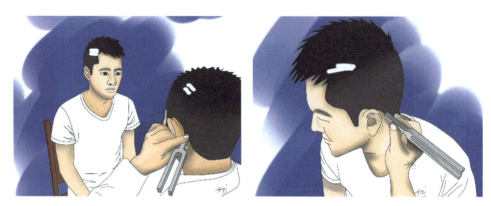

图 2-3-4 施瓦巴赫试验示意图

为了便于学习记忆，现将传导性听力损失和感音神经性听力损失的音叉试验结果汇总于表 2-3-1。

表 2-3-1 音叉试验结果比较

试验方法	正常	传导性听力损失	感音神经性听力损失
林纳试验（RT）	（+）	（−），（±）	（+）
韦伯试验（WT）	＝	→患侧耳	→健侧耳
施瓦巴赫试验（ST）	（±）	（+）	（−）

（白 忠 卢 伟）

第四节 纯音听阈及阈上测试

一、纯音听阈测试

纯音听力计以标准的气导和骨导听力零级作为听力计零级，在此基础上计算其强度增减的各个听力级，纯音听阈测试即是测定受试耳对一定范围内不同频率纯音的听阈。根据测试目的或对象不同，听力测试应在隔声室内或自由声场内进行，环境噪声不得超过 GB 7583—87 规定的标准。手控纯音听力计的测试步骤如下。

（一）测试前准备

1. 日常校准 每日测试前应对纯音听力计进行日常主观校准。

2. 病史采集 一般资料包括姓名、性别、年龄、测试日期等。询问病史包括：①听力损失发生的时间和病程，可能的诱发因素，是否为进行性地加重；②听力损失的侧别，如果为双侧耳，哪一侧听力更好一些；③是否有耳鸣，耳鸣的音调、持续时间和侧别等；④是否伴眩晕，眩晕性质、发作频率和发作持续时间等；⑤是否有噪声暴露史、耳疾病史和听力损失家族史等；⑥仔细询问既往治疗情况，有无佩戴助听器的情况、效果等。在询问的过程中，还应观察受试者对声音的反应情况，如：是否有转头用一侧耳来听，是否紧盯测试者的口型，是否凑近聆听测试者的讲话,是否重复提问或求助陪同者才能回答问题,是否有发音障碍或语言障碍等。通过询问及观察,有助于测试者初步判断受试者的听力情况,预估初始给声强度、选择优先测试耳及初步判断是否需要掩蔽等。

3. 受试者准备 去除受试者的眼镜、头饰、助听器等。检查受试者的耳部,观察有无耳郭及外耳道畸形,用手指模拟耳机压迫耳郭检查外耳道是否塌陷,并用耳镜检查外耳道有无堵塞,听力检测前应清除外耳道内耵聍或其他堵塞物,使外耳道保持通畅。观察鼓膜是否完整,是否有中耳积液或耳漏等(详见《听力学实训教程》)。

4. 讲解测试流程和注意事项 要求测试者在纯音听阈测试前,告诉受试者几个关键信息,例如:①怎样做出反应(举手或按钮);②听到声音要立刻做出反应,听不到时立刻停止反应;③只要听到声音,哪怕很轻微,也要做出反应;④双耳分别测试,先测试听力较好耳(详见《听力学实训教程》)。

(二)熟悉测试过程

在测试听阈前,先选用一个持续 1~2s 的能够引起受试者反应的纯音信号作为起始音。如果受试者为听力正常者,通常以 1 000Hz 40dB HL 强度的测试声为起始纯音给被试耳;如果受试者为听力损失人员,则从 1 000Hz 70dB HL 开始。给声后,受试者如能听到,则 20dB 一挡降低强度,直至受试者不再做出反应;如果受试者听不到,则以 10dB 一挡的强度增加,直到受试者听到最微弱的声音。在纯音强度上升过程中,如果同一强度至少有 2 次以上反应,则可以进行正式测试。对于极重度听力损失者和有测听经验的患者,本步骤可省略。

(三)纯音气导听阈测试

根据 GB/T 16296.1—2018 规定的标准,推荐的测试方法有上升法、升降法两种。由于升降法测试时间较长,方法较复杂,而测试结果与上升法无差异,临床上以上升法最为常用。

1. 第一步 受试者通过熟悉试验后,以低于熟悉过程中反应的最低声级以下 10dB 的测试声开始给声,如果每次给声后无反应,则以 5dB 一挡逐渐增加测试声强度,直至出现反应。

2. 第二步 寻找阈值。

(1)上升法:上升法为临床最常用的检测方法,通常是指通过"降十升五"的手段寻找纯音听阈的方法。测试者从受试者的熟悉试验阈值下给声,当受试者有反应时,就在下次给声时降低 10dB,如果受试者没有反应,则在下次给声时增加 5dB。当受试者在测试过程中听到纯音信号并做出正确反应后,测试者以 10dB 一挡降低测试声强度,至受试者不再做出反应为止,然后再以 5dB 一挡增加测试声强度,直至得到正确反应。以此法反复给声,直至 3 次上升给声强度中有 2 次反应出现在同一强度,即为该测试频率的听阈,操作流程如图所示(图 2-4-1,以 70dB 开始为例)。

(2)升降法:测试者从受试者的熟悉试验阈值下给声,当受试者有反应时,再将测试声强度增加 5dB,如果仍有反应,则以 5dB 一挡降低测试声强度,每次观察有无反应,直至无反应时,再降低 5dB,然后再 5dB 一挡递增,如此反复上升及下降各 3 次,操作流程如图所示(图 2-4-2,以 70dB 开始为例)。如果 3 次上升或降低给声强度过程中的最低反应级相差大于 10dB,则需重新完成测试。

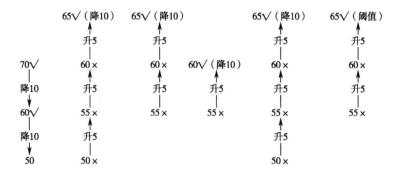

图 2-4-1 纯音听阈测试上升法流程图（以 70dB 开始为例）

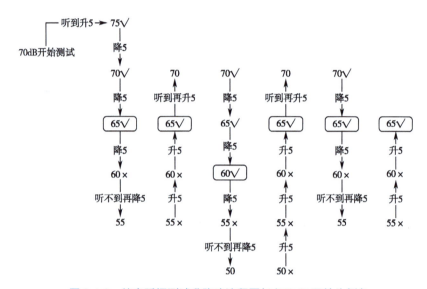

图 2-4-2 纯音听阈测试升降法流程图（以 70dB 开始为例）

3. 第三步 计算听阈值。在上升法中，当 3 次上升给声强度过程中有 2 次反应出现在同一值的最低反应强度，即为该测试频率的听阈。对于升降法，将上升 3 次及下降 3 次的最小声级分别平均，再计算此两平均数的平均值，这一均值修改为最接近的整分贝数，即为被测试耳该频率的听阈值，计算方法举例如下：

升降法阈值计算：

$$[(65+65+60)/3+(65+65+65)/3]/2=64（dB）\qquad(2\text{-}4\text{-}1)$$

确定阈值的注意事项如下：

（1）测试耳选择：先测试听力较好侧或健侧。

（2）测试频率的顺序是：首先测试 1 000Hz 听阈，然后依次测试 2 000Hz、4 000Hz、8 000Hz 听阈，再复测 1 000Hz 听阈。如果两次测试 1 000Hz 听阈得到的阈值差别≥10dB，则需重新测试上述全部频率；如果＜10dB 则继续测试 250Hz、500Hz。如两个倍频频率的阈值相差≥20dB，则应加测其间半倍频程的阈值。

（3）测试给声技巧：手动给声时间一般持续 1～2s，间隔时间不得短于给声时间。

（4）避免节律性给声：给声时间及间隔时间应不规则，防止出现假阳性结果。老年性聋患者由于其反应及动作相对缓慢，在测试时应避免给声频率过快，出现假阴性结果。

4. 第四步　继续完成对侧耳的听阈测试。

（四）纯音骨导听阈测试

纯音骨导听阈测试是纯音测听的一个重要组成部分。骨导听阈测试是指用位于受试者乳突或前额部的骨导耳机给刺激声，使刺激声绕过外耳及中耳直接传导至耳蜗，从而了解耳蜗的听敏度。通过与气导阈值比较，可以帮助确定听力损失的类型和程度。实际上，骨导是一种极为复杂的听觉现象，骨导耳机放于颅骨上引起颅骨振动，使耳蜗感知到了信号。骨导听觉的发生至少有以下三种机制相互作用：①变形性骨导（distortional bone conduction）；②听骨链惯性骨导（inertial-ossicular bone conduction）；③外耳道-骨鼓膜骨导（external canal-osseotympanic bone conduction）。这三种机制相互作用的结果，使外耳、中耳及内耳互相结合形成了一个独立的系统，产生骨导听觉。

由于不管骨导耳机放置在颅骨的任何部位都会引起整个颅骨的振动，使双侧耳蜗感受到声音，测试结果为相对好耳的骨导阈值。如需分别获得听力损失程度不同的双耳骨导阈值，还需在非测试耳加掩蔽（详见本章第五节）。

骨导听阈测试的步骤：临床上骨导的测试频率为250～4 000Hz之间的倍频程，测试时应先从气导阈值较低的一侧耳开始。

1. 第一步　放置好骨导耳机，注意不要压住头发，耳机尽量接近耳郭而不接触到耳郭。在掩蔽时，非测试耳戴气导耳机，测试耳侧的气导耳机放于额颞部，以免产生堵耳效应。

骨导耳机可放置于2个位置：乳突上部（相当于鼓窦区）和前额正中。目前，临床上仍多采用的放置位置为乳突位置。这是因为乳突位置的骨导听力更敏感，测听范围也更大一些，而且在较高频骨导测试时（2 000～4 000Hz），骨导耳机放置在一侧乳突对两侧耳蜗的刺激会有所不同，即传递到对侧耳蜗的声音会衰减15dB左右。若骨导耳机放置于前额正中，应采用不同的校准值。骨导耳机放于前额正中的优点是重复性较好，个体间差异小，可减少中耳因素及惯性骨导因素带来的影响，但测出的阈值高于乳突处测试的阈值。

2. 第二步　用"上升法"或"升降法"测定骨导听阈。

3. 第三步　根据掩蔽法加掩蔽噪声测试骨导阈值。

4. 第四步　测试另一耳。

骨导测试时应注意：①振触觉，骨导测试时受试者在骨导耳机与皮肤接触处因感觉到振动而做出的假阳性听觉反应，因此减少骨导耳机与颅骨的接触面积，可减少振触觉的产生，现行标准建议骨导耳机与颅骨的接触面积≤1.75cm²；②经气放射（acoustic radiation），指骨导测试时骨振器在振动颅骨的同时，也会振动其周围的空气，由空气辐射的声音经气导途径传入可掩盖骨导声音的传入，导致骨导阈值的偏差，经气放射现象多出现于2 000Hz以上频率范围，因此在测试2 000Hz以上频率骨导时可采用堵住外耳道口的方式减少误差；③堵耳效应（occlusion effect，OE）是指堵住或盖住外耳使低频骨导声音显著增强的现象，在做骨导听阈测试时，如不需要掩蔽则不应盖住外耳道（详见本章第五节）。

二、阈上测试

阈上测试（supra threshold testing）是指用声压级大于测试耳听阈的刺激声信号进行的一系列听觉失真的测试，用以鉴别蜗性与蜗后性听力损失。

声音的强度是一种物理量，可进行客观测量。响度则是人耳对声强的主观感觉，它不仅与声音的物理强度有关，而且与频率有关。正常情况下，强度和响度之间按一定的比值关系增减。声强增加，人耳所感到的响度亦随之增大；声强减弱，响度变小。响度重振（loudness recruitment）是指随着刺激声强度增加，人耳对阈上强度声的响度感出现异常迅速的增长，又称为重振现象（recruitment phenomenon）或称复响现象。此种现象见于耳蜗疾患，可作为耳蜗病变诊断依据之一。响度重振现象在临床上表现为听觉过敏现象，不能耐受过响的声音。阈上听功能测试主要测试重振、听觉疲劳及病理性适应现象，方法包括双耳交替响度平衡试验、短增量敏感指数试验、音衰变试验、自动描记测听等。

（一）双耳交替响度平衡试验

双耳交替响度平衡试验（alternate binaural loudness balance test，ABLB）由Fowler于1939年首创，为常用的响度重振试验法。适用于单侧听力损失或听阈差大于20dB（中频）的双侧听力损失患者。

测试时选用1 000Hz纯音测试气导听力，先在该频率坐标两侧分别记录双耳听阈（听阈差大于20dB）。以10～20dB固定为一挡，交替提高两侧刺激声强度，当听力较差耳的响度与健侧相同时，记录并画线连接两侧声强；继而再提高听力佳侧耳声强，并使对侧声强提高到双耳响度一致的程度，直到双耳从听阈差大于20dB达到同一声强级并感到响度一致，提示有重振（图2-4-3）。若虽经调试，双耳始终不能在同一声级上达到相同的响度感，表示无重振。若患耳响度增加较正常侧慢，需要声强增加更多才能达到响度平衡，称反重振（decruitment），是蜗后病变（如听神经瘤）的表现。

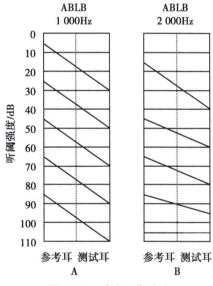

图2-4-3 响度平衡试验
A. 无重振 B. 有重振

（二）短增量敏感指数试验

短增量敏感指数（short increment sensitivity index，SISI）是检测受试者对某一纯音阈上20dB处声音强度细小变化（1dB）鉴别能力的方法。仅耳蜗病变患者可觉察1dB增量变化，听力正常者、传导性及蜗后性听力损失者无此能力。

1. 测试方法 测试设备应具备可在原纯音信号每5s时出现1次增强信号的功能，增强量分别为1、2、3、4、5dB。测试步骤为：①先测受试者纯音气导听阈；

②告知受试者，如在原有声音响度的基础上听见一短暂的更响的信号声出现，则按压手中的按键；③选用 4 000Hz 及 1 000Hz 作为测试频率；④给一耳气导耳机传送 20dB SL 的纯音，并给予 5dB 增量，注意增量信号的出现与受试者按键时指示灯闪亮是否一致，2～3 次之后如反应正确，则逐渐减少增量至 1dB，如反应不准确，则重新给予指导；⑤反应正确后，增量调至 1dB 处，增量信号共出现 20 次，观察每次增量时受试者反应是否正确；⑥计算得分，正确反应次数乘 5 则为百分比的得分值。掩蔽问题：如果 SISI 测试耳听级－耳间衰减≥对侧耳骨导听阈时，则需掩蔽。

有效掩蔽级＝SISI 测试耳听级－耳间衰减＋非测试耳气－骨导差值

2. 结果分析　目前多按 Jerger（1961）制订标准进行结果分析：① 60%～100% 示耳蜗病变；② 20%～55% 示可疑；③ 0～15% 示传导性或蜗后病变。Pennington 和 Martin（1972）的分析标准：① 80%～100% 示耳蜗病变；② 0～20% 示传导性或蜗后病变；③ 25%～75% 示无诊断意义。得分值与测试频率有关，随着频率增加，得分值升高。

（三）音衰变试验

听觉器官在高强声的持续刺激后所出现的听敏度下降现象称为听觉疲劳；在声刺激的持续过程中产生的短暂而轻微的听力损失，即响度感随声刺激时间的延长而下降的现象，则称为听觉适应。临床上当发生神经性听力损失时，听觉疲劳和听觉适应现象在程度及速度上均超出正常范围，称病理性适应，为蜗后病变的征象，其发生的机制未明。目前，音衰变试验（tone decay test，TDT）为区别蜗性与蜗后病变的诊断方法之一。由于该试验仅需一台纯音听力计即可进行此种测试方法，不需特殊仪器，故临床实际工作中易推广应用。当纯音听阈仅有轻度或中度提高时，如出现异常的音衰变现象，可能为蜗后病变。

1. 音衰变试验　在听阈强度处或于阈上强度处进行测试的音衰变试验包括 Carhart 试验法、Rosenberg 试验法、Olsen 和 Noffsinger 试验法以及阈上适应试验。

（1）Carhart 试验法：①测试脉冲声纯音听阈；②向受试者说明，听见声音时，即举起手直至声音消失时放下；③在不同测试频率阈上 5dB 处开始给声，此为开始强度级；④如受试者听满 1min，测试结束，否则不间断声音并以 5dB 一挡增量增加声强，直至听满 1min，每增加一强度级，重新计时；⑤听满 1min 时的声强值减去开始时的声强值，为音衰值；⑥双耳分别测试 500 或 1 000Hz、2 000Hz、4 000Hz 的频率。Carhart 提出为缩短测试时间，测试可终止于 30dB SL 处。

（2）Rosenberg 试验法：本试验法与 Carhart 试验法不同处在于——测试从阈值处开始。声音以 5dB 一挡，无间断地增加声强，增加声强时，无需停止计时，至能听满 1min 时，测试结束，此时的给声强度减去开始测试时强度，即为音衰值。

（3）Olsen 和 Noffsinger 试验法：Olsen 和 Noffsinger 试验法不同于 Carhart 试验法之处为给声开始于 20dB SL 处，测试时间更短，通常音衰值为 10dB。此试验法对识别蜗后病变与标准 Carhart 试验法同样敏感。

（4）阈上适应试验（suprathreshold adaptation test，STAT）：①测试声为 500Hz 及 2 000Hz，强度为 100dB HL，1 000Hz 强度为 105dB HL，非测试耳以宽带噪声

90dB SPL 掩蔽；②听到声音时举手，听不到声音时将手放下；③能听满 1min 为阴性，未能听满 1min 为阳性（蜗后病变）；④用脉冲声复试，如结果与连续声测试相同，说明测试结果可靠。

2. 掩蔽问题 音衰变试验时应加掩蔽。掩蔽强度为测试耳骨导听阈加耳间衰减值后减去 5dB 的安全系数值。但是，非测试耳的掩蔽有时又可致音衰变值增加而致错误判断。此种现象的发生，并非由于超掩蔽所致，而是由于中枢掩蔽所致，故掩蔽的方法及临床应用值得进一步探索。

3. 结果分析 音衰变试验仅是听力试验组中的一种诊断蜗后病变的方法，确诊应结合其他检查结果分析判断。音衰变试验时，要注意以下三种现象：①音衰值超过 15dB，则有蜗后病变的可能性；②异常衰减出现的测试频率越多，尤其是低频频率时，蜗后病变可能性越大；③增加刺激声强度，音衰时间不增加，也为蜗后病变的征象。Rosenberg 提出，能听满 1min 的音衰值的异常标准为：① 0～5dB 为正常；② 10～15dB 为轻度异常（耳蜗病变）；③ 20～25dB 为中度异常（耳蜗病变）；④ 30dB 及其以上为显著异常（蜗后病变）。

（白 忠 卢 伟）

第五节 掩 蔽

掩蔽（masking）是一种声音的听阈由于另一种声音的存在而升高的现象。临床听力测试的目的是分别获得受试者双耳的真实听力，以便对其听力损失程度、性质和病变部位做出明确诊断。当测试耳（test ear，TE）听力较差，在测试耳给出的声音强度足够大时，有可能被另一侧听力较好耳（非测试耳，non-test ear，NTE）"偷听"到。由于非测试耳的参与，不能获得测试耳的真实听力，此时，应考虑对非测试耳进行掩蔽。

一、交叉听力

当测试听力较差耳（测试耳）时，需要给较大的信号声，此时可能出现如下情况，虽然信号声已经很大了，测试耳（听力较差耳）仍然没有听到，但非测试耳（听力较好耳）却听到了声音。由非测试耳听到声音得到的听力结果（图 2-5-1），称为交叉听力（cross hearing）。

气导（air conduction，AC）听阈测试产生交叉听力的途径有两种，即骨导途径和气导途径：

（1）骨导途径：当气导耳机给出的声音足够大时，测试耳还没有听到声音，非测试耳耳蜗却由于测试耳气导耳机的声音振动颅骨，而"偷听"到了声音，这是气导耳机通过骨导途径产生的交叉听力。

（2）气导途径：测试耳气导耳机给出的声音较大时，还可以绕过头颅，直接进入非测试耳外耳道，通过气导途径，被非测试耳感知到。进行纯音听阈测试时，非测试耳被气导耳机所覆盖，因此气导交叉听力主要通过骨导途径产生。

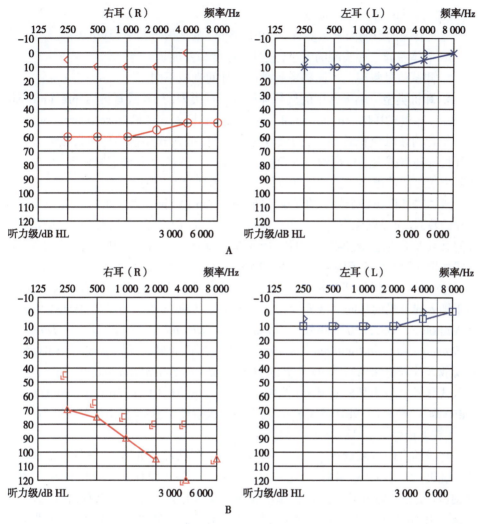

图 2-5-1 交叉听力与真实听力对比（气导为压耳式耳机测得）
A. 未掩蔽的右耳听阈 B. 掩蔽后右耳听阈

二、耳间衰减

（一）定义

耳间衰减（interaural attenuation，IA）是指声信号从一侧耳通过颅骨传到另一侧耳蜗过程中声音强度衰减所丢失的声能。也就是说，气导耳机振动颅骨需要消耗很多声音能量，之后多余的声音能量才会被非测试耳耳蜗听到，这些消耗的能量（衰减的声音），就是耳间衰减。比如，通过压耳式耳机给右耳 95dB HL 的声音，有 45dB HL 的声音传到左侧耳蜗，被左耳听到，在传导过程中丢失了 50dB（95dB－45dB），则其耳间衰减为 50dB。图 2-5-1A 中 250Hz 气导的耳间衰减值为 55dB（60dB－5dB），右耳 250Hz 气导为 60dB，因为是左耳耳蜗"偷听"到声音，因此要减去左耳 250Hz 骨导阈值 5dB，而不是减去气导阈值 10dB。

（二）耳间衰减的影响因素

耳间衰减的影响因素主要有三：个体差异、测试信号频率、耳机类型。

1. 个体差异 如头颅的大小、颅骨的厚度和密度等。

2. 测试信号频率 不同频率刺激声的耳间衰减不同。

3. 耳机类型 临床常用的气导耳机有三种类型：压耳式耳机（supra-aural earphones）、耳罩式耳机（circum-aural earphones）和插入式耳机（insert earphones），耳机与颅骨的接触面积越小，耳间衰减越大，所以插入式耳机的耳间衰减最大。三种耳机耳间衰减大小排列顺序为：$IA_{插入} > IA_{压耳} > IA_{耳罩}$。耳间衰减值越大，出现交叉听力的可能性越小。插入式耳机最不容易出现交叉听力。

压耳式耳机在各个频率的最小耳间衰减（min IA）推荐为 40dB。这是一个非常保守的数据，可以确保不会漏掉需要掩蔽的受试者，但实际上，相当一部分受试者的耳间衰减大于该值，图 2-5-1A 中各频率耳间衰减均大于 40dB。因个体差异不同，压耳式耳机耳间衰减的范围大约在 40～70dB，临床测试中，推荐使用最小耳间衰减。

除了标配的压耳式耳机外，现在已有越来越多的听力设备使用插入式耳机。由于插入式耳机的耳间衰减测量数值差异较大，根据英国听力学会（British Society of Audiology，BSA）2018 年版指南 *Pure Tone Air and Bone Conduction Threshold Audiometry with and without Masking*，插入式耳机的最小耳间衰减为 55dB（泡沫耳塞放入外耳道深部）。Katz 所著的 *Handbook of Clinical Audiology*（7th ed）推荐插入式耳机的最小耳间衰减为：当纯音频率≤1 000Hz 时为 75dB，>1 000Hz 时为 50dB（泡沫耳塞放入外耳道深部）。目前国内大多使用 BSA 指南推荐的数值。

（三）骨导和气导耳间衰减的比较

骨导的耳间衰减远远小于气导耳间衰减。测试骨导听阈时，骨导耳机放在一侧耳乳突，给出声音信号后，骨导耳机的振动引起整个颅骨振动，双侧耳蜗同时受到刺激，使相对较好耳听到声音做出反应。从骨导传导过程可以看出：①骨导耳间衰减很小，从一侧乳突传到对侧耳蜗，几乎没有声能的损失；②所测得的骨导听阈，不能判断是哪侧耳听到的。

骨导耳机放于乳突时，在 250Hz 时，耳间衰减为 0dB，随着频率的增加，耳间衰减增加，到 4 000Hz 时，耳间衰减大约为 15dB。因此推荐各频率骨导的最小耳间衰减为 0dB。

三、掩蔽指征

只要测试耳的信号有可能被非测试耳听到，就需要在非测试耳加掩蔽。

（一）气导掩蔽指征

判断气导是否需要掩蔽，要考虑三个因素：①耳间衰减（IA）；②测试耳未掩蔽的气导阈值（AC_{TE}）；③非测试耳的骨导阈值（BC_{NTE}）。当测试耳气导听阈与非测试耳骨导听阈之差≥耳间衰减时，需要在非测试耳加掩蔽。公式如下：

$$AC_{TE} - BC_{NTE} \geq IA \tag{2-5-1}$$

如果使用压耳式耳机测试，则 $AC_{TE} - BC_{NTE} \geq 40dB$ 时，需要对非测试耳进行掩蔽。

如果使用插入式耳机测试,则 $AC_{TE}-BC_{NTE}\geqslant 55dB$ 时,需要对非测试耳进行掩蔽。

按照临床测试习惯,往往先测试双耳气导纯音听阈,再更换骨导耳机测试骨导纯音听阈,如果在气导听阈测试完成后,发现双耳气导听阈之差已经达到掩蔽指征,可先行气导掩蔽,即:$AC_{TE}-AC_{NTE}\geqslant IA$ 时,在非测试耳加掩蔽。获得测试耳的真实气导听阈后,再完成骨导听阈测试。但要记住,测试耳气导是否需要掩蔽的最终标准,是测试耳未掩蔽的气导阈值与非测试耳骨导听阈间的差值。有时,测试双耳气导听阈时,看似并不需要在非测试耳加掩蔽(双耳气导听阈之差没有达到耳间衰减),但完成骨导听阈测试后,发现测试耳气导听阈与非测试耳骨导听阈之差达到了耳间衰减(图 2-5-2),此现象多见于非测试耳存在气-骨导差的情况,因此需要掩蔽后对较差耳重新进行气导听阈测试。

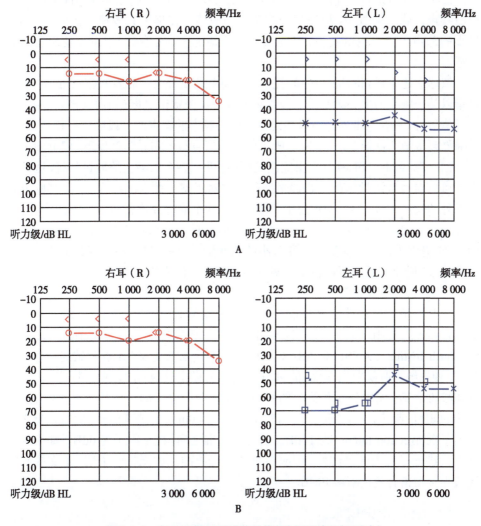

图 2-5-2 气导听阈需要掩蔽的指征(压耳式耳机测试)

A.测试双耳骨导听阈之前,双耳气导听阈之差≤IA;测试骨导听阈之后,左耳气导听阈与右耳骨导听阈之差在 250~1 000Hz>IA B.掩蔽后测得的左耳真实听阈

（二）骨导掩蔽指征

因为骨导耳间衰减可能为 0dB，理论上只要测试骨导就应该掩蔽，但临床测试骨导的目的是鉴别听力损失性质，所以只有在测试耳出现气 - 骨导差，怀疑测试耳骨导为非测试耳"偷听"时，才对非测试耳进行掩蔽。

根据美国社会卫生学会（American Social Health Association，ASHA）（2005）推荐的指南，测试耳气导（AC_{TE}）与测试耳未掩蔽骨导（unmasked BC，$BC_{Unmasked}$）之差≥10dB 时，需要在非测试耳掩蔽，公式如下：

$$AC_{TE} - BC_{Unmasked} \geq 10dB \qquad (2-5-2)$$

四、掩蔽噪声种类及校准

（一）掩蔽噪声种类

诊断型听力计通常提供三种掩蔽噪声信号：窄带噪声、言语噪声（speech noise）和白噪声。临床测听中，最理想的掩蔽噪声应该是在提供有效掩蔽的同时，拥有最小的总声压级。也就是说，既能最大限度地掩蔽，又不至于太响，使患者感到不适。

依据上述原则 Fletcher（1940）提出了临界频带的概念。临界频带（critical band）是指以某一频率为中心频率的一段连续的噪声。用宽带噪声（如白噪声）掩蔽一个纯音信号时，只有宽带噪声中以该纯音为中心频率的有限的一段频谱有掩蔽效应。在临界频带噪声背景下，一个刚能听到的纯音信号与该临界频带噪声的声能相等。

白噪声（white noise）具有很宽泛的频谱，并在各个频率上的能量相等，因此白噪声可以对很宽泛频率的声音提供掩蔽。但对于某一频率的纯音信号，其临界频带以外的噪声成分，只会增加总能量和响度，并不能提高掩蔽效应。因此，对纯音信号最有效的掩蔽噪声，应该是比临界频带宽一些的窄带噪声（narrow band noise，NB），它提供了最大的掩蔽效应和最小的总能量，并使受试者易于区分掩蔽噪声和纯音信号，避免混淆。所以临床上多选用窄带噪声作为掩蔽噪声。

（二）掩蔽噪声的校准

一个掩蔽噪声在非测试耳能产生多大的掩蔽效应，用有效掩蔽级（effective masking level，EML）来表示，记为 dB EM。美国国家标准学会（American National Standards Institute，ANSI）和 ASA（2010）将有效掩蔽级定义为：以测试纯音为中心频率，使该纯音听阈发生改变（能对 50% 的信号做出反应）的噪声的声压级。听力计在校准之前，无法判断其给出的噪声能掩蔽多少强度的声信号，也许表盘上显示的 60dB 的噪声，只能掩蔽一个 45dB HL 的 1 000Hz 的纯音信号，此时该噪声校正因子（correction factor）为 15dB。听力计校准之后，校正因子为 0dB。如果更换耳机或进行了听力计的维修，则应该重新进行校准。如无特殊说明，本文提到的掩蔽噪声均指有效掩蔽级 EML。

五、掩蔽中常用术语

临床上，听力师最关注的掩蔽问题是：如何确定最小掩蔽级和最大掩蔽级，从而确保在非测试耳给出的噪声，既不会掩蔽不足，也不会过度掩蔽。

(一)最小掩蔽级与最大掩蔽级

1. 最小掩蔽级 最小掩蔽级(minimum masking level)是指在非测试耳给出的,能够有效防止交叉听力出现的最小掩蔽噪声强度。

2. 最大掩蔽级 最大掩蔽级(maximum masking level)是指在确保不发生过度掩蔽情况下,在非测试耳允许给出的最大掩蔽噪声强度。

计算最大掩蔽级是为了防止发生过度掩蔽,过度掩蔽的本质是在非测试耳加的噪声过大,传到了测试耳的耳蜗,因此,最大掩蔽级与测试耳的骨导、耳间衰减有关。

最大掩蔽级计算方法为:

$$最大掩蔽级 = BC_{TE} + IA - 5dB \tag{2-5-3}$$

即测试耳的骨导加耳间衰减,再减 5dB。

$BC_{TE} + IA$ 是非测试耳的噪声刚好传到测试耳的强度,已经产生了过度掩蔽,因此需要再减 5dB,才能保证不会出现过度掩蔽。

从公式可以看出,BC_{TE} 越大,最大掩蔽级越大,越不容易出现过度掩蔽。也就是测试耳听力越差(骨导听阈越差),越不易出现过度掩蔽(越不容易"偷听"非测试耳传来的噪声)。

(二)掩蔽不足与过度掩蔽

1. 掩蔽不足 掩蔽不足(under masking)是指在非测试耳给出的掩蔽噪声太小,不足以起到掩蔽作用,非测试耳仍能听到测试耳的信号声。

2. 过度掩蔽 过度掩蔽(over masking)是指在非测试耳给出的掩蔽噪声太大,以至于振动颅骨,使测试耳耳蜗受到噪声刺激,干扰了测试耳的测试,使测试耳的阈值提高(听力变差)。过度掩蔽公式如下:

$$EML_{NTE} \geqslant IA + BC_{TE} \tag{2-5-4}$$

此公式含义为,在非测试耳加的掩蔽噪声大于或等于耳间衰减加上测试耳骨导阈值,就出现了过度掩蔽。

六、平台法掩蔽

1960 年 Hood 提出了平台法掩蔽,平台法详细展现了掩蔽后听阈变化的过程。

(一)初始掩蔽级的确定

1. 气导初始掩蔽级的确定 推荐气导初始掩蔽级为:$AC_{NTE} + 10dB$。即噪声强度为非测试耳气导听阈加 10dB。初始掩蔽级与最小掩蔽级不能混淆,最小掩蔽级是刚好能够防止交叉听力出现的最小噪声强度,而初始掩蔽级是在测试开始时,在非测试耳给出的噪声,往往还不足以完全去除交叉听力。

2. 骨导初始掩蔽级的确定 推荐骨导初始掩蔽级为:

$$骨导初始掩蔽级 = AC_{NTE} + OE + 10dB \tag{2-5-5}$$

即非测试耳气导加堵耳效应再加 10dB。堵住或盖住外耳使低频骨导声音显著增强的现象,称为堵耳效应(occlusion effect, OE)。堵耳效应通常出现在 2 000Hz以下,不论是耳机、耳塞、耳模或耵聍堵住耳朵,都会产生堵耳效应。堵耳效应使测得的骨导听阈变好,并非因为耳蜗对声音的敏感度提高(骨导真实听阈没有改变），而是进入耳蜗的声能增多，导致测试结果变好。骨传导机制中的"外耳道 - 骨鼓膜"学说可以很好地解释这一现象。

在测试测试耳骨导时，需要在非测试耳戴气导耳机进行掩蔽，气导耳机覆盖或堵住非测试耳，在非测试耳产生堵耳效应，使非测试侧耳蜗对 2 000Hz 以下的骨导敏感性增强，特别是用压耳式和耳罩式耳机进行掩蔽时。因此，在确定初始掩蔽级时，应将堵耳效应考虑进去。

使用插入式耳机进行掩蔽时，产生的堵耳效应较小，有学者认为其堵耳效应值可以忽略不计，有学者认为在 250Hz 和 500Hz 的堵耳效应值为 10dB，其他频率为 0dB。而压耳式和耳罩式耳机的堵耳效应值较大，下表为不同学者推荐使用的数值（表 2-5-1）。因此，进行骨导掩蔽时，使用插入式耳机更理想。

表 2-5-1　不同学者推荐使用的压耳式耳机堵耳效应值 /dB HL

不同学者	不同频率的堵耳效应值				
	250Hz	500Hz	1 000Hz	2 000Hz	4 000Hz
Roeser 和 Clark	20	15	5	0	0
Yacullo	30	20	10	0	0
Katz 和 Lezynski	15	15	10	0	0

本文堵耳效应值采用了 Katz 主编的《临床听力学》（第 5 版，中译本）中使用的数值（表 2-5-2）。有传导性听力损失时，堵耳效应值会减小或消失，如果非测试耳气骨差≥20dB，测试测试耳骨导听阈时，初始掩蔽级中不必增加堵耳效应值。

表 2-5-2　Katz 推荐的堵耳效应值 /dB HL

耳机类型	不同频率的堵耳效应值				
	250Hz	500Hz	1 000Hz	2 000Hz	4 000Hz
压耳式	15	15	10	0	0
插入式	10	10	0	0	0

（二）平台法掩蔽过程中听阈的变化

图 2-5-3 为平台法掩蔽后测试耳纯音听阈变化示意图，图中显示了初始掩蔽级、掩蔽不足、最小掩蔽级、掩蔽平台、最大掩蔽级和过度掩蔽。临床实际工作中，掩蔽平台的宽窄会因测试耳与非测试耳听阈的不同而呈现出不同情况。

从初始掩蔽级到最小掩蔽级，测试耳听阈随着非测试耳掩蔽噪声的升高而升高，噪声与信号呈 1:1 比例增加，这是由于非测试耳掩蔽不足出现了"影子听力（shadow hearing）"。虽然已经在非测试耳给出了噪声，但因掩蔽不足，非测试耳仍可以"偷听"到来自测试耳的纯音信号，此时测试耳没有听到纯音信号。此为掩蔽不足阶段。

从最小掩蔽级到最大掩蔽级，非测试耳掩蔽噪声不断升高，测试耳纯音听阈不变，出现了掩蔽平台。在平台范围内，纯音信号是由测试耳听到的，因此是测试耳的真实听阈。

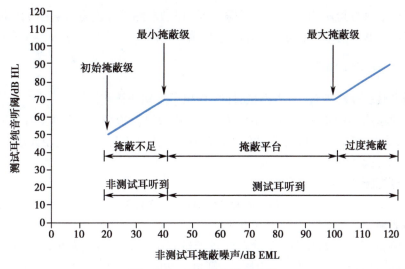

图 2-5-3 平台法掩蔽示意图

显示了掩蔽噪声与听阈变化的关系。平台的起始点为最小掩蔽级,表示掩蔽噪声的强度刚好可消除交叉听力。平台的终点为最大掩蔽级,表示掩蔽噪声超过这一强度,影响了测试耳真实听阈的测试

超过最大掩蔽级,再次出现测试耳听阈随着非测试耳掩蔽噪声的升高而升高,噪声与信号仍呈 1:1 比例增加。这是由于掩蔽噪声声强太大而传到测试耳,测试耳在噪声影响下,真实听阈发生了改变。此时纯音信号仍被测试耳所听到,但不是测试耳的真实听阈。此为过度掩蔽阶段。

图中平台的起始点为最小掩蔽级,表示掩蔽噪声的强度刚好可消除交叉听力,平台的终点为最大掩蔽级,掩蔽噪声超过这一强度,影响了测试耳真实听阈的测试。

(三)平台法掩蔽的步骤

平台法中并没有明确规定掩蔽噪声的步距(每次增加多少噪声),也没有明确规定成功建立平台需要增加噪声的次数。临床工作中掩蔽噪声的步距可采用 5dB,也可采用 10dB。可参考如下步骤。

1. 非测试耳给初始掩蔽级,重新测试测试耳听阈。

2. 掩蔽噪声以 10dB 为步距、纯音信号以 5dB 为步距增加。如果对纯音信号做出了反应,则增加 10dB 掩蔽噪声;如果对纯音信号没有做出反应,则 5dB 一挡增加纯音,至做出反应。

3. 当掩蔽噪声连续升高 3 次,纯音听阈不变,或听力计达到最大输出,或掩蔽噪声使受试者感到不适,则停止测试。

4. 连续 3 次升高掩蔽噪声,纯音听阈不变或只有 1 次,纯音听阈升高不大于 5dB,则认为建立了平台,平台建立后测得的听阈为测试耳真实阈值。

如果掩蔽噪声用 5dB 为步距增加,则至少需要增加 3~4 次噪声(连续增加 15~20dB 噪声),而纯音听阈不改变,才能建立掩蔽平台。此法常用于容易出现过度掩蔽或掩蔽噪声过大的情况。

平台法骨导掩蔽与气导掩蔽步骤相同,但当非测试耳没有气-骨导差时(气-骨导差≤15dB),初始掩蔽应增加堵耳效应值。

七、阶梯法掩蔽

为了减少掩蔽步骤、节省测试时间,提出了阶梯法掩蔽。

阶梯法给出的掩蔽噪声步距较大,容易出现过度掩蔽,当非测试耳为听力较好耳,且无气-骨导差时,可尝试使用此法掩蔽,其他情况不建议使用此法。

(一)气导掩蔽

气导掩蔽的初始掩蔽级公式如下:

$$初始掩蔽级 = AC_{NTE} + 30dB \qquad (2\text{-}5\text{-}6)$$

即非测试耳气导听阈上加30dB噪声。

非测试耳给初始掩蔽后,重新寻找测试耳听阈。比较掩蔽前和掩蔽后测试耳阈值的差值,如果需要进一步掩蔽,则再加20dB噪声(后续掩蔽均为每次再加20dB噪声)。如果不需要进一步掩蔽,则为测试耳真实听阈。是否需要进一步掩蔽的判断依据如表2-5-3、表2-5-4。

表2-5-3 初始掩蔽级后是否需要进一步掩蔽的判断依据

NTE气导阈上30dB噪声,TE阈值变化	是否需要进一步掩蔽
0~10dB	不需要
15dB	可能不需要
20dB	可能需要
>25dB	一定需要

表2-5-4 进一步掩蔽后是否需要再次掩蔽的判断依据

NTE气导阈上20dB噪声,TE阈值变化	是否需要进一步掩蔽
0~5dB	不需要
10dB	可能不需要
15dB	可能需要
>20dB	一定需要

(二)骨导掩蔽

骨导掩蔽的初始掩蔽级:初始掩蔽级因非测试耳是否有气-骨导差而不同。当非测试耳有气-骨导差时(气-骨导差≥20dB),初始掩蔽级的噪声强度在各个频率均为非测试耳气导阈上20dB。当非测试耳没有气-骨导差时(气-骨导差≤15dB),需要在初始掩蔽级20dB的基础上加额外的噪声抵消堵耳效应。堵耳效应的大小个体差异较大,下表给出了参考值(表2-5-5)。

初始掩蔽后重新寻找测试耳听阈,比较掩蔽前和掩蔽后测试耳骨导阈值的差值,如果需要进一步掩蔽,则再加20dB噪声(后续掩蔽均为每次再加20dB噪声)。如果不需要进一步掩蔽,则为测试耳真实听阈。

表 2-5-5　非测试耳听阈无气 - 骨导差时的初始掩蔽级 /dB

相关参数	不同频率				
	250Hz	500Hz	1 000Hz	2 000Hz	4 000Hz
起始强度	20	20	20	20	20
堵耳效应	15	15	10	0	0
总掩蔽值	35	35	30	20	20

　　需要进一步掩蔽的依据（不论初始掩蔽还是后续掩蔽、不论加或不加堵耳效应值，依据相同）如下表所示（表 2-5-6）。如果 TE 的骨导阈值非常好（如传导性听力损失），应注意过度掩蔽的出现。

表 2-5-6　是否需要再次掩蔽的依据

掩蔽后 TE 阈值变化	是否需要进一步掩蔽
0～10dB	不需要
≥15dB	需要

八、掩蔽过程中常见问题

（一）掩蔽困局

　　掩蔽困局（masking dilemma）是指在非测试耳给予最小掩蔽级的噪声就出现过度掩蔽的情况，常发生在双耳均有较大气 - 骨导差的听力图。此种现象是由于掩蔽平台太窄或无平台造成。如下图所示听力图（图 2-5-4），不论在哪侧耳施加掩蔽，由于非测试耳气导听阈较差，需要较大的初始掩蔽级噪声，而测试耳为传导性听力损失，骨导听阈较好，导致最大掩蔽级变小，非测试耳给予初始掩蔽级时就出现了过度掩蔽，无法施加掩蔽。

　　使用插入式耳机是目前解决掩蔽困局的一种常用方法。因为插入式耳机可以增加耳间衰减，特别是在低频范围。这样在测试气导听阈时通常不再需要掩蔽，

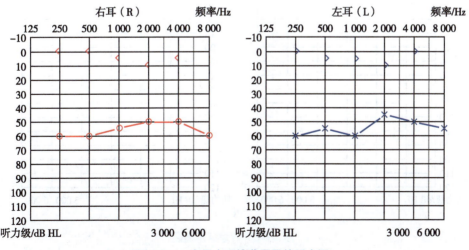

图 2-5-4　容易出现掩蔽困局的听力图

而且使用插入式耳机增大了最小掩蔽级和最大掩蔽级之间的差距，使掩蔽平台变宽，可以实现适度掩蔽而减小出现过度掩蔽的可能性。

（二）中枢掩蔽

中枢掩蔽（central masking）是指在非测试耳给出的掩蔽噪声不足以发生过度掩蔽，而测试耳听阈却出现微小改变的现象，是中枢神经系统受抑制造成的。通常认为中枢掩蔽会造成大约5dB的听阈改变，有时会造成掩蔽平台判断的困难。

（三）合理运用掩蔽

临床测试中，未必所有应该掩蔽的地方都加掩蔽。如图2-5-5，从未掩蔽的听力图中可以看出，双耳均有气-骨导差，理论上双耳骨导均需要掩蔽，但最终只在测试左耳骨导时，进行了掩蔽。因为在右耳掩蔽后，左耳真实骨导听阈较差，不可能"偷听"到右耳的声音，可以判断右耳骨导为其真实骨导听阈，不需要掩蔽。临床遇到此类情况，也可同时参考其他听力检查结果，如声导抗，进行综合分析判断。

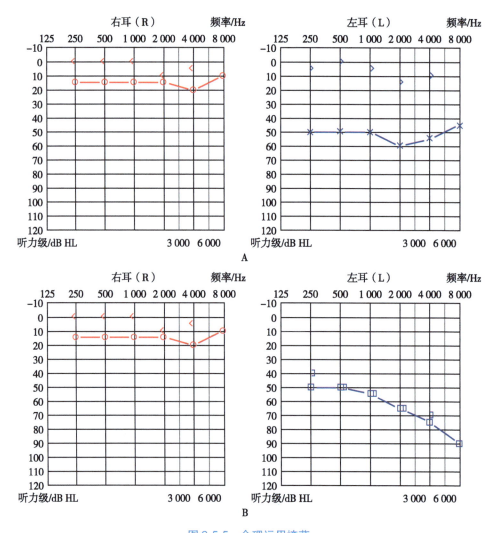

图2-5-5 合理运用掩蔽
A. 未掩蔽的听力图 B. 掩蔽后的听力图

总之,掩蔽的目的是为了分别获得双耳的真实听阈。本节通过解释掩蔽中涉及的基本概念,详细阐述了掩蔽定义、掩蔽原因、掩蔽时机以及掩蔽方法。平台掩蔽法虽然比较费时,但有助于初学者理解掩蔽过程,建议初学者首先熟练掌握平台掩蔽法,积累一定临床经验后再学习使用其他掩蔽方法。

(刘 辉 卢 伟)

第六节 盖莱试验

盖莱试验(Gelle test,GT)是指对鼓膜完整的听力损失患者,用音叉或纯音听力计检查其患耳的镫骨是否活动。

一、音叉测试法

1. 测试原理 若镫骨活动正常,则在向外耳道内加压时,鼓膜和听骨链被推向内移位,镫骨足板被推向前庭窗内,此时受试者感觉声音降低;在减压时,受试者的外耳道内压力恢复,镫骨足板回到正常位置,受试者感觉声音增强。

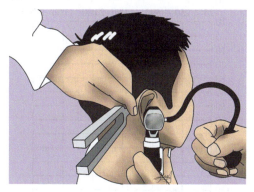

图 2-6-1 盖莱试验示意图(音叉法)

2. 测试方法 将鼓气耳镜的口置于外耳道内,密闭外耳道。用橡皮球向外耳道内交替加、减压力,同时将敲击振动后的音叉(C_{256} 或 C_{512})的叉柄底部置于鼓窦区(图 2-6-1)。

3. 结果判断 若鼓气耳镜加减压力的过程中受试者同时听到忽强忽弱的不断波动变化的声音,则为盖莱试验阳性(+),表明镫骨足板活动正常;若无强弱波动变化的声音者,则为盖莱试验为阴性(−),表明镫骨足板固定。盖莱试验阴性常见于耳硬化症或听骨链固定的患者。

二、纯音听力计测试法

1. 测试原理 同音叉测试法。

2. 测试方法 将纯音听力计的骨导耳机放置于受试者乳突部,选择 1 000Hz 的频率(或受试者可以听到的频率),在骨导听阈上 20~30dB、以持续性声信号作为探测音,将鼓气耳镜(或用波氏球)的口置于外耳道内,并完全封闭外耳道。用橡皮球向外耳道内交替加、减压力,同时询问受试者声音响度有无强弱变化。

3. 结果判断 若患者感受到的声音存在响度变化,则为盖莱试验阳性(+),表明镫骨足板活动正常;若无强弱波动变化,则为盖莱试验阴性(−),表明可能存在镫骨足板固定。

(白 忠 卢 伟)

第七节 纯音听阈测试结果的记录和分析

一、纯音听阈图

纯音听阈图（audiogram）又称听力曲线，是以频率（Hz）为横坐标，声音强度级别（dB HL）为纵坐标，将受试耳的听阈记录于图中，再将各相邻音频的气导和骨导听阈符号连线而绘出的（图 2-7-1）。国际通用的纯音听阈图常用的标记符号如表 2-7-1 所示，并以红色标示右耳结果、蓝色表示左耳结果。在纯音听阈图中，气导和骨导之间的间距称为气 - 骨导差（air-bone gap），根据纯音气导听阈、骨导听阈以及气 - 骨导差的不同，可对听力损失类型和程度做出判断。

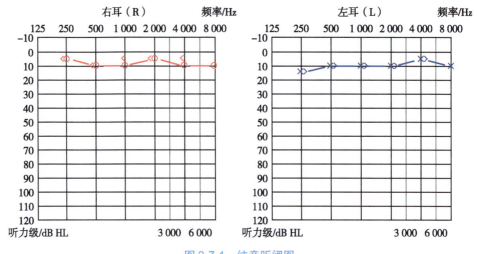

图 2-7-1 纯音听阈图

表 2-7-1 国际通用纯音听阈图记录符号分类

		左耳	右耳
气导	未掩蔽	✕	◯
	掩蔽	☐	△
	无反应	✕↗	◯↙
		☐↗	△↙
骨导	未掩蔽	>	<
	掩蔽	⌐	⌐
	无反应	⌄	⌄
		⌐↘	⌐↙
声场		S	S

二、听力损失分级

人耳能够感觉到的声波频率范围为 20～20 000Hz。普通纯音听力计纯音频率测试范围为 125～10 000Hz，其中 250Hz 以下为低频段，500～2 000Hz 为中频段（又称言语频率），4 000Hz 以上为高频段。

世界卫生组织（World Health Organization，WHO）2006 年发布的《世界听力报告》规定，以受试者较好耳的 500Hz、1 000Hz、2 000Hz、4 000Hz 的平均气导听阈进行分级，可分为轻度、中度、重度和极重度四级（表 2-7-2）。

表 2-7-2　WHO 听力损失分级（2006 年）

分级	平均听阈 /dB HL	听力损失
0	≤25	正常或轻微
1	26～40	轻度
2	41～60	中度
3	61～80	重度
4	≥81	极重度

WHO 2021 年发布的《世界听力报告》对听力损失分级标准进行了修订，仍是以受试者较好耳的 500Hz、1 000Hz、2 000Hz、4 000Hz 的平均气导听阈作为分级标准，将轻度听力损失标准的起始值从 26dB 降低到 20dB；听力损失分为轻度、中度、中重度、重度和极重度和全聋，并且增加了单侧听力损失。除听力损失程度分类外，还提供了每种程度可能伴随的沟通功能的描述（表 2-7-3）。

表 2-7-3　WHO 听力损失分级（2021 年）

分级	好耳的听阈 /dB HL	多数成年人在安静环境下的听力体验	多数成年人在噪声环境下的听力体验
正常听力	<20	听声音没有问题	听声音没有或几乎没有问题
轻度听力损失	20～<35	谈话没有问题	可能听不清谈话声
中度听力损失	35～<50	可能听不清谈话	在谈话中有困难
中重度听力损失	50～<65	谈话困难，提高音量后可以正常交流	大部分谈话都很困难
重度听力损失	65～<80	谈话中大部分内容都听不到，即便提高音量也不能改善	参与谈话非常困难
极重度听力损失	80～<95	听到声音极度困难	听不到谈话声
完全听力损失 / 全聋	≥95	听不到言语声和大部分环境声	听不到言语声和大部分环境声
单侧聋	好耳<20，差耳≥35	除非声音靠近较差耳，否则不会有问题。可能存在声源定位困难。	可能在言语声、对话中和声源定位存在困难

注：本书其他相关章节的描述仍参考 WHO 2006 年分级标准对听力损失程度进行分级和表述。

我国在进行"第二次全国残疾人抽样调查（2005年）"时根据较好耳500Hz、1 000Hz、2 000Hz、4 000Hz 的气导听阈损失平均值将听力残疾级别分为四级（表2-7-4）。

表2-7-4 中国听力残疾分级标准

平均气导听阈损失/dB HL	听力残疾分级
>90	一级
81～90	二级
61～80	三级
41～60	四级

三、纯音听阈分析与听力损失分型

（一）正常听阈

各频率气导和骨导听阈值均<25dB HL，气-骨导差值<10dB（图2-7-2）。

（二）传导性听力损失

各频率骨导听阈正常，气导听阈升高，气-骨导差>10dB（图2-7-3）。

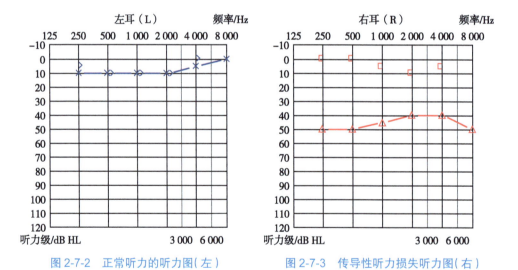

图2-7-2 正常听力的听力图（左） 图2-7-3 传导性听力损失听力图（右）

（三）感音神经性听力损失

感音神经性听力损失各频率气导和骨导听阈均升高，且气-骨导差≤10dB，根据听力图特征表现可进一步将其细分为平坦型、渐降型、陡降型、上升型、峰型/茶托型、盆型、切迹型等（表2-7-5）。由于感音神经性听力损失患者多为高频听力损失，因此高频下降型听力曲线为其常见形式（图2-7-4A），可表现为渐降型、陡降型；少数患者以低频听力损失为主，听力曲线呈现上升型（图2-7-4B）；如果气、骨导曲线呈一致性下降，听力曲线可呈平坦型（图2-7-4C）。

表 2-7-5 感音神经性听力损失听力曲线分型

类型	听力图特征
平坦型（flat）	相邻倍频程的阈值升高或降低小于 5dB
渐降型（gradually falling）	相邻倍频程的阈值升高不超过 5～10dB
陡降型（sharply falling）	相邻倍频程阈值升高大于 15～20dB
上升型（rising）	相邻倍频程的阈值降低大于 5dB
峰型（peaked）/茶托型（saucer）	两端频率（500Hz 或 4 000Hz）听力损失至少 20dB 中频听力（1 000～2 000Hz）无损失或听力损失较小
盆型（trough）	中频听力损失至少 20dB 以上 两端频率无听力损失或听力损失较小
切迹型（notched）	单频率点听力损失至少 20dB 相邻倍频程频率无听力损失或听力损失较小

资料来源：*Handbook of Clinical Audiology.* 7th ed.

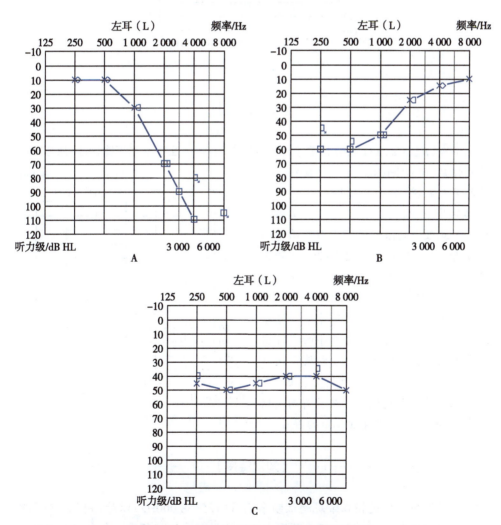

图 2-7-4 不同类型的感音神经性听力损失听力图
A. 下降型 B. 上升型 C. 平坦型

（四）混合性听力损失

各频率气导和骨导听阈均升高，且气 - 骨导差＞10dB。混合性听力损失听力图兼有传导性听力损失与感音神经性听力损失的听力曲线特点（图2-7-5）。

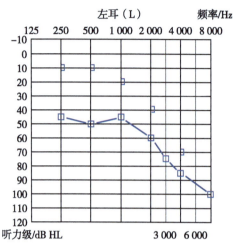

图 2-7-5 混合性听力损失听力图（左侧）

【知识链接】

耳硬化症与 Carhart 切迹

卡哈切迹（Carhart notch）指骨导听阈曲线在 2 000Hz 呈现 V 形下降切迹（图2-7-6）。

耳硬化症（otosclerosis）是一种发病率较高的耳科疾病，是原因不明的原发于骨迷路的局灶性病变，在骨迷路包囊内形成一个或数个局限性的富于血管的海绵状新骨，此后新骨再骨化变硬。耳硬化症患者在发病早期气导曲线以低频下降为主；随着病情进展在镫骨完全固定但未合并耳蜗病变时，全频气导下降呈平坦型曲线，约半数患者的骨导曲线可出现卡哈切迹；若病变进一步发展累及耳蜗，则表现为混合性听力损失。因此，在临床工作中若发现患者纯音听阈图出现卡哈切迹，应考虑耳硬化症的存在。

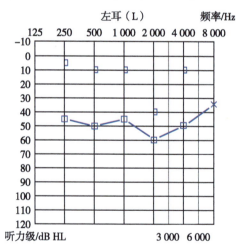

图 2-7-6 听力图可见 Carhart 切迹（左）

【知识链接】

扩展高频测听及其应用

扩展高频测听是指在常规测试频率范围（125～8 000Hz）以外，用纯音听阈测试法测试 8 000～16 000Hz 频率范围内听阈的过程。测试频率一般包括 8 000Hz、9 000Hz、10 000Hz、11 200Hz、12 500Hz、14 000Hz、16 000Hz，其中 8 000Hz、10 000Hz、

12 500Hz、16 000Hz 为强制性检测频率。目前，扩展高频测听主要应用在以下几个方面。

1. 正常人各年龄组扩展高频测听　大量研究表明，正常人高频听阈的平均值随着年龄的增长和测试频率的增高而升高，说明内耳的老化是从感知高频的耳蜗底部逐步发展至感知低频的耳蜗顶部。因此，在正常人各年龄组的扩展高频测听，可较早发现正常频率范围纯音听阈正常的高频听力损失患者。

2. 药物性听力损失的监测　氨基糖苷类、部分抗肿瘤药物、袢利尿剂、水杨酸类、奎宁、某些局麻药物等，在使用此类药物期间以及停药后，可发生药物性听力损失。药物性听力损失起始于高频区，早期较难察觉，当波及言语频率区时，损害已至中、重度，表明病变已从蜗底部向蜗顶部进展（首先损伤外毛细胞，然后损伤内毛细胞）。内耳的药物性损伤最先表现为频率 10 000～16 000Hz 的听力损失，故扩展高频测听可实现对于此类患者的早期发现，对预防耳毒性药物产生的进一步听力损失将起到积极的作用。对于必须长期使用耳毒性药物的患者，扩展高频测听的动态监测对其听力防护有着重要的意义。

3. 噪声性听力损失的监测　正常频率范围的纯音听阈测试发现噪声引起的听力损失，早期变化从 3 000～6 000Hz 开始，并在 4 000Hz 处出现特征性的切迹。大量的研究显示此频率区域对噪声有极大的敏感性，但高频测听的研究显示 10 000Hz 以上的高频听力可反映 8 000Hz 以下频率听力正常耳的潜在听力损失。噪声性听力损失的程度与噪声的强度、接触时间呈正相关，扩展高频测听可真实反映噪声所致的高频区域的听力损失。

4. 全身性疾病听力评估的应用　肾脏疾病、糖尿病、系统性红斑狼疮等疾病的患者，听力损失早期表现为高频听阈下降，随着病程的延长和病情的加重，在中、晚期可出现高频、低频听阈均升高的特点。对此类患者早期的听力评估，扩展高频测听具有重要的意义。

5. 耳鸣患者听力评估的应用　耳鸣是指在周围环境中无相应声源或电刺激存在的情况下，患者自觉耳内或颅内有声音的一种主观症状。临床许多耳鸣的患者主诉不伴有听力损失，常规纯音听阈测试（125～8 000Hz）阈值在正常范围，但高频纯音测听（8 000～16 000Hz）阈值明显高于无耳鸣者，提示常规纯音听阈测试的耳鸣患者，可能存在高频听力受损。

6. 年龄相关性听力损失患者听力评估的应用　年龄相关性听力损失是机体组织衰老的表现，与遗传因素、环境因素等相关。年龄相关性听力损失病变从耳蜗底部开始，表现为毛细胞受损、血管纹萎缩、基底膜僵硬等，导致高频听力下降，其特点为高频听力损失出现早且损害重。

（白　忠　卢　伟）

扫一扫，测一测

声导抗测试

---------- **知识要点** ----------

声导抗测试（acoustic immittance assessment）是通过测试中耳的声阻抗或声导纳了解中耳功能状态的一种客观听力测试方法，包含鼓室声导抗（tympanometry）、静态声导抗（static immittance）和镫骨肌声反射（acoustic reflex threshold）三个重要组成部分。声导抗测试在听力评估中承担的重要作用包括：①检测中耳功能异常；②交叉印证纯音测听结果；③辅助鉴别诊断蜗后病变。近年来声导抗测试取得了较大的进展，如高频双成分鼓室图、双频多成分鼓室图、宽频声导抗及各种类型的咽鼓管功能测试方法。同时本章节还将介绍咽鼓管功能测试（ET）。

第一节　声导抗测试概述

一种通过测试中耳的声阻抗或声导纳了解中耳功能状态的客观听力测试方法，即为声阻抗测试（acoustic impedance assessment），或声导纳测试（acoustic admitance assessment）。在听力学和耳科学常以"声导抗（acoustic immitance）"测试作为声阻抗测试、声导纳测试或两者的通用术语。

自1820年学者Wollaston发现中耳负压可改变鼓膜紧张度以来，声导抗测试原理及方法已历经百余年的发展和完善（表3-1-1）。随着声导抗仪的问世，至20世纪60年代后期声导抗测试已经开始应用于临床，由于其操作简单快速且无需受试者主观反应等优势，已成为临床听力学检测中常规使用的一种重要方法。

表 3-1-1　声导抗测试发展简史

时间	发展简史
1820 年	Wollaston 最早报道与中耳功能有关的研究，随后发现中耳负压可改变鼓膜的紧张度，从而导致听敏度下降。
1867 年	Lucae 首次采用干涉耳镜观察了 200 例正常耳及病变耳的双耳给声后鼓膜反射回来的声音强度。
1886 年	Heaviside 引入电学术语"阻抗"。
1919 年	Webster 发明动态模拟系统，并将电阻定律用于声学及力学系统。
1934 年	Schuster 设计出简易的机械声桥。
1946 年	Metz 设计出精密的机械声桥——"声阻抗桥"，并进行大量正常耳及病变耳的声阻抗测试。

续表

时间	发展简史
1957 年	Zwislocki 将机械声桥改进为电 - 机械声桥。
1960 年	Terkildsen 等综合了当时电子学和声学的新技术，设计出电 - 声阻抗桥，是目前所用临床声阻抗计的雏形。

（杨海弟）

第二节　声导抗测试原理

中耳是具有一定容积、包含听骨链、并有肌肉和韧带牵拉悬吊的传音结构，可被视为一个特殊的声学器件。通过研究其声阻和声抗（包括质量声抗和劲度声抗）的改变，可以了解中耳的生理或病理生理状态。

目前临床上对中耳功能的分析，已不仅停留在对中耳阻抗的测试，声导纳也是经常被用到的测量数据。所以，在听力学和耳科学中常将二者合称为声导抗测试（acoustic immittance assessment），以代替原来所称的"声阻抗测试"和"声导纳测试"。

一、声阻抗基本概念

（一）声阻抗

声阻抗（acoustic impedance）代表媒质或传声结构对能量传播的阻尼与抵抗作用。对一个三维空间上无边界的媒质（如空气）而言，其声阻抗只表现为"阻"的形式。但当波动在有限空间（如管、腔、缝等声学器件）的媒质中传播时，有限媒质所具有的惯性、弹性、阻尼会对媒质分子在其原位附近产生的疏密样的体积流动，产生阻滞和对抗，因而媒质对声波同时具有"阻"和"抗"的作用，可用声阻抗 Z_a 来表示。声学器件的声阻抗在分析诸如管乐器、外耳道及发音声道的共振特性时十分有用。

考察有限媒质对波的阻抗时，应考虑媒质的三维特性。声阻抗的定义是某面积 S 上压强 p 与体积流量 u（$u = v \cdot S$）的复数比，S 为垂直于声波传播方向上的截面积，即：

$$Z_a = p/u \tag{3-2-1}$$

单位为声欧姆（$N \cdot s/m^5$），量纲为 $MT^{-1}L^{-4}$。式（3-2-2）表明，声阻抗是引起单位体积速度变化所需的声压。换句话说，它是媒质在一定声压作用下反抗体积流动能力的体现。因此声阻抗是反映媒质阻碍声波传递的属性。

声阻抗是一个复数，实数部分为声阻 R_a，虚数部分为声抗 X_a，单位均为声欧姆。声阻（acoustic resistance）R_a 反映由流体阻力或界面摩擦而把声能转换为热能的部分。声阻与声速同相，与声波频率无关。声抗（acoustic reactance）X_a 则是将声能转化为势能并贮存在传声结构这样一个"质量 - 弹性系统"中的部分，声抗又可以分成与传声结构的质量相关的质量声抗（mass acoustic reactance）X_m 和与传声结构的劲度相关的劲度声抗（stiffness acoustic reactance）X_s。质量声抗超前于声速 90°（位于虚数轴的正值），称为正抗。劲度声抗落后于声速 90°（位于虚数轴的负值），称为负抗。声抗与频率相关：在一个传声系统中，随着声波频率的加快，单位时间内系统各构件在其平衡位置附近往复运动的次数增多了，振动方向的转换更频繁了，需要克服的惯性增加，所以质量声抗随声波频率的增加而增大。而随着声波频率的减慢，传声结构中的弹性部件（如有一定伸展性的膜），易将声能转化为弹性势能，所以劲度声抗随声波频率的减小而增大。这样声阻抗的展开式如下：

$$Z_a = R_a + jX_a \qquad (3\text{-}2\text{-}2)$$
$$= R_a + j(X_m - X_s)$$
$$= R_a + j(\omega M_a - K_a/\omega)$$
$$= R_a + j(\omega M_a - 1/\omega C_a)$$

其中 $\omega = 2\pi f$ 为圆频率。式（3-2-2）中 M_a 为声质量（acoustic mass），是声载体惯性的体现，是抵抗体积流变化的声学元件。在具体应用中，一个小容器（如小管、小缝或小腔，截面积为 S，相应容器内媒质质量为 m）的声质量定义为：

$$M_a = m/S^2 \qquad (3\text{-}2\text{-}3)$$

式（3-2-2）中 K_a 为声劲（acoustic stiffness），C_a 为声顺（acoustic compliance），又称声容，是声劲的倒数。声顺的定义为，作用于某一容积 V 的声压所产生的容积变化 ΔV 与该声压 p 之比，即：

$$C_a = \Delta V/p \qquad (3\text{-}2\text{-}4)$$

空气媒质的劲度可由容变弹性模量 B 表示，$B = p/(\Delta V/V)$。由式 $c = (B/\rho)^{1/2}$ 可知 $B = \rho c^2$（ρ 为媒质密度，c 为声速），可以推导：

$$C_a = \Delta V/p = V/B = V/(\rho c^2) \qquad (3\text{-}2\text{-}5)$$

这表明声顺可由含气腔的容积 V 来表示。声顺是容纳声能的体现，它反映了一定空间内空气的弹性。

（二）声导纳

声导纳是表征一个传声结构对声音的传导和接纳的容易程度的量。声导纳也可分成实部和虚部两部分，实部为声导（acoustic conductance，G_a），虚部为声纳（acoustic susceptance，B_a），即：

$$Y_a = 1/Z_a = G_a + B_a \qquad (3\text{-}2\text{-}6)$$

声导纳、声导、声纳的单位都是声姆欧（mho），其拼写是"欧姆（ohm）"英文字面的倒序。

在概念上，声导与声阻相反，它表示媒质或传声结构对声能传播的介导程度；声纳与声抗相反，它表示一个传声结构对声能的接纳程度。但在数值上，声导与声阻、声纳与声抗不是简单的倒数关系，它们之间满足如下关系：

$$G_a = R/(R^2 + X^2) \qquad (3\text{-}2\text{-}7)$$
$$B_a = X/(R^2 + X^2) \qquad (3\text{-}2\text{-}8)$$

声纳又可依据它与质量和刚度的关系，分成顺应性声纳 B_C 和惯性声纳 B_M。顺应性声纳表示声能流过弹性成分而不被转化为弹性势能的容易程度，$B_C = i\omega C$，为正声纳；惯性声纳表示声能流过质量成分而不被转化为动能的容易程度，$B_M = -i/(\omega M)$，为负声纳。外耳道鼓膜处的声纳是中耳质量和刚度协同作用的结果,是两者的代数和,$B_a = i\omega C - i/(\omega M)$。

二、中耳阻抗特征

中耳是一个相当精细的振动系统,中耳腔内各个结构的质量、弹性和摩擦因素共同构成了中耳振动系统的阻抗。

每一个中耳结构的声抗都由其质量、劲度和摩擦决定,各模块的连接方式(串联或并联)如同电子学中的电路一样,控制着整个系统的频率响应(图 3-2-1)。借用电路分析中的名词"输入阻抗",对一个由质量、劲度和摩擦成分构成的传声结构(如中耳),考察声能的输入端(如中耳的鼓膜外)的声压 p 与媒质体积流量 U 之比,得到的阻抗值也称为输入阻抗(如中耳的输入阻抗)。对耳蜗而言,若直接将声压作用于前庭窗,同样可以获得耳蜗的输入阻抗。

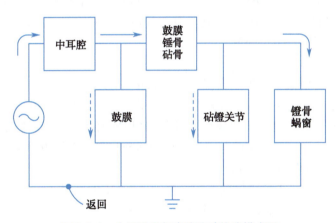

图 3-2-1 中耳及耳蜗声能流动线路模式图

在处理前后两级放大电路的影响时,一般首先计算出后一级的输入阻抗,然后把它作为前一级的负载阻抗来处理。所以耳蜗的输入阻抗是中耳传声结构的负载,其输入阻抗越高,传递到耳蜗中的能量越大。

如果忽略次要因素和各级电路间的相互影响,则输入级电路的输入阻抗,就大致等于多级放大电路总的输入阻抗。所以如果忽略中耳和耳蜗两级传声结构间的相互影响,在鼓膜外侧测定的声阻抗,也大致等于中耳的输入阻抗。

图 3-2-1 中的实线箭头代表了声能流过中耳腔,并经由鼓膜、锤骨、砧骨将声能传递给中耳的最终负载——镫骨足板及耳蜗。声能在鼓膜或砧镫关节部分被反射或耗散,虚线箭头代表了这部分声能的分流途径。在流向上,它们与镫骨足板及耳蜗这个主要负载是并联关系。

被分流掉的能量与传递到镫骨足板及耳蜗的声能大体相当,表明耳蜗是中耳振动系统中的主要负载。在人耳听觉的中高频范围,耳蜗的输入阻抗与频率无关,更多地表现为声阻的特性。所以中耳是一个高阻尼的振动系统,外界声波的驱动不易使听骨链持续振动下去,声波一旦停止,听骨链的振动也随之停止。

三、声导抗仪测试原理

在外耳道测得的整个传声结构的输入阻抗，基本上可用中耳输入阻抗来表示。根据对中耳阻抗各分量的分析，正常中耳结构的声阻抗基本上可以由鼓膜的顺应性声纳来表示。由于劲度成分在低频时占主导，所以早期的声阻抗仪器并不直接测量声阻和声抗，而是引入一个226Hz的低频探测音，通过机械声桥来监控外耳道中的声压级，从而测知声顺的变化。

（一）声阻抗计的发展

1934年Schuster设计出简易的机械声桥，1946年Metz用机械声桥测试中耳在正常和病理条件下的声阻抗，开创声阻抗临床应用的先河。1957年Zwislocki将机械声桥改进为电机械声桥，Terkildsen等综合当时电子学和声学的新技术，于1960年设计出电声阻抗桥，成为今天临床声阻抗计的雏形。随后不断有厂家在此设计基础上，增加了声导和声纳的测算功能以及声反射等功能，使其日臻完善成一台"中耳分析仪"。最新的进展还将其与耳声发射联系在一起，为探究中耳、内耳的关系又推开了一扇新的窗户。

（二）声等效容积

声阻抗桥是根据声的等效容积（equivalent volume）原理设计的。将同一个声源发出的、具有固定频率和标定强度的声音引入到一个小的硬壁密闭腔中，由于声压级的变化与腔的容积变化成反比，因此容积每缩减一半声压级增加6dB。若将在密闭腔内测量到的声压级与已知容积的标准腔内的声压级对比即可推算出该密闭腔的容积，即声的等效容积。

图3-2-2详细阐述了声等效容积的原理：将226Hz纯音分别引入大小不同的密闭腔中，密闭腔中有麦克风测量其中的声压级并由声压计指针显示。

密闭的外耳道与图3-2-2中腔4的情况很相似，除鼓膜可以活动外其余部位都是不能活动的硬壁，因此经鼓膜和听骨链传导的声能同样可以用等效容积原理求出。如果中耳传音系统的劲度越大，传递进去的声能少，测出的声顺就低；反之，中耳传音系统的劲度小，传递进去的声能多，测出的声顺就高。

一个固定频率、标定强度的探测音引入到外耳道后，由于外耳道容积大小的不同（与耳塞放置深浅有关）以及被鼓膜等中耳结构反射回来的声波的强度不同，外耳道中合成波的强度并不等于所标定的85dB SPL。机械声桥需人为调整声桥的可变容积部分，以测算等效容积，所以只能获得静态声阻抗值。电声阻抗桥在机械声阻抗桥的基础上，将调节声源强度使外耳道声压与标定声压平衡的部件改为电子元件控制，两声压的差值可转换成电信号来显示。两声压的差值又用来推算声等效容积。这样，声顺就可以由电信号的幅值来表示。

（三）声顺的测量

声阻抗桥的设计基础是声的等效容积原理，这决定了它测量的只能是声顺。并且只有在使用低频探测音时才可以用声顺来反映声阻抗，因而不能把声导纳的概念局限地理解为声顺，更不能局限地理解为鼓膜的动度。

此外，当中耳病变时可能涉及质量、摩擦以及中耳腔容积等因素的改变，只用低频探测音获得病变耳的声顺,是不足以反映其病变(如听骨链中断)的特征的。所以现代声导抗仪采用多频探测音,直接测算中耳的声导和声纳。

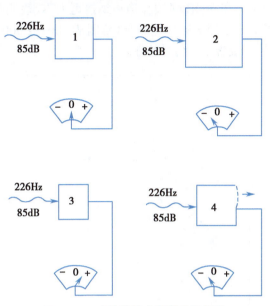

图 3-2-2 声的等效容积原理示意图

设腔 1 为标准腔(容积已知),调整声源强度使中声压级恰为 85dB SPL,此时声压计指针指向 0 点平衡。腔 2 较腔 1(标准腔)大,则声压计指针偏负表示腔内声压级低于 85dB SPL,需要增加声源强度才能达到 0 点平衡,从声音增加的 dB 数值可以推算出腔 2 腔 1(标准腔)容积的差值。腔 3 较腔 1(标准腔)小,则声压计偏正表示腔内声压级高于 85dB SPL,需要减低声源强度才能回到 0 点平衡,从声音减少的 dB 数值可以推算出腔 3 与腔 1(标准腔)容积的差值。腔 4 与腔 1(标准腔)大小相等,但壁上有一个覆盖着具有顺应性薄膜的洞,薄膜的顺应性使部分声能可以转化成弹性势能被贮存起来,导致腔内声压级减小,声压计指针偏负。壁洞上薄膜的顺应性越大,转化成弹性势能的声能越多,为达到平衡而需补偿的声强就越大。根据其与标准声压(85dB SPL)的差值可以推算出薄膜的等效容积。此时推算出的等效容积即代表薄膜的顺应性,也就是声顺。式(3-2-6)同样说明了声顺是可以用一定的容积大小来等效表示的。

(四)声导纳的测量

声导纳的测算方式与声阻抗桥不同。它采用自动音量控制(automatic volume control,AVC)反馈电路,自动调节向外耳道发放探测音的音量,使合成波的声压级保持在 85dB SPL 的水平。由于中耳的"阻"与"抗"具有 90°的相位差,所以经鼓膜等中耳结构反射后的声波,可以分成与原始探测音相位相反(由于存在半波损失)或相差 90°的两类声波,直接应用声阻抗的定义,可直接得出以声毫姆欧数显示的声导和声纳。

单一低频探测音(226Hz)主要反映中耳的顺应性声纳,较高频率的探测音(678Hz)可以了解中耳惯性声纳的情况。声导纳计可以采用 226、678Hz 两个频率的探测音,获得双频多成分(声导纳、声导、声纳)共 6 个声导纳数据,从各种成分曲线的动态变化及对比关系中可以找出鉴别诊断的依据。

当探测音的频率与传音系统的共振频率相近时,中耳的传导特性才能全面地反映出来,图 3-2-4 显示当探测音频率从 226Hz 递增到 1 130Hz 时,声导纳的矢量变化趋势：幅值逐渐增加，相角逐渐由正转向负（图3-2-3）。在900Hz以下的频率，净声纳为正值，表明以顺应性声纳为主。在900Hz以上的频率，净声纳为负，表明以惯性声纳为主。在900Hz附近，净声纳接近为零，表明与中耳的共振频率接近。因此有学者提出采用多频率探测音（范围从200～2 000Hz）进行中耳声导纳测试，以更为准确的反应中耳传导特性。

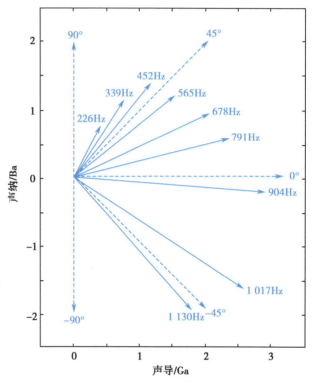

图3-2-3　声导纳矢量随探测音频率增加而出现的相角偏转

随着数字处理技术在分析中耳声导纳各分量频响特性中的应用，通过在外耳道引入一个宽频的复合探测音信号（如一个脉冲信号），对入射波和鼓膜反射波组成的合成波做FFT样的频谱测量，从而可以更加直接地了解中耳导纳的频率响应特征，其有望替代或拓展现有鼓室压测量技术。

四、声导抗仪结构

早期声导抗仪由声阻抗桥和刺激信号两部分组成。现代声导抗仪则以电子学信号处理技术来替代声阻抗桥，同时增加可进行同侧声反射测试的声刺激部件。

（一）耳塞探头结构

声阻抗桥的耳塞探头中有三个小管（图3-2-4）。上管将电声器件发出的探测音经可控制输出的电位计和小型送话器送入密闭的外耳道。下管与拾音传声器相连将外耳道中合成波的声信号转换成电信号，通过放大、检波（或分相位处理）后推算出声等效容积或声导和声纳的数值。中管与气压泵和气压计相连，使外耳道内的大气压强可在±400mmH$_2$O范围内变动，以观察外耳道声压变化对声阻抗的影响。

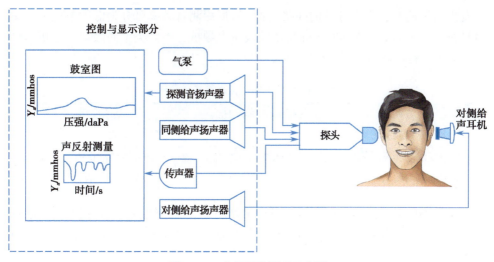

图 3-2-4　声导抗仪原理示意图

压强的单位是帕斯卡（$Pa = N/m^2$），1 个标准大气压近似等于 $1 \times 10^5 Pa$。为计算的方便，还规定了 1 个工业大气压（即 $9.8 \times 10^4 Pa$），近似 1 个标准大气压。取其十分之一作为单位，记为 daPa，其中 d 是十分之一的字头，aPa 表示大气压。不难推算 1daPa 的气压等于 1mm 高的水柱所对应的压强。

近来耳塞探头的设计思想被广泛移植到耳声发射的记录、纯音测听中插入式耳机的真耳校准，以及有关助听器增益的真耳 - 耦合腔差值测量中，人们甚至提出将这四者融合到同一台测听设备中。不过如何适应较窄的外耳道，现在声导抗仪的耳塞是用具有一定韧性的橡胶制成的，能承受鼓压图测试时在外耳道施加的 ± 400daPa 的气压一过性变化，但密闭性很差。插入式耳机使用一个海绵耳塞来保障密闭性，但鼓压图测试时 ± 400daPa 的气压变化又会使海绵耳塞被压得很小，与外耳道出现缝隙。所以如何改进耳塞探头的密闭性，将是面临的一个难题。另外儿童的外耳道较窄，声导抗测试又需要用高频探测音，对密闭性提出了更高的要求。

（二）声刺激部分

声刺激部分可产生 250Hz、500Hz、1 000Hz、2 000Hz、4 000Hz 的纯音、白噪声及窄带噪声，强度可在 40～125dB HL 的范围内调节，以便测试声反射阈。最初的声导抗仪的刺激信号只能通过气导耳机加在另一侧耳，以完成对侧耳镫骨肌声反射的测试。现代的声导抗仪还把刺激信号经耳塞探头的气压调节管，以同侧给声方式导入外耳道，完成同侧耳镫骨肌声反射的测试，大大丰富了镫骨肌声反射诊断的意义。

（郗　昕）

第三节　鼓　室　图

鼓室图（tympanogram）测试是通过测量鼓膜外侧声能传递过程的变化来了解中耳的功能状态。鼓室图是耳道内声导纳随压强变化的函数。鼓室声导抗以由探头发出的探测音作为声导抗的间接指标,依据探测音频率可分为低频单成分鼓室声导抗、高频双成分鼓室声导抗及宽频鼓室声导抗。不同类型的鼓室声导抗测试的临床应用范围各有侧重(表3-3-1)。

表3-3-1　鼓室图分类及其临床应用

分类	探测音频率 /Hz	临床应用
低频单成分鼓室图测试	226	多用于成人
高频双成分鼓室图测试	678 或 1 000	多用于 6 月龄以内婴幼儿
宽频鼓室图测试	250~8 000	鉴别不同中耳病变

虽然不同种类的鼓室图测试在发现中耳病变及面神经病变中均具有重要的价值和意义,但是临床工作中较为常用的仍是低频单成分声导抗,本章将予以着重介绍。

一、鼓室图指标

鼓室图指标有:静态声顺、外耳道等效容积(V_{ea})、鼓室图峰压、鼓室图坡度、鼓室图宽度。

(一)静态声顺

静态声顺(static compliance,SC)可分为峰补偿静态声导纳和大气压下静态声顺。

1. 峰补偿静态声导纳　峰补偿静态声导纳(peak-compensated static acoustic admittance,peak Y_{tm}),又称峰压点静态声顺,是外耳道处于特定的恒定气压时所测得的中耳导纳峰值,反映鼓膜平面处的鼓室图高度,同时亦可用来判断某些疾病的进程。其峰值的测量与压强无关,不受吞咽、呼吸的影响,代表鼓室功能的最佳状态。

峰补偿静态声导纳等于在探头端处测得的复合声导纳值减外耳道等效容积,如式3-3-1。此举可避免因耳塞探头放置深浅不同所导致的误差(图3-3-1)。

$$\text{peak } Y_{tm} = 探头端复合声导纳 - 外耳道等效容积 \tag{3-3-1}$$

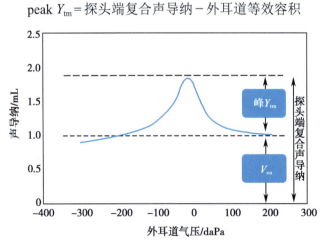

图 3-3-1　峰静态补偿声导纳示意图

在生理状态下,不同年龄的峰补偿静态声导纳亦不一致(表3-3-2)。

表3-3-2 生理状态下不同年龄的峰补偿静态声导纳

对象	峰补偿静态声导纳 /mL
儿童(年龄<6岁)	0.35~1.40
成人	0.30~1.60

2. 大气压下静态声顺 大气压下静态声顺(C_0),是外耳道处于大气压时,即外耳道气压为0daPa时所测得的中耳导纳峰值。大气压下静态声顺更能反映中耳的病理情况,其与峰补偿静态声导纳之间的大小关系,可作为鉴别中耳病变的依据(表3-3-3)。

表3-3-3 不同状态下大气压静态声顺和峰补偿静态声导纳的关系

状态	C_0 和 peak Y_{tm} 的关系
正常耳	C_0 和 peak Y_{tm} 相似
中耳负压或早期积液	C_0 明显减低,而 peak Y_{tm} 可正常
鼓膜活动明显受限	C_0 和 peak Y_{tm} 都很小
中耳活动度有一定潜力	C_0 较小,peak Y_{tm} 接近正常

(二)外耳道等效容积

外耳道等效容积(equivalent acoustic ear canal volume,V_{ea})是由探管顶端与鼓膜间空气的声导纳推算而来,又称 V_{ec}(equivalent ear canal volume)。V_{ea} 以 cm^3 为单位,它代表了与外耳道内空气的声导纳相同的直圆柱体的体积,其声导纳使用"等效"一词是因为它不是对外耳道体积的直接测量,而是通过外耳道内空气的声导纳值推算而来(图3-3-2)。

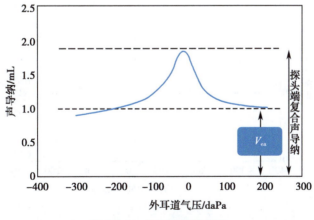

图 3-3-2 外耳道等效容积

不同年龄不同状态下的外耳道等效容积也有一定差异(表3-3-4),不同的鼓膜状态外耳道等效容积的范围也不尽相同(表3-3-5)。

表 3-3-4 不同年龄外耳道等效容积范围*

是否正常	对象	外耳道等效容积(V_{ea})
正常	低龄儿童	0.2~0.9mL
	成人	0.6~2.0mL
异常	儿童	≥2.0mL
	成人	≥2.5mL

注：*数据来自美国言语语言听力协会（ASHA）

表 3-3-5 不同鼓膜状态下的外耳道等效容积范围

鼓膜情况	外耳道等效容积的范围
鼓膜完整	外耳道气体的容积
鼓膜穿孔	外耳道气体的容积+中耳腔气体的容积

在临床工作中可利用外耳道等效容积判断鼓膜穿孔与否及鼓膜置管是否通畅。表 3-3-4 所述异常状态，提示有鼓膜穿孔或鼓膜置管通畅，结合表 3-3-5 可知，鼓膜穿孔时，外耳道等效容积的范围为外耳道气体和中耳腔气体的容积之和，故其等效容积的数值会增大。

值得一提的是，当受试者的外耳道等效容积与正常值有明显差异时，可对双耳的外耳道等效容积进行对比，正常情况下双耳的外耳道等效容积大小相似，其比值在 0.81~1.00 范围内。

（三）鼓室图峰压

鼓室图峰压（tympanogram peak pressure，TPP），又称中耳气压，是指当鼓膜内外压相等时，即外耳道气压与中耳气压相等时，中耳的声导纳最大，其声阻抗最小，该压强即为鼓室图峰值所对应的压强（图 3-3-3）。

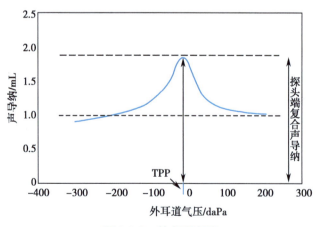

图 3-3-3 鼓室图峰压

鼓室图峰压既可监测中耳炎发展病程，又可间接评估咽鼓管功能（详见本章第五节）。在中耳炎早期，鼓室图峰压为正压，随着病情加重，其值开始变为负压。因受泵速大小、鼓膜活动度等因素的影响，鼓室图峰压不等同于实际中耳气压。在正常情况下,鼓室图峰压多数为 0daPa 或轻微负压,但当鼓室图峰压在表 3-3-6 所示范围时仍可称为正常。对于 B 型鼓室图(详细请见本节"三、鼓室图分型"),可将外耳道气压扩大至 −600~−400daPa,观察是否出现鼓室图峰压。

表 3-3-6　不同年龄受试者鼓室图峰正常范围

对象	正常范围
儿童	−100~+100daPa
成人	−50~+100daPa

(四)鼓室图坡度

鼓室图坡度(tympanometric gradient,TG)指的是鼓室图峰压两侧各 50daPa 所切割的一段鼓室图曲线的声导纳 G 与在探头端处测得的复合声导纳 C 之比的百分数,是在纵坐标上反映鼓室图峰值附近曲线陡峭程度的客观指标(式 3-3-2,图 3-3-4),并且该数值在不同中耳状态下存在一定的差异(表 3-3-7)。

$$TG = \frac{G}{C} \times 100\% \qquad (3-3-2)$$

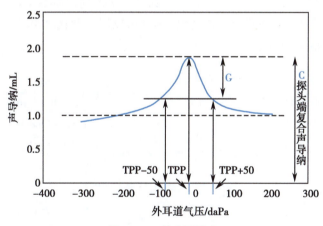

图 3-3-4　鼓室图坡度

表 3-3-7　不同状态下的声导纳比值百分比

状态	声导纳比值的百分比
正常	≈40%
鼓室积液或粘连	≤15%
听骨链中断或鼓膜萎缩	≥80%

(五)鼓室图宽度

鼓室图宽度(tympanometric width,TW)指当鼓室图声导纳值等于在探头端处测得的复合声导纳值一半时,其两点之间的外耳道气压范围,是在横坐标上反映鼓室图峰值附近曲线陡峭程度的客观指标(图 3-3-5)。计算方法为当鼓室图声导纳值为探头端测得的复合声导纳值的一半时,在其左右两侧处各做一条垂直于 X

轴的线，这两条线与鼓室图曲线相交于两点，记为 a 点、b 点，连接 a 点与 b 点，线段 ab 即为鼓室图宽度（图 3-3-5）。

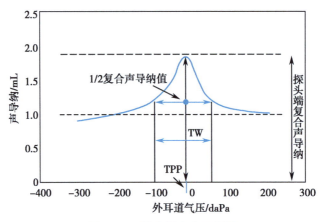

图 3-3-5　鼓室图宽度示意图

在不同状态、不同年龄下，其外耳道气压范围有差异（表 3-3-8 和表 3-3-9）。低频探测音时（500Hz 以下），中耳系统为劲度因素控制，摩擦形成声阻很小，质量声抗也很小，声阻与质量声抗可以忽略，因此可以用声顺代替声导纳值，故临床上多选用峰补偿静态声导纳。

表 3-3-8　正常状态不同年龄的外耳道气压范围

年龄	外耳道气压范围
3～5 岁的儿童	50～150daPa
成人	50～110daPa

表 3-3-9　不同病变时外耳道气压范围

病变	外耳道气压范围
鼓室积液或粘连	≥200daPa
听骨链中断或鼓膜萎缩	≤70daPa

二、测试步骤及影响因素

鼓室图测试需要按照一定程序进行，并注意对影响因素的控制，以确保获得准确的测试结果。以下简述鼓室图测试步骤、鼓室图测试的影响因素。

（一）鼓室图测试步骤

1. 测试前准备　包括与受试者沟通、检查清理和密闭外耳道等环节。

（1）与受试者沟通：首先核对受试者信息，简要询问病史。向受试者简述声导抗测试的意义。叮嘱受试者不要说话、咳嗽、吞咽等。告知受试者或其监护人测试时外耳道将被耳塞塞住，并伴有压强改变的感觉。

（2）检查外耳道：检查受试者外耳道的大小和走行方向，以选择合适的耳塞及快速、准确地密封外耳道。

（3）清理外耳道：清理外耳道异物（如耵聍），防止异物堵塞外耳道及耳塞，影响测试结果。

（4）密封外耳道：检查者一手拿探头，另一手将受试者的耳郭向后上方牵拉，并塞入耳塞。稍加旋转耳塞，使外耳道壁与之紧密闭合，使外耳道气压以一定的速率稳定地上升或下降。注意要使耳塞对准鼓膜，避免对准或抵住耳道壁，影响测试结果。

2. 测试操作　包括对外耳道施加正压、使外耳道气压与中耳气压相等、对外耳道施加负压三个步骤

（1）对外耳道施加正压：对外耳道施加压力使外耳道气压逐渐升至 +200daPa，使外耳道成为含气硬壁腔，此时鼓膜的状态为向内压紧，中耳的声导纳最小，其声阻抗最大，所测得的复合声导纳值即为外耳道等效容积的数值（图3-3-6，图3-3-7A）。

（2）使外耳道气压与中耳气压相等：对外耳道施加压力，使外耳道气压以一定的速率平稳地降低，直到外耳道气压与中耳气压相等（正常情况下为0daPa或稍微负压），此时鼓膜的状态为松弛，中耳的声导纳最大，其声阻抗最小，所测得的复合声导纳值即为鼓室图峰值（图3-3-6，图3-3-7B）。

（3）对外耳道施加负压：对外耳道施加压力使外耳道气压逐渐降至 −300daPa，使外耳道再次成为含气硬壁腔，此时鼓膜的状态为向外牵拉，中耳的声导纳最小，其声阻抗最大，所测得的复合声导纳值即为外耳道等效容积的数值（图3-3-6，图3-3-7C）。

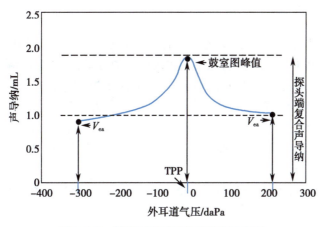

图 3-3-6　鼓室图测试操作的数值示意图

3. 结果记录与分析　记录保存数据、判断鼓室图类型并形成临床报告。

（二）鼓室图测试的影响因素

外耳道内压力改变的方向、速率，中耳病变类型、受试者年龄以及血管的搏动、呼吸、鼓室肌收缩等均可对鼓室图结果造成影响。

1. 外耳道压力改变方向对鼓室图的影响　外耳道压力从负到正，相位角减少，鼓室图峰压值偏正；外耳道压力从正到负，相位角增大，鼓室图峰压值偏负。

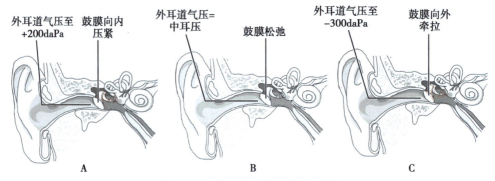

图 3-3-7　鼓室图测试的操作示意图

A. 向外耳道施加正压　B. 外耳道气压与中耳气压相等　C. 对外耳道施加负压

2. 外耳道压力改变速率对鼓室图的影响　外耳道压力的改变速率越大，鼓室图峰压的偏移量越大；外耳道压力的改变速率越小，鼓室图峰压的偏移量越小。

3. 中耳病变性质对鼓室图的影响　中耳共振频率通常在 1 000~1 200Hz，劲度减低的病变如听骨链中断、鼓膜萎缩等，因质量因素增加，可使共振点降低，高频探测音测试时可出现共振效应正负声抗相位在峰压点附近剧烈转变，产生双切迹 W 型曲线；低频探测音距共振频率较远，多表现为幅值异常高大的曲线。

4. 受试者年龄对鼓室图的影响　由于婴幼儿的外耳道容积易随压力改变而改变，因此对于 1 月龄内的婴幼儿，建议将外耳道压力的改变方向改为从正到负，以避免从负到正的压力变化导致产生外耳道塌陷。

三、鼓室图分型

依据中耳声导抗与气压变化之间的动态关系，鼓室图可反映中耳的功能状态，同时，不同中耳病变对声音从中耳传入内耳的方式有一定的影响。因此，鼓室图既可以诊断中耳是否存在病变，又可以鉴别不同的中耳病变。

鼓室图的峰压位置、幅度、整体形态均与中耳病变有密切的关系。依据这三个参数之间的相互关系，鼓室图有多种分型方式，如 Liden-Jerger 分型、Feldman 报告、Paradise 分类、Feldman 分析等。以下按照临床工作的常用程度逐一予以介绍。

（一）临床最常用分型

将 Liden-Jerger 分型与 Feldman 报告相结合，可以把鼓室图分为 A 型、B 型和 C 型。

1. A 型　其又称钟型，鼓室图整体形态正常，探头端复合声导纳值在正常范围内，其峰压为 0daPa 或在其附近，表示正常中耳声导纳值，常见于正常耳（图 3-3-8）。此外，还有：① As 型，即探头端复合声导纳值小于正常值，表示鼓膜 - 听骨链活动度过小，常见于耳硬化、听骨链固定、鼓膜增厚等（图 3-3-9）；② Ad 型，即探头端复合声导纳值大于正常值，表示鼓膜 - 听骨链活动度过大，常见于听骨链中断、鼓膜愈合性穿孔、鼓膜萎缩或膨胀不全、咽鼓管异常开放等（图 3-3-10）。

2. B 型　其又称平坦型，鼓室图整体形态为平缓无峰（或有一矮小的峰），无鼓室图峰压，无峰或探头端复合声导纳值小于 0.3mL（图 3-3-11）。

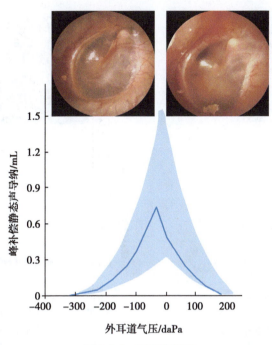

图 3-3-8　A 型鼓室图

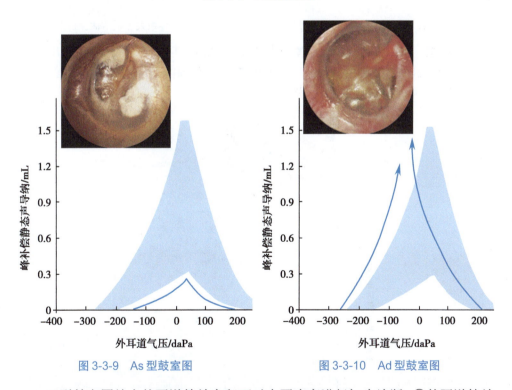

图 3-3-9　As 型鼓室图　　　　　　图 3-3-10　Ad 型鼓室图

　　B 型鼓室图结合外耳道等效容积可对中耳病变进行初步诊断：①外耳道等效容积在正常范围内，多考虑中耳积液、分泌性中耳炎、粘连性中耳炎、鼓膜广泛钙化；②外耳道等效容积小于正常值，多考虑探头与外耳道接触或耵聍阻塞；③外耳道等效容积大于正常值，多考虑鼓膜穿孔。

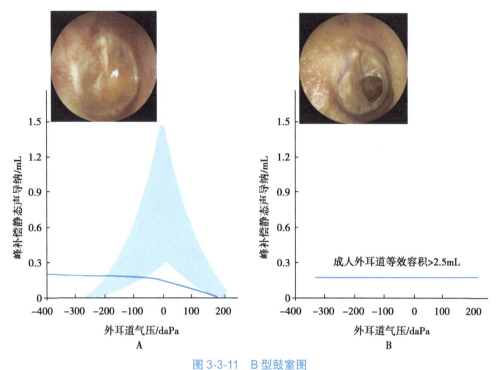

图 3-3-11　B 型鼓室图

A. 外耳道等效容积在正常范围内　B. 外耳道等效容积大于正常值

3. C 型　其又称负压型，鼓室图整体形态正常，其峰压处于外耳道负压范围内，且小于-100daPa，探头端复合声导纳值在正常范围内。常见于中耳负压、咽鼓管功能障碍、早期分泌性中耳炎（图 3-3-12）。

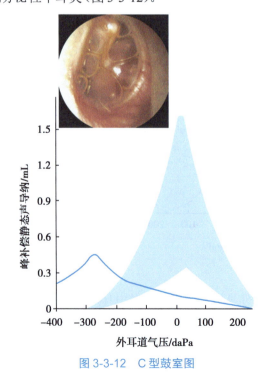

图 3-3-12　C 型鼓室图

（二）其他分型

Paradise 分类和 Feldman 分析在临床工作中并不常用，仅供学习参考。

1. Paradise 分类 将鼓室图分为正常型、高负压型、过渡型、渗液型以及高正压型五个亚型（表 3-3-10）。

表 3-3-10 Paradise 分类

Paradise 分类	鼓室图峰压	探头端复合声导纳值
正常型	−100～+50daPa	正常范围内
高负压型	<−100daPa	—
过渡型	−100～+50daPa	小于正常值
渗液型	<+50daPa	无峰或小于正常值
高正压型	>+50daPa	—

2. Feldman 分析 根据鼓室图峰压位置将鼓室图分为正常、负、正、无。依据鼓室图振幅大小将鼓室图分为正常、增大和减小。依据鼓室图曲线形状将鼓室图分为正常、平、切迹、尖峰。

四、鼓室图临床应用

鼓室图作为声导抗测试的重要组成部分，在临床工作中应用较为广泛。其峰压位置、幅度及曲线形态等参数对中耳传音系统是否存在病变有一定的提示作用，在中耳病变的鉴别诊断中亦具有一定的参考意义。

（一）与鼓室图峰压位置有关的病变

1. 无鼓室图峰压 常见临床分型为 B 型（平坦型），常见病变有分泌性中耳炎、鼓膜穿孔、耵聍栓塞等。

2. 鼓室图峰压正常 常见临床分型为 As 型及 Ad 型，常见病变有听骨链固定、粘连、中断和中耳肿瘤、鼓膜异常，同时还应注意是否合并咽鼓管功能障碍。

3. 鼓室图峰压为负压 常见临床分型为 C 型（负压型），常见病变有咽鼓管功能障碍、早期分泌性中耳炎。

4. 鼓室图峰压为正压 中耳炎早期的鼓室图峰压可为正压。

（二）与幅度有关的病变

1. 复合声导纳值正常范围 常见病变有咽鼓管功能障碍、早期急性中耳炎。

2. 复合声导纳值小于正常值 常见病变有听骨链固定或粘连、分泌性中耳炎、颈静脉球瘤。

3. 复合声导纳值大于正常值 常见病变有鼓膜异常、听骨链中断。

（三）与曲线形态有关的病变

1. 坡度 坡度减小，即鼓室图曲线变扁平，常见病变有分泌性中耳炎、听骨链固定、中耳肿瘤；坡度增大，即鼓室图曲线变高陡，常见病变有听骨链中断、鼓膜异常。

2. 平滑度　鼓室图曲线平滑度下降，常见于听骨链中断、鼓膜异常、血管肿瘤和咽鼓管异常开放等病变。

但鼓室图测试仍有一定的局限性，主要表现在：①鼓膜及其附近组织的生理及病理状态对声导纳值影响较大；②鼓室图的敏感性不够高，正常耳及病变耳的鼓室图形态存在很多交叉和重叠，如某些病变耳亦可表现为正常鼓室图（如中耳畸形）；③鼓室图的特异性不够强，同一病变可表现出不同类型的鼓室图，同一鼓室图亦可反应不同种类的病变。

综上所述，提示在临床工作中切不可以鼓室图的某一个参数或某一种异常情况作为中耳病变的诊断和鉴别诊断依据，必须结合其他检查结果进行综合考量。

（杨海弟）

第四节　鼓室肌声反射

当鼓室肌受到外界声音刺激时可被诱发出反射性收缩。引起鼓室肌反射性收缩的有效刺激包括声音性刺激与非声音性刺激两类，其中非声音性刺激可以是电流刺激外耳道皮肤、触觉刺激外耳道皮肤或鼻部黏膜、注射气流刺激外耳道、耳屏、耳郭、角膜等形式。

人类与动物均可出现鼓室肌反射，但是人耳鼓室肌反射阈值高于其他动物，并以镫骨肌收缩为主，而人类鼓膜张肌收缩多认为是惊跳反射的一部分。

镫骨肌反射阈低于鼓膜张肌反射阈，以声反射阈上 10dB 强度刺激诱发出的声反射以镫骨肌收缩为主；以声反射阈上 20dB 强度刺激诱发出的声反射以鼓膜张肌收缩为主。

一、鼓室肌肉

中耳有两块小的横纹肌，即鼓膜张肌（tensor tympani muscle）和镫骨肌（stapedial muscle）。

1. 解剖组成　鼓室肌肉由镫骨肌和鼓膜张肌共同构成，其相应的解剖组成如表 3-4-1 所示。

表 3-4-1　鼓膜张肌和镫骨肌的解剖特点对比

相关参数	鼓膜张肌	镫骨肌
长度 /mm	25.00	6.30
横截面积 /mm²	5.85	4.90
解剖位置	位于鼓室前壁的鼓膜张肌半管	完全包埋于鼓室后壁的锥隆起
起止位置	起自咽鼓管软骨部及蝶骨大翼，肌腱绕经匙突，附着于锤骨柄和颈部交界的内侧下方	起于鼓室后壁的锥隆起中，肌腱从锥隆起的顶部穿出后，弯向前下方，止于镫骨颈后侧的镫骨肌突上
支配神经	三叉神经下颌支的鼓膜张肌神经	面神经的镫骨肌支

2. 生理功能 鼓膜张肌和镫骨肌的收缩致鼓膜向相反方向运动,但其收缩均导致听骨链张力的提高。其中:①鼓膜张肌收缩时,将锤骨柄与鼓膜向内侧牵拉,鼓膜内移,鼓膜紧张度增加,并相应地引起镫骨足板推向前庭窗,使内耳外淋巴压强增大;②镫骨肌收缩时,将镫骨头向后牵拉,镫骨足板前缘向外翘起,使内耳外淋巴压强下降。镫骨肌收缩是内耳对强声刺激的自我保护机制。

3. 临床意义 鼓室肌反射性收缩对内耳具有一定保护作用。其中:①对于频率而言:在宽频率范围内,当声音刺激强度较高时,低频刺激可掩蔽较高频率刺激,故对低频声刺激的保护优于高频声刺激;②对于声强而言,强声(>85dB SPL)刺激,引起正常耳鼓室肌肉反射性收缩,听骨链张力提高,防止强声过多地传入内耳,避免内耳损伤;③当刺激强度发生变化时鼓室肌反射有减压作用,使声音强度恒定地进入内耳,这种完善地自动增益控机制可在减压反射阈值20dB以上。但是需要注意的是鼓室肌反射有一定的潜伏期,若有突发性强声刺激,在出现鼓室肌反射前已对内耳造成损害,故保护作用是存在盲区的。

二、鼓室肌反射

(一) 镫骨肌反射弧

由前述章节可知,镫骨肌反射阈低于鼓膜张肌反射阈,鼓膜张肌收缩或为惊跳反射的一部分。

镫骨肌声反射(acoustic stapedius reflex),又称镫骨肌反射、声反射,指强声刺激作用于一侧耳朵,引起双侧镫骨肌反射性收缩。即:

强声刺激→双侧镫骨肌反射性收缩→声反射

镫骨肌收缩引起中耳声导抗值的改变,故通过检测中耳声导抗的变化,可判断镫骨肌收缩情况(表3-4-2)。

表3-4-2 同侧及对侧镫骨肌反射弧

同侧镫骨肌声反射弧		对侧镫骨肌声反射弧
耳蜗毛细胞	感受器	耳蜗毛细胞
↓		
螺旋神经节细胞	传入一级神经元	螺旋神经节细胞
↓		
耳蜗腹核神经元	传入二级神经元	耳蜗腹核神经元
↓		
斜方体核	神经中枢	斜方体核
↓		
同侧面神经运动核	传出神经元	对侧面神经运动核
↓		
同侧面神经镫骨肌支	传出神经	对侧面神经镫骨肌支
↓		
同侧镫骨肌	效应器	对侧镫骨肌

以上通路还与其他许多突触相联系。对于同侧镫骨肌反射而言,引起镫骨肌收缩的反射弧包含2或3个突触;对于对侧镫骨肌反射而言,引起镫骨肌收缩的反射弧包含3个或以上的突触。

（二）镫骨肌反射神经通路

镫骨肌反射是多突触双侧性反射。下面两幅图为同侧及对侧镫骨肌反射神经通路(图3-4-1,图3-4-2)。

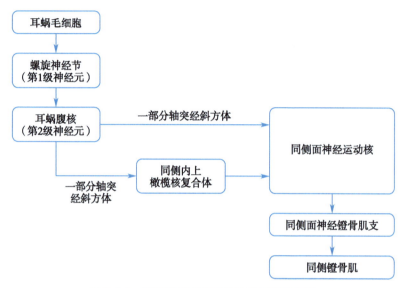

图 3-4-1　同侧镫骨肌声反射神经通路示意图

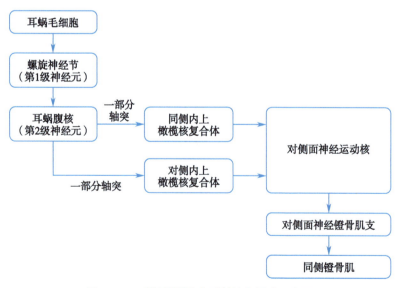

图 3-4-2　对侧镫骨肌声反射神经通路示意图

同侧镫骨肌声反射神经通路与对侧镫骨肌声反射神经通路的区别如下：同侧镫骨肌声反射神经通路中，耳蜗腹核可发出一部分轴突经斜方体直接到同侧面神经运动核；对侧镫骨肌声反射神经通路中，耳蜗腹核所发出的轴突均需先通过同侧或对侧的内上橄榄复合体，再达到对侧面神经运动核，故对侧声反射阈高于同侧声反射阈。

由于镫骨肌声反射弧的神经中枢部分只到达脑桥，属于皮层下中枢，中脑以上中枢（含皮质）不参与反射，因此大脑听觉中枢病变所致的听力损失不一定影响声反射。

同时需要注意的是声反射是由中耳间接记录所得，中耳病变可对声反射结果有一定影响，因此当存在中耳病变时，即使镫骨肌声反射弧及镫骨肌声反射神经通路无病变，亦会导致声反射引不出的结果。此外，对侧声反射易被巴比妥类药物抑制，巴比妥类药物中毒后对侧声反射恢复速度慢于同侧声反射恢复速度。

（三）鼓膜张肌反射弧

鼓膜张肌的反射弧简述如下。耳蜗毛细胞（感受器）→螺旋神经节细胞（传入一级神经元）→耳蜗腹核神经元（传入二级神经元）→三叉神经核（神经中枢）→三叉神经下颌支（传出神经）→鼓膜张肌（效应器）。

三、声反射命名

根据刺激耳及探测耳的分布可将声反射分为同侧声反射和对侧声反射。在对声反射进行命名前首先明确刺激耳和探测耳的概念。刺激耳是指接受声刺激耳；探测耳是指测量中耳声导抗耳。根据刺激耳及探测耳的不同分布方式对应不同的声反射（图3-4-3，表3-4-3）。

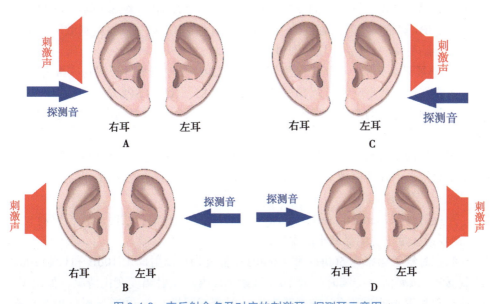

图3-4-3　声反射命名及对应的刺激耳、探测耳示意图

A. 右耳同侧声反射　B. 右耳对侧声反射　C. 左耳同侧声反射　D. 左耳对侧声反射

表 3-4-3 声反射命名及所对应的刺激耳、探测耳

声反射命名	刺激耳	探测耳
右耳同侧声反射	右耳	右耳
右耳对侧声反射	右耳	左耳
左耳同侧声反射	左耳	左耳
左耳对侧声反射	左耳	右耳

在人和动物听觉范围内,大部分频率的声音均可引起声反射,较为有效的频率为 1 000～3 000Hz。在临床测试中声反射测试的探测音频率为 226Hz,对于新生儿则多选用 678Hz 为探测音。声反射测试的刺激声多选用纯音、宽带噪声,纯音刺激的频率包括 500、1 000、2 000Hz,由于 4 000Hz 纯音刺激下听力正常年轻人的声反射阈也会提高,故在临床上不常用 4 000Hz 作为纯音刺激频率。纯音刺激强度的上升幅度为 5dB,宽带噪声刺激强度的上升幅度为 1～2dB。

四、测试项目

镫骨肌反射测试项目有声反射阈、声反射衰减、声反射潜伏期、声反射幅度等,下面将逐一介绍操作步骤。

(一)声反射阈

声反射阈(acoustic reflex threshold,ART)是指所能重复引出声反射的最小刺激声强度,单位为 dB HL。

声反射阈测试包括测试前准备、操作步骤以及结果记录分析三个步骤。

1. 测试前准备 与鼓室图测试相同。

2. 测试中操作 首先在鼓室图峰压点处分别给予频率为 500Hz 和 1 000Hz 的刺激声。第二依据不同类型的刺激声选择不同的上升幅度,纯音刺激强度的上升幅度为 5dB,宽带噪声刺激强度的上升幅度为 1～2dB。第三观察由刺激所产生的中耳声导纳变化,并确定声反射阈值。

3. 结果记录分析 分析记录测试结果,确定声反射阈值并形成临床报告。

正常耳的纯音声反射阈为 70～95dB HL(或 85～100dB SPL),宽带噪声(BBN)的声反射阈比纯音的声反射阈约低 20dB。同侧声反射阈较对侧声反射阈约低 2～16dB。

声反射阈受多种因素影响,如探测音频率、刺激强度上升幅度步距等。探测音频率愈接近中耳共振频率愈敏感,刺激强度变化步距愈低愈敏感。

(二)声反射衰减

声反射衰减(acoustic reflex decay,ARD)是指当使用持续时间较长的刺激声时,声反射幅度出现明显减小的现象。

测试时给予频率为 500Hz 和 1 000Hz,强度为声反射阈上 10dB 和(或)20dB 的刺激声,该刺激声持续时间为 10s,观察 10s 内声反射幅度变化情况。如出现:①声反射幅度无衰减现象,则判断为声反射衰减阴性(-);②声反射幅度衰减在 50% 以内,则判断为声反射衰减阴性(-);③声反射幅度衰减大于 50%,则判断为

声反射衰减阳性(+)。

在正常情况下,当使用持续时间较长的刺激声时,声反射幅度无衰减,即镫骨肌反射性收缩保持在稳定水平。声反射衰减阳性常见于蜗后病变,此类患者的听适应异常,其声反射衰减速度快,半衰期(即声反射幅度衰减至原始幅度一半的所需时间)短于5s(图3-4-4)。

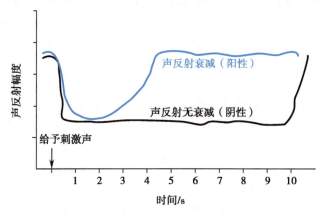

图3-4-4 声反射衰减阳性及阴性的示意图

在1 000Hz以上频率的纯音刺激下,正常人的声反射也会在较短时间内产生衰减现象,故在临床上相对少地用较高频率的刺激声。研究表明,当刺激持续时间为10s时,鉴别诊断听神经病变的敏感性较高,当刺激持续时间为5s时,鉴别诊断听神经病变的特异性较高。

(三)声反射潜伏期

声反射潜伏期(acoustic reflex latency)是指刺激声开始至声反射出现的时间间隔。在临床上多采用频率为1 000Hz和2 000Hz,强度为声反射阈上10dB的纯音刺激声,在基线开始偏移时计算。故声反射阈准确与否会直接影响声反射潜伏期的结果。

声反射潜伏期受刺激频率、刺激强度、刺激声上升时间、刺激声持续时间等多种因素影响。不同的声音频率,可引发不同的声反射结果,从而对声反射潜伏期造成影响。声反射潜伏期随刺激强度增加而缩短,随刺激声上升时间增加而延长(表3-4-4)。

表3-4-4 不同刺激频率所对应的不同声反射结果

刺激频率	声反射结果
250Hz或500Hz	常出现双向反射,影响潜伏期的观察
4 000Hz	潜伏期长,反应幅度较小,易受感应神经性听力损失(高频听力损失)影响

一般而言,刺激信号的上升时间一般为8ms,持续时间为300ms,声反射潜伏期的正常值为90~130ms,平均值约为105ms。不同刺激频率可出现不同耳间潜伏期差值(表3-4-5)。

表 3-4-5　不同刺激频率所对应的耳间潜伏期差值

刺激频率 / Hz	耳间潜伏期差值 / ms
1 000	11.4
2 000	14.6

以下情况可出现声反射潜伏期延长：①重症肌无力患者；②服用巴比妥类药物；③蜗后病变累及声反射弧的传入部分。研究表明，若声反射潜伏期超过 140ms，耳间潜伏期差值超过 40ms，应考虑蜗后病变。而内耳病变伴重振现象时，声反射潜伏期可能缩短。

（四）声反射幅度

由于人耳受到足够大的声刺激时，可引起双耳镫骨肌反射性收缩，即出现声反射，故镫骨肌收缩幅度，即声反射结果与刺激声强度有关。在一定范围内，声反射幅度随刺激声强度提高而增加，且呈线性关系，称为声反射增长函数关系。

声反射幅度与探测耳亦有一定的相关性，不同的声刺激方式引起不同的声反射结果。一般而言，双耳同时接受声刺激有最大声反射幅度；单侧耳接受声刺激时，刺激声和探测音均在同侧的声反射幅度大于刺激声和探测音分别在一侧的声反射幅度，其声反射幅值大小如下所示：

双侧接受声刺激 > 同侧耳接受声刺激 > 对侧耳接受声刺激

（五）响度重振

正常耳的纯音声反射阈为 70～95dB HL（或 85～100dB SPL）。蜗性病变者的响度异常增长，故其声反射阈的感觉级明显降低。

在同一频率上，若符合以下条件，表示出现重振现象，即 Metz 重振阳性（+），为蜗性病变的指征。即，声反射阈－纯音听阈 < 60dB。

声反射测试具有客观性。无论两耳听阈存在差别与否，均不影响声反射测试结果，故临床上常用声反射测试检测是否出现重振现象。

（六）注意事项

1. 声反射赝象　声反射赝象（artifacts of acoustic reflex）是指当刺激声与探测音相互干扰、刺激频率与探测音频相近、当对侧刺激过强时所出现的与声反射反向的曲线。赝象特点有：①与声反射反向的曲线；②其上升部分较为陡峭；③重复刺激不易疲劳；④潜伏期较短（短于正常声反射）。

其产生原因包括：①同侧刺激易产生，刺激声与探测音同时作用于一侧耳时，相互干扰，故产生声反射赝象；②刺激频率与探测音频相近，滤波器不能将其有效分开，故产生声反射赝象，当声刺激强度较大时更易产生；③对侧刺激过强并将其刺激声传到探测耳，此时产生声反射赝象，低频更易产生。在临床上声反射赝象常与声反射曲线相混淆，故应注意甄别（图 3-4-5）。

2. 其他注意事项　探测耳传导功能正常是准确测试声反射阈的先决条件。确定声反射阈值时，若其曲线偏移过大或难以看出偏移，表示声反射阈值过高或过低，此时应以在反射曲线上刚能看出中耳声导抗变化的偏移为准。为避免听疲劳，每次声刺激之间需至少间隔 5s。

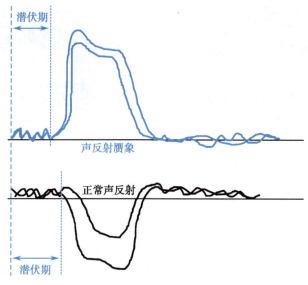

图 3-4-5　声反射赝象示意图

五、声反射临床应用

由于镫骨肌反射弧的完整性，强声刺激一侧耳朵可有效引起双侧镫骨肌反射。因此，当反射弧上存在一处或多处病变时，镫骨肌声反射消失。通过检测及对比双耳同侧及对侧声反射，有助于定位临床病变部位。下面简述声反射在临床上的应用。

（一）听力损失定位诊断

听力损失可分为传导性听力损失、感音神经性听力损失。依据病变部位，可将感音神经性听力损失分为感音性病变、神经性病变、中枢性病变。

1. 传导性听力损失　Jerger 等学者发现当探测耳的平均气 - 骨导差 >5dB 时，50% 的镫骨肌声反射消失，故镫骨肌声反射是传导性病变的敏感指标。病变部位对声反射结果的影响见表 3-4-6、图 3-4-6、图 3-4-7。

表 3-4-6　不同病变的声反射结果比较

病变	患耳声反射结果		健耳声反射结果	
	同侧	对侧	同侧	对侧
单侧传导性听力损失	×	*	√	×
听骨链中断，且位于镫骨肌内侧或形成异常连接	*	√	√	*
某些内耳性疾病**	√	√	√	√

注：* 指声反射阈提高或声反射消失，这取决于患耳（刺激耳）听力损失程度，以及刺激声的给声强度。

** 见于某些内耳性疾病（内耳传导性听力损失），如膜迷路积水、前半规管骨裂综合征或 X 连锁遗传病、染色体异常等，所导致的内耳传导性听力损伤，一般不影响镫骨肌声反射，故可引出声反射。这也是与典型中耳传导性听力损失的主要鉴别点之一。

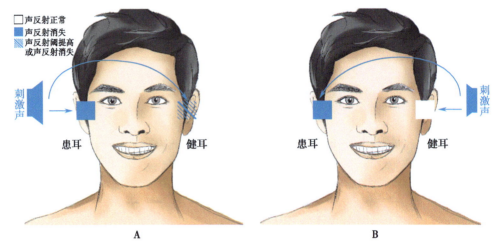

图 3-4-6　单侧传导性听力损失的声反射结果
A. 刺激声在患耳　B. 刺激声在健耳

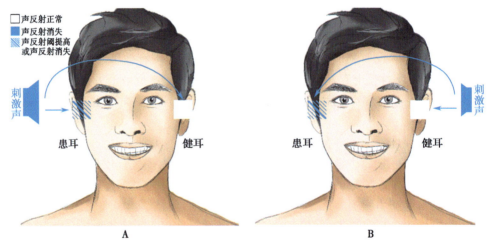

图 3-4-7　听骨链中断(位于镫骨肌内侧或形成异常连接)的声反射结果
A. 刺激声在患耳　B. 刺激声在健耳

2. 感音神经性听力损失　感音神经性听力损失对声反射阈和声反射衰减可产生不同程度的影响。

（1）病变类型对声反射阈的影响：不同病变类型提示不同的具体病变部位，测得的声反射阈结果亦存在差异，总结如表 3-4-7 和图 3-4-9～图 3-4-12。同时对于同种病变不同刺激声引出的声反射特点亦不相同，当患者存在感音性病变时，纯音刺激及白噪声刺激的声反射阈的特点表现总结于图 3-4-13。

（2）声反射阈和声反射衰减：声反射阈和声反射衰减均为声反射的测试内容，两者相结合对蜗后病变有 85% 的检出率和 11% 的假阳性率。因此，声反射可用于辅助鉴别诊断蜗后病变。

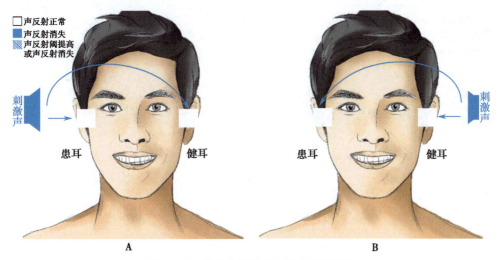

图 3-4-8　某些内耳性疾病的声反射结果
A. 刺激声在患耳　B. 刺激声在健耳

表 3-4-7　不同病变类型所得出的声反射阈结果

病变类型	具体病变部位	患耳声反射阈		健耳声反射阈	
		同侧	对侧	同侧	对侧
感音性	耳蜗病变	√（重振）	√	√	√（重振）
神经性	单侧听神经病变	×	×	√	√
中枢性	中线病变	√	×	√	×
	上橄榄复合体病变	√	×	√	√

注：当病变部位只存在于脑干以上时，声反射结果可表现为正常。

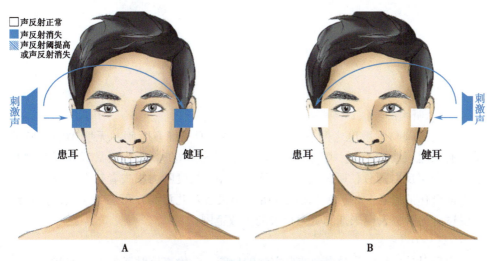

图 3-4-9　耳蜗病变的声反射结果
A. 刺激声在患耳　B. 刺激声在健耳

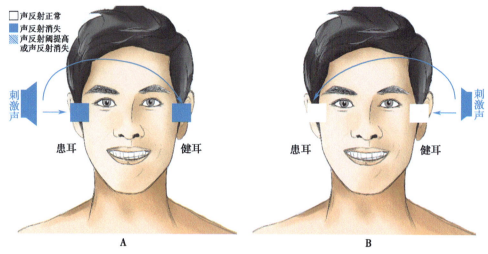

图 3-4-10　单侧听神经病变的声反射结果

A. 刺激声在患耳　B. 刺激声在健耳

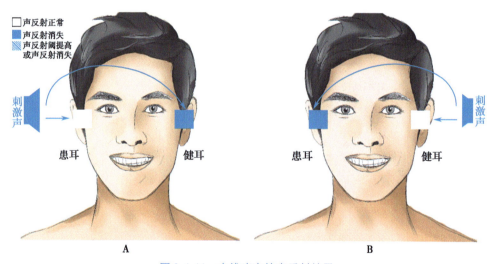

图 3-4-11　中线病变的声反射结果

A. 刺激声在患耳　B. 刺激声在健耳

（二）听敏度预估

声反射阈与听敏度之间有一定的相关性,但与纯音听阈并无明确的对应关系。有报道表明,声反射阈预估听阈的准确率约为 60%,听力正常者和极重度听力损失者声反射阈预估听阈的符合率较高,中 - 重度听力损失者符合率较低。对于不能合作的患者(如可疑非器质性听力损失者及儿童等),可参考声反射阈并结合受试者的听觉表现来推测听力损失的大致范围。

（三）伪聋鉴别

声反射是一种肌肉对声音非自主性的反应。一般声反射阈在 70~95dB。如纯音听阈与声反射阈的差值 <15dB,则需考虑行为听阈的真实性,应与伪聋相鉴别。

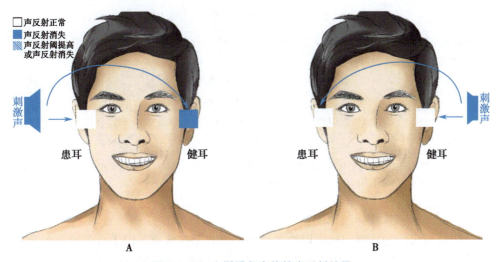

图 3-4-12　上橄榄复合体的声反射结果
A. 刺激声在患耳　B. 刺激声在健耳

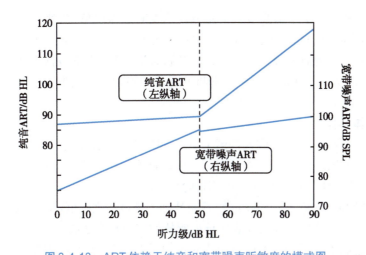

图 3-4-13　ART 依赖于纯音和宽带噪声听敏度的模式图
（资料来源：KATZ J. 临床听力学：5 版. 韩德民，译. 北京：人民卫生出版社，2006）

　　注意，因蜗性病变存在重振现象，故不可用声反射阈推断行为听阈，只能用于伪聋的鉴别。

（四）协助定位面神经病变

　　排除限制镫骨肌反射的病变存在后，镫骨肌反射可作为评估手段，用于确认面神经病变部位，鉴别面神经病变位于镫骨肌支以上还是以下。行面神经减压术前，镫骨肌反射可术前评估面神经病变部位。

　　向一侧耳朵给予强声刺激后，在一般情况下，只出现镫骨肌反射，而不出现鼓膜张肌反射，但在异常情况下，如镫骨肌麻痹、听骨链中断等，会出现鼓膜张肌反射。对面瘫患者进行声反射测试后，依据镫骨肌反射及鼓膜张肌反射结果，可对中耳病变及面神经病变部位进行定位（表3-4-8）。

表 3-4-8　镫骨肌及鼓膜张肌反射结果定位中耳及面神经病变

镫骨肌反射结果	鼓膜张肌反射结果	中耳病变	面神经病变部位
阳性（++）	阴性（--）	—	镫骨肌支以下
阴性（--）	阴性（--）	存在限制肌反射的传导性病变	不能肯定
阴性（--）	弱阳性（+）	镫骨关节强直	可能在镫骨肌支以上
阴性（--）	强阳性（+++）	听骨链中断	镫骨肌支以上

注：声反射再出现或声反射阈降低可在面肌功能恢复之前出现。同时，声反射可作为面神经病变的疗效评估及预后监测，如常用声反射作为贝尔面瘫恢复过程的监测。

（五）辅助重症肌无力诊疗

声反射可作为观察指标用以协助诊断神经科某些疾病。由于镫骨肌是全身最小的肌肉，当患者罹患重症肌无力时，镫骨肌亦受累、无力收缩，双耳同侧及对侧声反射均消失。在治疗过程中，声反射的出现与否可用于评定疗效和协助用药。

（六）助听器选配中的应用

声反射阈接近于不适强度级。感音性病变有重振现象，致声反射阈感觉级下降，表示适宜响度的动态范围缩小。因此，在选配助听器时，声反射可用于评估难测人群的助听器增益和最大声输出设置是否合适，难测人群包括不能或不愿表述听觉感受的人群，如儿童。临床上常将助听器的饱和声压级限制在稍高于纯音反射阈的水平。

1. 具体操作

（1）测试前准备：嘱难测人群戴上备选助听器，共测试两次。

（2）初次测试：以比普通对话声强稍强的声音为刺激信号，以对侧声反射为观察结果，若该信号不能引出声反射，则进行二次测试。

（3）二次测试：在初次测试的声音的基础上稍微加强强度，同样以对侧声反射为观察结果，若能引出声反射，表明该助听器的增益是合适的。

2. 其他状态　不同声音强度引出对侧声反射，表明此时助听器增益或最大声输出的状态，以下两种状态均需依据状态而进行调整（表3-4-9）。

表 3-4-9　引出声反射的声强与助听器增益或最大声输出状态的关系

引出声反射的声强	助听器增益或最大声输出状态
普通讲话强度	助听器增益过大
大声喊话	最大声输出过大

（杨海弟）

第五节　咽鼓管功能测试

咽鼓管是一个连通鼻咽部及中耳鼓室的管腔，由骨部及软骨部共同组成，其生理功能为维持中耳内外压平衡、清除或引流中耳分泌物、防止鼻咽部致病菌逆行感染、消除自体感知声音等。

一、咽鼓管的解剖生理概述

咽鼓管由骨部及软骨部共同组成，咽鼓管黏膜层有表面活性物质，主要由磷脂、多糖和蛋白质等组成，其作用与肺表面活性物质相似，可降低黏膜表面张力、促进咽鼓管开放、降低咽鼓管的开放压。在正常情况下，由于近鼻咽部管道的软骨管壁的弹性作用、周围组织的压力及咽部的牵拉作用，咽鼓管的软骨部管道经常处于缝状闭合状态。但在异常情况下，咽鼓管异常开放或阻塞，称为咽鼓管功能障碍。

咽鼓管功能障碍（eustachian tube dysfunction，ETD）是常见的耳科疾病，可继发鼓膜膨胀不全、分泌性中耳炎、上鼓室内陷等，它被认为与许多中耳疾病的发生、发展及预后密切相关。

咽鼓管维持正常生理功能的原理、咽鼓管功能障碍的发生机制等相当复杂。临床上虽有众多检测评价咽鼓管功能的方法，但尚未有一种方法能作为诊断金标准。因此，多维度的咽鼓管客观检测，结合患者主观感受，方能对咽鼓管功能作出全面的评价。

目前评价咽鼓管功能的常用方法或指标分别有声导抗测试法、内镜检查法、咽鼓管声测法、咽鼓管测压法、咽鼓管支配肌肉肌电图法、咽鼓管 - 鼓室气流动态图、咽鼓管功能障碍症状评分量表等。本节内容着重从鼓膜完整与否处入手介绍咽鼓管声导抗法，第七节则会讨论除咽鼓管功能的声导抗测试外的其他咽鼓管功能评价方法。

二、咽鼓管功能的声导抗测试法

咽鼓管功能的声导抗测试法是指通过测量中耳气压的变化情况，间接反映咽鼓管功能状态，是一种广泛应用于临床的简便检测方法。不同鼓膜状态对应不同类型的咽鼓管声导抗法，受试者鼓膜完整时可用 Valsalva 试验和 Toynbee 试验，受试者鼓膜穿孔时可用正负压平衡测试。该方法优点为简单易行，缺点为有较大的个体差异，且受试者配合程度会对其结果有较大影响。

（一）鼓膜完整

鼓膜完整时，当咽鼓管功能正常时，吞咽动作通过咽腭肌肉改变咽鼓管状态从而改变中耳气压。当受试者做以下两个试验时，可结合吞咽动作动态观察鼓室图峰压的变化，了解咽鼓管功能。下面简述试验步骤及表示咽鼓管功能正常或异常的相关指标。

1. Valsalva 试验（Valsalva test）　用手指捏紧两侧鼻翼，闭嘴，鼓气，用力由鼻呼气，使咽部空气通过咽鼓管进入鼓室，鼓室内形成正压，然后行鼓室图测试，通过峰压点的偏移来检测咽鼓管是否通畅。

（1）试验步骤

1）先做一次鼓室图测试，得到鼓室图 A，该鼓室图峰压为初始鼓室图峰压。

2）要求受试者闭嘴、捏鼻，并做鼓气动作，此时再做鼓室图测试，得到鼓室图 B。

3）要求受试者吞咽数次,此时做第三次鼓室图测试,得到鼓室图C(图3-5-1)。

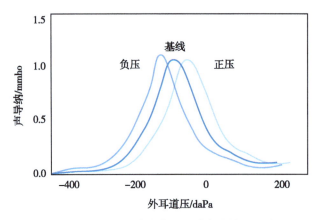

图3-5-1　Valsalva试验步骤所对应的鼓室图对比

(2)表示咽鼓管功能正常的相关指标

1)当受试者做上述步骤二时,中耳气压为正压,鼓室图B的峰压为正压。

2)当受试者做上述步骤三时,鼓室图C的峰压应与鼓室图A的峰压重合。

3)鼓室图B的峰压与鼓室图C的峰压相差大于25daPa。

(3)表示咽鼓管功能异常的相关指标

1)鼓室图B的峰压与鼓室图C的峰压之间无差值。

2)鼓室图B的峰压与鼓室图C的峰压相差小于10~15daPa。

2. Toynbee 试验(Toynbee test)　其指用手指捏紧两侧鼻孔,做吞咽动作,使鼓室内形成负压,然后行鼓室图测试,通过峰压点的偏移来检测咽鼓管是否通畅。

(1)试验步骤

1)先做一次鼓室图测试,得到鼓室图A,该鼓室图峰压为初始鼓室图峰压。

2)要求受试者闭上口和捏住鼻,并做吞咽动作,此时再做鼓室图测试,得到鼓室图B。

3)要求受试者吞咽数次,此时做第三次鼓室图测试,得到鼓室图C。

(2)表示咽鼓管功能正常的相关指标

1)当受试者做上述步骤二时,中耳气压为负压或正压,外耳道气压为正压,鼓室图B的峰压为正压。

2)当受试者做上述步骤三时,鼓室图C的峰压应与鼓室图A的峰压重合。

3)鼓室图B的峰压与鼓室图C的峰压相差大于25daPa。

(3)表示咽鼓管功能异常的相关指标

1)鼓室图B的峰压与鼓室图C的峰压之间无差值。

2)鼓室图B的峰压与鼓室图C的峰压相差小于10~15daPa。

注意:以上的试验结果与受试者是否能正确配合有较大关系,而且缺乏金标准。

(二)鼓膜穿孔

鼓膜穿孔时,当咽鼓管功能正常,吞咽动作同样可通过咽腭肌肉改变咽鼓管状态从而改变中耳气压。如果对外耳道进行密封并施以一定量的正压或负压,吞咽动作间接改变中耳气压,最终使鼓膜内外两侧的压强达到平衡。该试验称为正负压平衡测试(inflation-deflation test)。

评价鼓膜穿孔患者的咽鼓管功能,主要目的是预估鼓膜修补或中耳手术的效果。下面简述试验步骤及表示咽鼓管功能正常或异常的相关指标。

(1) 试验步骤

1) 正压平衡测试

A. 将耳塞探头密封外耳道,向外耳道施加不断增大的正压。

B. 当外耳道气压为 +200daPa 或以上时,咽鼓管被动开放,中耳气压开始下降,该气压称之为被动开放压。

C. 当中耳气压不再下降时,该气压称之为关闭压。

D. 要求受试者吞咽数次,中耳气压随吞咽呈阶梯式下降,最终使鼓膜内外两侧的压强达到平衡。

2) 负压平衡测试

A. 将耳塞探头密封外耳道,向外耳道施加不断增大的负压。

B. 当外耳道气压为 −200daPa 或以上时,由于外耳道负压有吸引作用,咽鼓管壁塌陷。

C. 要求受试者吞咽数次,中耳气压随吞咽呈阶梯式上升,最终使鼓膜内外两侧的压强达到平衡。

(2) 表示咽鼓管功能正常或异常的指标(图 3-5-2、图 3-5-3)

1) 当咽鼓管功能正常时,其被动开放压为 +147daPa(+150mmH$_2$O)。

2) 当咽鼓管阻塞时,其被动开放压大于 +343daPa(+350mmH$_2$O)。

3) 当咽鼓管功能不良时,中耳气压不会随吞咽动作发生上述改变。

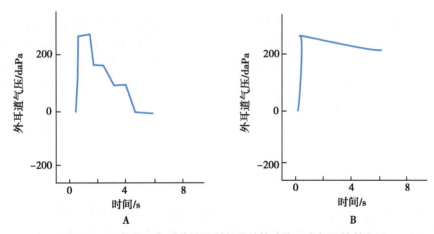

图 3-5-2　正负压平衡测试结果判断咽鼓管功能正常与否的鼓室图
A. 咽鼓管功能正常　B. 咽鼓管功能异常

由于在不同鼓膜状态下,可选用不同类型的咽鼓管声导抗法,因其涉及较多外耳道气压及中耳气压变化,且两者之间容易造成混淆,因此总结如下,以使知识清晰明了(表 3-5-1)。

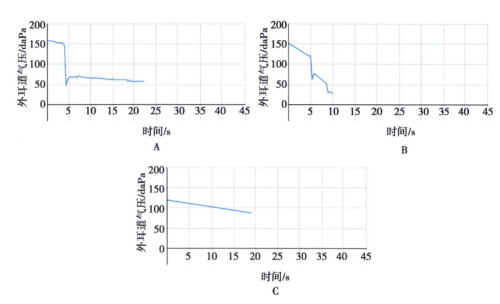

图 3-5-3 在临床上判断咽鼓管通畅与否的测试结果分析

A. 咽鼓管通畅 B. 咽鼓管部分通畅 C. 咽鼓管阻塞

表 3-5-1 在不同鼓膜状态下,所选用的不同类型的咽鼓管声导抗法

鼓膜状态	咽鼓管声导抗法类型	外耳道气压	中耳气压
鼓膜完整	Valsalva 试验	负压	正压
	Toynbee 试验	正压	负压
鼓膜穿孔	正负压平衡测试	+200daPa 或以上	呈阶梯式下降
		−200daPa 或以上	呈阶梯式上升

声导抗测试为客观性检查,且不需要严格的屏蔽隔音场所,简单易行,对患者无创伤,具有很好的临床应用价值。但对于咽鼓管声导抗法而言,其测试结果准确与否与受试者配合程度有较大关系,同时因受疾病的复杂性和检查的其他因素影响,故在临床诊断过程中,咽鼓管功能正确与否还需要结合其他检查和信息综合考虑,以提高诊疗的准确性。

（杨海弟）

第六节 声导抗测试在儿童中的应用

由于儿童处于生长发育期且咽鼓管的解剖特点具有独特性,因此在儿童群体中进行声导抗测试要掌握儿童中耳功能正常的相关指标、正确分析声导抗测试,将其应用于儿童听力筛查及临床听力诊断中。

一、表示儿童中耳功能正常的鼓室图指标

本章第三节中已介绍儿童中耳功能的相关指标及其正常范围,在此以表格形式回顾,以供参考(表3-6-1)。

表 3-6-1　儿童中耳功能的鼓室图相关指标及其正常范围

鼓室图指标	正常范围	备注
峰补偿静态声导纳（peak Y_{tm}）	0.35～1.40mL	
外耳道等效容积（V_{ea}）	0.2～0.9mL	1～7 岁儿童
鼓室图峰压（TPP）	−100～+100daPa	
鼓室图坡度（TG）	≈40%	
鼓室图宽度（TW）	50～150daPa	3～5 岁儿童

二、临床应用

声导抗在《儿童听力学》中的应用主要有两个方面，一是听力筛查，包括新生儿听力筛查和学龄及学龄前儿童听力筛查；二是临床听力诊断。

（一）听力筛查

儿童是中耳炎的高发群体，中耳炎是造成儿童听力损失的主要原因。中耳炎引起的波动性听力下降会导致幼儿语言发育迟缓，并可能对学龄儿童的学习成绩造成影响。

美国言语语言听力协会（American Speech-Language-Hearing Association，ASHA）和美国听力学会（American Academy of Audiology，AAA）建议对儿童的外耳和中耳病变进行筛查，以早期发现慢性中耳积液。其中声导抗筛查内容包括检查外耳和鼓膜、低频鼓室图测试。

1. 新生儿声导抗筛查　鼓室图测试作为一种客观、准确、快速且对操作人员的技术要求较低的检测方法，是理想的听力筛查工具，结合行为方法可以提高诊断听力损失类型和程度的正确率。以 226Hz 作为探测音时，多数新生儿的鼓室图呈双切迹 W 型，不久后转变为与成人一致，多数儿童的鼓室图的整体形态与成人一致。研究表明鼓室图幅度在出生后几小时或较大，但是整体而言无明显年龄差异。

2. 学龄及学龄前儿童声导抗筛查　虽然常规的学龄及学龄前儿童听力筛查方法是纯音测听，但是若单独使用纯音筛查，或会出现漏诊。相对而言，声导抗测试客观、快速，且对中耳积液及其他中耳病变敏感。对于中耳炎高发的儿童群体而言，以鼓室图峰压作为敏感指标，可对早期中耳炎有一定的提示作用。因此，作为学龄及学龄前儿童筛查手段，声导抗测试优于纯音听阈测试。声导抗筛查的内容包括鼓室图测试和声反射测试。它们的通过标准分别为 −100daPa 和 1 000Hz 100dB。但需注意，由于中耳病变的复杂化、声导抗筛查的局限性，声导抗筛查亦会出现假阳性，故临床分析时应结合其他听功能检测，再做出诊断。

3. 婴幼儿声导抗筛查

（1）鼓室图临床分型及其分析：在婴幼儿听力筛查中，可用不同的鼓室图临床分型鉴别诊断婴幼儿听力正常与否（表 3-6-2）。

（2）美国言语语言听力协会的相关筛查指标：美国言语语言听力协会（ASHA）将鼓室图峰压、声反射作为声导抗测试的筛查指标，其结果可分为通过、可疑、有问题。

表 3-6-2　不同的鼓室图临床分型对应不同的婴幼儿听力情况

鼓室图临床分型		婴幼儿听力情况
A 型		提示大致正常
B 型	外耳道等效容积＞2.0mL	提示鼓膜穿孔
	外耳道等效容积在正常范围内（0.2～0.9mL）	提示中耳积液
	外耳道等效容积＜0.2mL	提示外耳道耵聍栓塞或耳塞抵于外耳道壁
C 型		提示大致正常

1）通过：鼓室图峰压正常、稍有正压或负压，声反射存在，结果为通过，且无需复查。

2）可疑：①鼓室图峰压异常，声反射存在，需要在 3 至 5 周后复查；②鼓室图峰压正常、稍有正压或负压，声反射消失，若复查结果为"1）通过"，即表明通过，若复查结果为"2）可疑的任意一种"，即表明需转诊。

3）有问题：鼓室图峰压异常，声反射消失，表明需转诊。

（3）美国言语语言听力协会的相关转诊指标：依据美国言语语言听力协会（ASHA，1997）指南中的建议，下列情况应该转诊。

1）出现耳漏，且此前未查出外耳道或鼓膜异常。

2）出现 B 型鼓室图（平坦型），且外耳道等效容积大于 0.9mL。已开始接受治疗者除外。

3）复查后，鼓室图仍超出正常范围，即为以下情况：①婴儿，peak Y_{tm}＜0.2mL、TW＞235daPa；② 1～8 岁儿童，peak Y_{tm}＜0.3mL、TW＞200daPa。

4）初筛鼓室图测试异常的儿童，建议在 6～8 周之内进行复筛，复筛仍未通过者需做进一步检查诊断。

（二）临床听力诊断

声导抗测试除可应用于听力筛查外，目前也已经成为儿童听力诊断的常规测试项目。声导抗结合行为测听可以对听力损失进行早期及准确的诊断，为进一步的治疗和干预提供依据。

1. 听力诊断　鼓室图测试、声反射及咽鼓管功能和各项诊断性测试均适用于儿童。

2. 鼓膜置管及咽鼓管功能测试　应用声导抗可了解鼓膜置管的状态（图3-6-1）。

3. 助听器客观评估　声导抗测试可应用于助听器参数的设定。研究报道，声反射阈和响度不舒适级大致在同一声音强度，感音神经性听力损失者经过助听器放大的声音不能超过声反射阈以上 5～10dB，否则患者会拒绝助听器。做法是以 70dB SPL 的声强给出言语测试声，该强度相当于一般言语声的强度，向戴有助听器的对侧耳塞入声导抗探头，助听器的音量控制置于最大，调整增益旋钮，直到其出现在声反射的位置上，此时固定的位置即为该患者的增益设置。此外，声导抗测试可用以排除中耳病变，随后再为儿童选配助听器。

4. 听敏度预估　通过纯音和宽带噪声声反射阈的关系可推算出行为听阈，对听敏度进行预测。

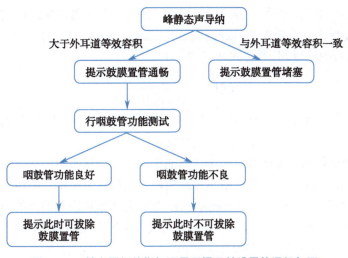

图 3-6-1 鼓室图相关指标可用于提示鼓膜置管通畅与否

声导抗测试因其客观性和快速性成为众多研究者推荐的听力筛查工具。但声导抗测试本身亦存在局限性。由于耳声发射和听性脑干反应的结果都受中耳状况的影响,如果要得到确切的诊断,必须对中耳、耳蜗及脑干病变进行鉴别。

(杨海弟)

第七节 声导抗测试新进展

声导抗测试新进展包括:鼓室图新进展和咽鼓管功能测试新进展。鼓室图新进展含宽频鼓室图、双频多成分鼓室图、高频双成分鼓室图;咽鼓管功能测试新进展含咽鼓管内镜法、咽鼓管声测法、咽鼓管测压法、咽鼓管-鼓室气流动态图、咽鼓管功能障碍症状评分量表。

本节将着重介绍鼓室图新进展中的宽频鼓室图、双频多成分鼓室图、高频双成分鼓室图。

一、宽频鼓室图

宽频鼓室图(wideband tympanometry,WBT)是评估中耳功能的新型技术。其基本原理是设备扬声器给予连续频率为 250~8 000Hz 的宽频探测信号,如噪声、chirp 信号、短声。该信号通过外耳道并穿过鼓膜。声能传入中耳后有两个去处,一部分声能被中耳系统吸收,另一部分声能被鼓膜反射并返回至设备探头处。其呈现方式有三维方式和平面方式两种,在三维上宽频鼓室图以探测音频率为横坐标,以外耳道气压为纵坐标,以能量反射为竖坐标,呈现探测音频率、外耳道气压与能量反射之间的相互关系;在平面上宽频鼓室图以探测音频率为横坐标,以能量反射为纵坐标,呈现探测音频率与能量反射之间的相互关系。

(一)宽频鼓室图的概念

宽频鼓室图虽与传统鼓室图的测试方法一致,但因其呈现方式有两种方式,且在坐标轴上选用了新参数，故要引入两个新的概念，分别为声反射率、能量反射。

1. 声反射率　声反射率（acoustic reflectance，AR）是指反射的声压信号与入射的声压信号的比值，计算公式如式（3-7-1）。

$$声反射率 = \frac{反射的声压信号}{入射的声压信号} \tag{3-7-1}$$

声压信号包含相位信息，在分析上具有一定的复杂性，不宜作为临床分析参数，故临床上不常用该参数，而选用能量反射参数。

2. 能量反射和能量吸收　用于计算能量反射和能量吸收的参数包括：①入射声能（incident energy，IE）指设备扬声器向密封的外耳道所给予的声音总能量，用 E_I 表示；②吸收声能（absorbed energy，AE）指中耳系统所吸收的声能，用 E_A 表示；③反射声能（reflected energy，RE）指的是被鼓膜反射而返回至设备探头处的声能，用 E_R 表示。计算公式如式（3-7-2）。

$$E_I = E_A + E_R \tag{3-7-2}$$

其中能量反射（energy reflectance，ER）是指反射声能与入射声能的比值，相对于声压信号而言，声能不包含相位信息，分析时简单快捷且一目了然，故临床上常用该参数作为分析参数。在正常情况下能量反射的取值范围为 0～1，计算公式如式（3-7-3）。

$$ER = E_R/E_I \tag{3-7-3}$$

能量吸收（energy absorption，EA）是指除能量反射外的声能，即吸收声能与入射声能的比值。在正常情况下，能量吸收的取值范围在 0～1（图 3-7-1），计算公式如式（3-7-4）。

$$EA = 1 - ER = E_R/E_I \tag{3-7-4}$$

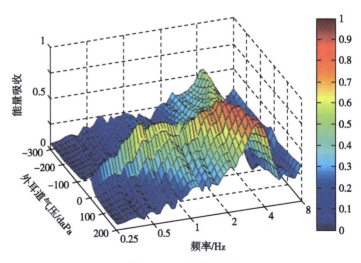

图 3-7-1　宽频鼓室图

（二）曲线分析及其规律

1. 对于健康人群而言，在 250～8 000Hz 范围内，ER 在低频区较大并接近 1，随着频率增加，ER 逐渐减小并在 250～3 000Hz 达到最小值，之后随着频率继续增加而增加，8 000Hz 后再次反转下降（图 3-7-2）。

2. ER 随着频率变化的规律从形态学特点上概括分三类：对称的 W 型、不对称的 W 型和 U 型。

3. 三类 ER 的切迹中心频率（central frequency，CF）均在 700～3 900Hz 内，故在此频率范围内的声音能量能最大化地被中耳系统吸收，且该范围与言语频率范围（500～4 000Hz）非常接近，对言语感知起到十分重要的作用。

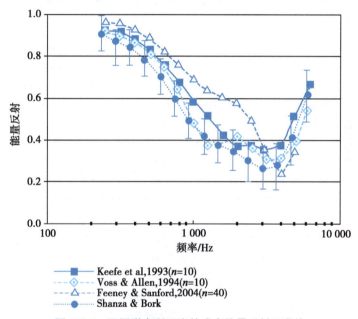

图 3-7-2　不同学者所研究的成人能量反射正常值

（资料来源：SHAHNAZ N，BORK K. Wideband reflectance norms for Caucasian and Chinese young adults. Ear Hear. 2006，27（6）：774-788）

（三）临床价值

1. 对于宽频鼓室图而言，患者的 ER 值与正常值相较，可定性鉴别中耳病变。若：①患者的 ER＜正常值，则提示患者听骨链中断；②患者的 ER＞正常值，则提示患者有中耳积液。

2. 相较于传统鼓室图，宽频鼓室图在定性鉴别中耳病变上有一定的优势（表 3-7-1，图 3-7-3）。

表 3-7-1　宽频鼓室图与传统鼓室图对中耳测量指标及病变的鉴别诊断

项目		传统鼓室图	宽频鼓室图
测量指标	外耳道容积	√	√
	中耳容积	√	√
	声反射	√	√
	中耳静态压	√	×

续表

项目		传统鼓室图	宽频鼓室图
鉴别病变	听骨链中断	×	√
	分泌性中耳炎	×	√
	耳硬化症（镫骨固定）	×	√
	鼓膜穿孔	×	√
	前半规管裂综合征	×	√

注："√"表示该方法能测量该指标或能鉴别诊断为该病，"×"表示该方法不能测量该指标或不能/难以鉴别诊断为该病。

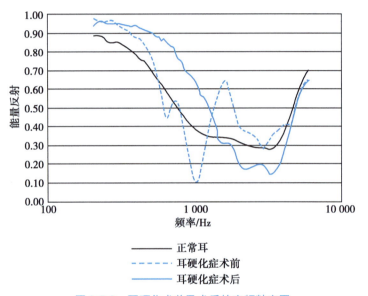

图 3-7-3　耳硬化术前及术后的宽频鼓室图

（四）临床应用

1. 在成人的应用　对于具有完整鼓膜及中耳含气腔的成人而言，应用 WBI 可鉴别诊断其传导性听力损失。研究表明，宽频鼓室图对下列几种传导性听力损失的鉴别诊断均有较好的敏感性和特异性。但研究结果仅基于少数受试者（$n=31$ 耳）而得出，所以临床上仍应谨慎对待这些结果，亟待用更多的临床研究结果支撑与验证更多研究结论（表 3-7-2，图 3-7-4）。

表 3-7-2　宽频鼓室图对检出传导性听力损失亚类的敏感性和特异性

传导性听力损失亚类	真阳性率（敏感性）	真阴性率（特异性）
镫骨固定	86%	100%
听骨链中断	83%	96%
半规管骨裂	100%	95%

2. 在 3～14 岁儿童的应用　对于 3～14 岁的儿童而言应用 WBI 可鉴别诊断儿童的中耳积液及中耳负压。中耳积液和中耳负压使中耳劲度趋于变硬，从而增

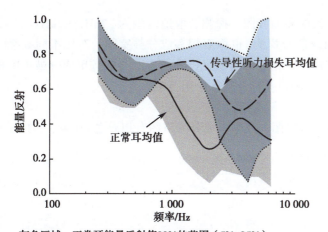

灰色区域：正常耳能量反射值90%的范围（5%~95%）
蓝色区域：专导性听力损失耳能量反射值90%的范围（5%~95%）

图3-7-4　传导性听力损失耳及正常耳的宽频鼓室图

大能量反射值，该增大的 ER 可用以鉴定儿童是否患有中耳积液。相较于226Hz鼓室图测试而言，宽频鼓室测试对儿童中耳积液有较高的敏感性。值得注意的是，在频率为1 000~3 000Hz 范围内，ER 的增大幅度更大。总体而言，患有中耳积液或具有中耳负压的儿童耳朵均具有较高的能量反射值，且皆高于正常耳朵，但患有中耳积液的儿童耳朵的能量反射值较中耳负压的高。即，能量反射值幅度：中耳积液耳＞中耳负压耳＞正常耳。

3. 在婴幼儿的应用　对于婴幼儿而言，应用 WBI 可以鉴别诊断婴幼儿传导性听力损失。评估宽频鼓室图不同频率的能量反射变化，可作为确定婴儿传导性听力损失的有效声导抗测试方法。对从听力筛查中转诊过来的婴幼儿，其年龄小于6月龄，即对3~26周龄的婴幼儿，行气导与骨导的 ABR 测试、传统鼓室图、宽频鼓室图。结果发现传导性听力损失耳与正常耳相较，在80~3 000Hz 之间的宽频鼓室图的能量反射值较高，这与在中耳劲度增加相一致。对于存在传导性听力损失的婴幼儿患耳而言，在1 600Hz 三分之一倍频中产生最高反射率，反射率大于69%。同样地，该研究结果仍是基于少数受试者而得出，故对本研究诊断指标的解释和使用仍需慎重。

宽频鼓室图测试具有简易、快速、客观、重复性良好和无创等优点，相较于226Hz 鼓室图测试，其能更好反映高频声能传导受损的中耳病变（该部分病变受质量因素影响）。不仅如此，宽频鼓室图既能提供涵盖频率为250~8 000Hz 且已被校准的探测音的传递函数表，又比鼓室图更接近其真实听敏性，同时，其在外耳道内的驻波敏感性较低，大大降低对测试结果的误差。目前，宽频鼓室图测试仍缺少大样本量的研究结果支撑，但其在临床上的广泛应用指日可待。

二、多频多成分鼓室图

多频多成分鼓室图（multifrequency, multicomponent tympanometry, MFT）是指用多个探测音测量中耳的声导、声纳、声导纳的变化值，从而得到反映中耳劲度

因素和质量因素的多曲线图。探测音取值范围为 226Hz～2kHz，目前临床多采用
226Hz 和 678Hz 联合探测，也称双频多成分鼓室图。对比不同频率的曲线，对鉴
别诊断中耳疾病有一定的临床意义。测量方法与低频单成分鼓室图相似，不同之
处在于测量频率、测量指标及临床应用范围。

（一）测量频率及测量指标

低频单成分鼓室图与双频多成分鼓室图有相异之处（表 3-7-3）。

表 3-7-3　低频单成分鼓室图与双频多成分鼓室图的对比

比较项目	低频单成分鼓室图	双频多成分鼓室图
测量频率	226Hz	226Hz 和 678Hz
测量指标	声导纳（Y）	声导纳（Y），$Y = Y_{226} + Y_{678}$ 声导（G），$G = G_{226} + G_{678}$ 声纳（B），$B = B_{226} + B_{678}$
鼓室图	226Hz 鼓室图	226Hz 鼓室图和 678Hz 鼓室图
鼓室图曲线数量	一条	六条
坐标轴的横坐标	外耳道气压（daPa）	外耳道气压（daPa）
坐标轴的纵坐标	声导纳值（Y值）	声导纳值（Y值） 声导值（G值） 声纳值（B值）

（二）正常图形及其简要分析

1. 正常图形　正常双频多成分鼓室图，波形清晰，幅度在正常范围内（图 3-7-5）。
依据鼓室图中极值的数目和位置、相位角，其临床分型共分为六型，分别为 1B1G1Y
10°、3B1G1Y 10°、3B1G3Y 10°、3B3G3Y 10°、3B3G3Y 30°、5B3G3Y 30°。

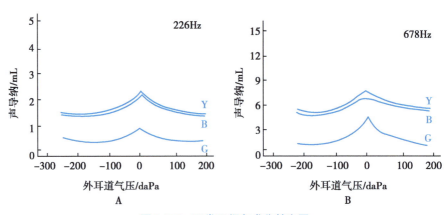

图 3-7-5　正常双频多成分鼓室图
A. 226Hz 鼓室图　B. 678Hz 鼓室图

2. 简要分析　从中耳系统控制因素、声导与声纳的关系及声导纳入手，对正
常双频多成分鼓室图进行简要分析（表 3-7-4）。

3. 临床应用　对于不同病变，在不同频率的鼓室图上有不同的表现（表 3-7-5，
图 3-7-6 和图 3-7-7）。

表 3-7-4　多因素分析正常双频多成分鼓室图

分类	中耳系统控制因素	声导与声纳的关系	声导纳（Y）
226Hz 鼓室图	劲度因素	$B_{226} > G_{226}$	Y_{226} 质量接近 90° Y_{226} 与 B_{226} 重叠
678Hz 鼓室图	质量因素	$G_{678} > B_{678}$	Y_{678} 与 G_{678} 不重叠

表 3-7-5　由不同病变所得到的双频多成分鼓室图特点

病变	226Hz 鼓室图		678Hz 鼓室图	
	B_{226}	G_{226}	B_{678}	G_{678}
鼓膜萎缩	微升高	变化不明显	出现单切迹	明显升高
镫骨前后脚骨折	增高，单峰	增高，单峰	出现宽切迹	出现宽切迹
早期鼓室积液	降低，单峰	降低，单峰	呈波浪状	呈波浪状

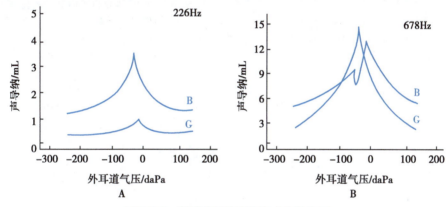

图 3-7-6　鼓膜萎缩的双频多成分鼓室图
A. 226Hz 鼓室图　B. 678Hz 鼓室图

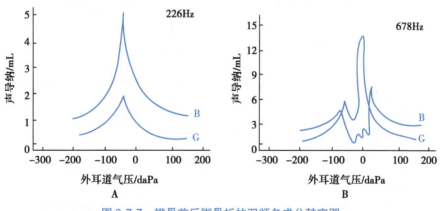

图 3-7-7　镫骨前后脚骨折的双频多成分鼓室图
A. 226Hz 鼓室图　B. 678Hz 鼓室图

　　依据鼓室图类型、中耳系统控制因素变化等因素，将具体病变的鼓室图表现总结如下（表 3-7-6，图 3-7-8 和图 3-7-9）。

表 3-7-6　多因素分析不同病变类型的双频率多成分鼓室图

鼓室图类型	控制因素变化	病变类型	鼓室图表现
双切迹 W 型	中耳劲度下降	听骨链中断	切迹较深、宽
		鼓膜萎缩	切迹较浅、窄
波动型	通常表现为在鼓室图曲线上附加波动	搏动性耳鸣	血管性杂音引起的耳鸣，在曲线上附加与脉搏一致的波动　腭肌痉挛引起的耳鸣，在曲线上附加与"咔嗒"声相随的波动
		鼓室血管异常搏动	在曲线上附加小的节律性波动
		咽鼓管异常开放症	在曲线上附加与呼吸同步的跳动，节律较慢，幅度较大
低峰型	中耳劲度增加	耳硬化症	鼓室图峰压位置正常，表示咽鼓管功能良好
平坦型	中耳劲度增加	分泌性中耳炎	所有曲线均为平坦型
		鼓膜穿孔	依据外耳道物理容积，对单纯型、合并肉芽或胆脂瘤型的鼓膜穿孔做出鉴别诊断
高低频鼓室图有不一致的类型	低频，中耳劲度稍增加高频，中耳质量增加	早期鼓室积液	低频鼓室图，单峰型高频鼓室图，宽切迹，接近平坦型

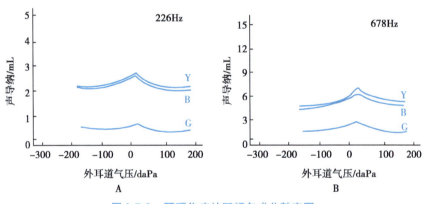

图 3-7-8　耳硬化症的双频多成分鼓室图
A. 226Hz 鼓室图　B. 678Hz 鼓室图

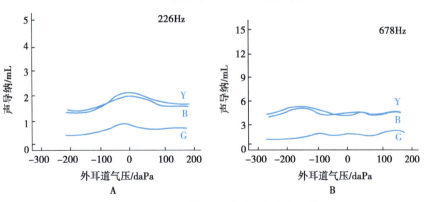

图 3-7-9　早期(少量)鼓室积液的双频多成分鼓室图
A. 226Hz 鼓室图　B. 678Hz 鼓室图

三、高频双成分鼓室图

高频双成分鼓室图（high-frequency，double component tympanometry，HFT）是指用 678Hz 或 1 000Hz 的探测音，测量中耳的声导及声纳的变化值，从而得到准确反映婴幼儿中耳功能状态的双曲线图，对于婴幼儿中耳功能障碍的鉴别诊断有较高的特异性及敏感性。测量方法与低频单成分鼓室图相似，不同之处在于测量频率、测量指标及临床应用范围。

（一）测量频率及测量指标

声导纳（Y）由声导（G）和声纳（B）组成，中耳系统的声导纳值由劲度因素和质量因素控制，如式（3-7-5）和式（3-7-6）。

$$Y = B + G \tag{3-7-5}$$

$$中耳系统声导纳值 = 劲度因素 + 质量因素 \tag{3-7-6}$$

低频单成分鼓室图与高频双成分鼓室图有相异之处（表 3-7-7）。

表 3-7-7　低频单成分鼓室图与高频双成分鼓室图的相异之处

	低频单成分鼓室图	高频双成分鼓室图
测量频率	226Hz	678Hz
测量指标	声导纳（Y）	声导（G）和声纳（B）
鼓室图曲线形态	单峰鼓室图	多峰多切迹鼓室图
鼓室图曲线数量	一条	两条
坐标轴的横坐标	外耳道气压（daPa）	外耳道气压（daPa）
坐标轴的纵坐标	声导纳（Y）	声导（G） 声纳（B）

（二）正常图形及其满足条件

1. 正常图形　在正常中耳系统中可出现四种基本图形即 1B1G、3B1G、3B3G、5B3G（表 3-7-8 和图 3-7-10）。

表 3-7-8　正常中耳系统中的基本图形及简要分析

基本图形类型	声导曲线或声纳曲线极值个数		高频双成分鼓室图简要分析	
	声导曲线（G）	声纳曲线（B）	声纳值的正负	中耳系统控制因素
1B1G	1	1	正值（+）	劲度因素
3B1G	3	1	正值（+）	劲度因素
3B3G	3	3	负值（−）	质量因素
5B3G	5	3	负值（−）	质量因素

2. 应满足条件　在正常中耳系统中，上述基本图形还应满足以下三个条件：①若在同一条声导曲线或声纳曲线中存在两个或以上的极值，有外耳道气压为最大负压的极值 N1，与外耳道气压为最大正压的极值 N2，则 N1 与 N2 的最远几何

距离需在指定范围内（图3-7-11），图形3B3G中声导曲线（G）或声纳曲线（B）的极值间最远几何距离≤75daPa，在图形5B3G中声导曲线（G）或声纳曲线（B）的极值间最远几何距离≤100daPa；②声纳曲线（B）极值间最远几何距离＞声导曲线（G）极值间最远几何距离，即$a>b$（图3-7-12）；③在所有基本图形上，声导曲线（G）极值个数≤3个，声纳曲线（B）极值个数≤5个。

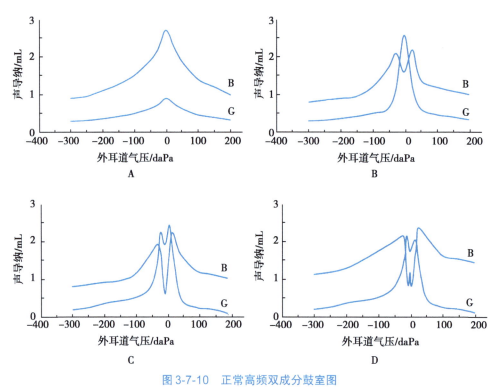

图3-7-10 正常高频双成分鼓室图

A. 1B1G B. 3B1G C. 3B3G D. 5B3G

（资料来源：STANLEY A G. Essentials of Audiology. 4th ed. New York：Thieme，2016）

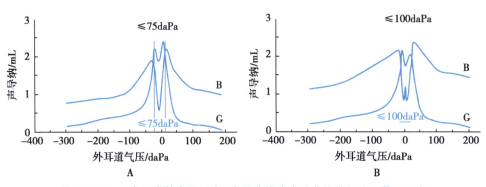

图3-7-11 两个正常基本图形中，声导曲线或声纳曲线的极值间最远距离

A. 3B3G B. 5B3G

（资料来源：STANLEY A G. Essentials of Audiology. 4th ed. New York：Thieme，2016）

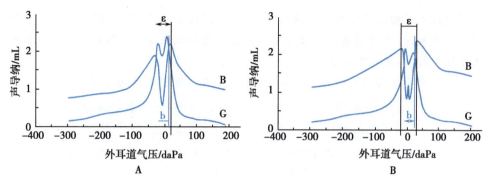

图 3-7-12　两个正常基本图形中,声导曲线极值间最远距离相较于声纳曲线

A. 3B3G　B. 5B3G

(资料来源:STANLEY A G. Essentials of Audiology. 4th ed. New York: Thieme,2016)

(三)异常情况及其临床应用

1. 常见表现　针对一般情况而言高频双成分鼓室图的异常情况包括以下两种,可单独出现亦可合并出现。

(1)关于图形 3B3G 和图形 5B3G 的极值最远几何距离:①在图形 3B3G 中,声导曲线(G)或声纳曲线(B)的两个极值的最远几何距离大于正常范围;②在图形 5B3G 中,声导曲线(G)的两个极值的最远几何距离大于正常范围、声纳曲线(B)第一个极值和第三个极值之间的最远几何距离大于正常范围。

(2)声纳曲线(B)两个极值之间的最远几何距离 < 声导曲线(G)两个极值的最远几何距离。

(3)声导曲线(G)极值个数 > 3 个,声纳曲线(B)极值个数 > 5 个。

2. 针对曲线形态而言　若高频双成分鼓室图符合异常情况(1),则该鼓室图为切迹异常增宽。若高频双成分鼓室图符合异常情况(2)、(3),可符合其中一项或均符合其中两项,则该鼓室图为异常切迹型鼓室图。在图形 1B1G 中,声纳曲线(B)的极值到其尾部的曲线斜率为 K_1,声导曲线(G)的极值到其尾部的曲线斜率为 K_2,若 $K_1 > K_2$,则提示中耳劲度异常。

3. 针对共振频率而言　高频双成分鼓室图表现为高共振频率,提示耳硬化。高频双成分鼓室图表现为低共振频率,提示听骨链中断。高频双成分鼓室图表现为更低共振频率,提示分泌性中耳炎。

4. 针对具体病变而言　对于鉴别诊断听骨链中断、耳硬化而言,高频双成分鼓室图的敏感性及特异性高于低频单成分鼓室图。对于诊断分泌性中耳炎和急性中耳炎的恢复期而言,高频双成分鼓室图的敏感性较高,其能在急性中耳炎发作期后 1 个月、分泌性中耳炎恢复期的细微病变中检测出异常。

──────────── **【知识链接】** ────────────

高频双成分鼓室图测试在婴幼儿临床应用上的新进展

1 000Hz 高频双成分鼓室图测试是近年来国内外学者认为检测婴幼儿中耳功能的有效方法。常规低频单成分鼓室图测试用来评估婴幼儿中耳功能有较高的假阴性率,高频双成分鼓室图测试是判断婴幼儿中耳功能的有效工具,对于鉴别诊断婴幼儿中耳功能障碍有一定的临床意义。但在临床上对应用指标、适用年龄等仍有许多争议，笔者将有关于高频双成分鼓室图测试在婴幼儿临床应用上的新进展整理成表，以供学生自学。

1. 不同年龄婴幼儿使用1 000Hz高频双成分鼓室图测试的探索（表3-7-9）。

表3-7-9 不同研究学者对不同年龄婴幼儿所得出的不同研究结论

研究学者	婴幼儿年龄	研究结论
Garcia等	0～4月龄	对轻微的中耳病变有较高的敏感度，且能检测出耳镜检查鼓膜正常但存在中耳病变的细微异常
Marchant等	0～8月龄	在婴幼儿中耳积液的诊断上具有较高的特异性及敏感性
	足月新生儿	高频双成分鼓室图是否正常与耳声发射通过与否具有较好相关性

2. 关于对婴幼儿使用高频双成分鼓室图测试的适用年龄讨论（表3-7-10）。

表3-7-10 不同研究学者或指南对婴幼儿使用高频双成分鼓室图测试的使用年龄讨论

研究学者或指南	婴幼儿适用年龄
Meyer	0～7月龄
Keefe等	0～6月龄
美国明尼苏达州听力筛查规范指南	0～4月龄
黄丽辉等	0～12月龄
商莹莹等	0～24月龄
英国和美国最新发布的婴儿听力诊断指南	0～6月龄

3. 关于对婴幼儿高频双成分鼓室图的正常范围的探讨（表3-7-11）。

表3-7-11 不同研究学者对婴幼儿高频双成分鼓室图正常范围的探讨

研究学者	婴幼儿高频双成分鼓室图的正常范围
商莹莹等	存在正峰且峰值大于0.1mL
陈文霞等	存在正峰且峰值大于0.2mL，峰压大于−150daPa
刘宇清等	存在正峰，且峰值范围为0.33～1.01mL，峰压为−86～+53daPa

总体而言，在0～6月龄正常婴幼儿，测试频率为1 000Hz的高频双成分鼓室图的敏感性高于测试频率为678Hz的高频双成分鼓室图，而对于7～12月龄的婴幼儿而言，测试频率为1 000Hz的高频双成分鼓室图的敏感性则低于测试频率为678Hz的高频双成分鼓室图。因此，应对不同年龄段婴幼儿使用不同频率的探测音，同时依据不同频率而选用正常值，以便于准确了解婴幼儿的中耳状态。

（杨海弟）

扫一扫，测一测

第四章 耳声发射测试

知识要点

耳声发射是一种产生于耳蜗，经听骨链和鼓膜传导释放入外耳道的音频能量。耳声发射现象自 1978 年被发现以来，作为一种客观、无创且敏感性高的听力学检查技术以及实验室研究手段被日益关注。目前已经被广泛应用在听觉机制研究、听力筛查、婴幼儿客观听功能评估、动态听力学监测、听觉系统疾病的诊断与鉴别诊断等诸多领域。

第一节 耳声发射测试概述

一、研究背景与历史回顾

耳声发射现象的发现是听觉生理学和听力学近 20 年来最重要的进展之一。对耳声发射的研究是听觉生理及病理机制研究的重要组成部分。

最初从事地震研究的英国学者 David Kemp 偶然进入听力学研究领域。受其早期研究地层结构方法的启发，基于在基底膜机械阻抗"不均匀"时行波能量会折返并经中耳回到外耳的设想，他利用耳机 / 传声器组合探头记录人外耳道声场在受到瞬态声刺激后的变化情况。Kemp 以短声（click）作为瞬态声刺激信号，发现所记录到的外耳道声场信号中，除迅速衰减的刺激信号外，还有一种延迟数毫秒出现、持续 10ms 以上的音频信号。分析这种音频信号的强度和潜伏期特征可以排除直接来源于刺激信号的可能，因而 Kemp 提出该信号是由耳蜗耗能的主动活动所产生，并将其命名为耳声发射（otoacoustic emission，OAE）。在 1978 年首次报告短声诱发的耳声发射之后，Kemp 又陆续记录到其他形式的耳声发射。

耳声发射源于耳蜗，它的发现既为耳蜗内存在主动机制提供直接证据，为听觉生理研究提供全新的概念和研究方向，亦是现代听觉生理学的重要突破之一，从根本上改变人们对耳蜗功能的认识。耳声发射从被发现的那刻起就吸引了众多学者的广泛重视，其相关研究工作已从耳声发射机制和临床应用的早期研究，逐步发展为以耳声发射为研究手段来了解耳蜗后结构、耳蜗病理生理机制、听觉中枢生理活动等深入性研究，以期为相关疾病的临床诊治提供更有效的手段。

二、基本概念与分类

(一)耳声发射定义

耳声发射(otoacoustic emission，OAE)是一种产生于耳蜗外毛细胞，经听骨链及鼓膜传导释放入外耳道的音频能量。这一定义中包含四组关键词：①耳蜗外毛细胞，强调耳声发射的来源位置，认为耳声发射以机械振动的形式起源于耳蜗，其振动能量来自耳蜗外毛细胞(outer hair cell，OHC)的活动并通过多种途径使基底膜(basilar membrane，BM)发生某种形式的振动；②听骨链及鼓膜；③外耳道，强调耳声发射产生和采集过程需要借助中耳和外耳的正常功能，基底膜振动产生的能量以压力变化的形式在内淋巴中传导并通过前庭窗推动听骨链及鼓膜使其振动，最终引起外耳道内空气振动，从而记录到耳声发射信号，因此外耳、中耳的功能状态可能对准确记录耳声发射信号造成影响；④音频能量，强调耳声发射与听觉诱发电位的区别，由于基底膜振动的频率多在数百到数千赫兹，其属于音频范围(20~20 000Hz)，因此耳声发射更易受外界噪声的干扰。

此外，耳声发射的信号强度非常低，正常情况下一般在−5~20dB SPL。准确掌握耳声发射定义对进一步理解其本质、生理研究和临床应用中的作用有很大帮助。

(二)耳声发射分类

按是否由外界刺激所诱发，耳声发射可以分为自发性耳声发射(spontaneous otoacoustic emission，SOAE)和诱发性耳声发射(evoked otoacoustic emission，EOAE)。其中诱发性耳声发射依据诱发刺激的不同又可以进一步分为：瞬态声诱发耳声发射(transient evoked otoacoustic emission，TEOAE)、畸变产物耳声发射(distortion product otoacoustic emission，DPOAE)、刺激频率耳声发射和电诱发耳声发射(图 4-1-1)。

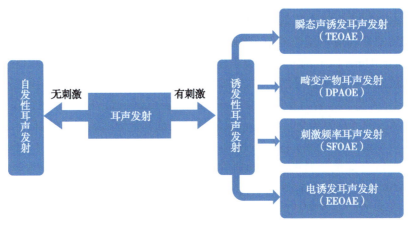

图 4-1-1　耳声发射分类示意图

1. TEOAE 和 DPOAE 在临床中应用广泛，本章后续各节中将详细介绍。

2. 刺激频率耳声发射和电诱发耳声发射的临床应用相对较少。具体介绍如下：

（1）刺激频率耳声发射（stimulus frequency evoked otoacoustic emission，SFOAE）：其以一缓慢增长的线性调频声作为刺激声，用一锁频放大器响应提取到的特定频率。SFOAE 检出率约为 94%。潜伏期依据刺激频率的不同而发生相应变化，通常为 10～12ms。反应频率稳定。反应总幅度在中低刺激强度时呈现不断的高低变化（由于 SFOAE 具有一定潜伏期且潜伏期随频率变化而变化，SFOAE 与刺激声在相位上的相对变化导致 SFOAE 幅值呈现高低变化趋势），随着刺激强度增加 SFOAE 响应进入饱和区域后这种现象消失。

（2）电诱发耳声发射（electrically evoked otoacoustic emission，EEOAE）：EEOAE 是利用埋在耳蜗周围的电极向耳蜗内输入电刺激，耦合在外耳道内的探头记录外耳道中的耳声发射信号。由于其研究条件复杂且意义不明确，临床应用较少。

（三）耳声发射基本特点

1. 非线性　在低强度声刺激下，诱发性耳声发射振幅可随刺激强度的增加而呈近线性增长趋势；当刺激声强度增加到 40～60dB SPL 时，诱发性耳声发射振幅增长减慢并趋近于饱和（即此时的诱发性耳声发射振幅仍呈增长状态，但增长速率较之前慢），这就是耳声发射的非线性特性。该特点既反映了耳声发射来源的生物学属性，亦是诱发性耳声发射的重要特点之一。

2. 锁相性　耳声发射的相位取决于刺激声信号的相位，并且随刺激声相位的变化而发生固定的相位变化。

3. 可重复性和稳定性　耳声发射在个体自身具有良好的可重复性和稳定性。听力正常耳的诱发性耳声发射信号连续数年无明显变化，如 1h 内畸变产物耳声发射强度变化通常不超过 1dB SPL，1 周之内变化不超过 3dB SPL。

（四）耳声发射临床特点

1. 耳声发射与耳蜗整体功能　耳声发射的产生依赖于耳蜗整体功能的完整并与耳蜗外毛细胞的功能密切相关。几乎所有耳蜗功能正常的人耳均可记录到诱发性耳声发射。

2. 耳声发射与外耳及中耳功能　耳声发射信号的采集和传出过程依赖于外耳及中耳功能的正常，中耳功能异常或外耳道异物等情况可能导致耳声发射异常或者消失。

3. 耳声发射与年龄　耳声发射的反应幅值和检出率随年龄增大而下降。婴幼儿的诱发性耳声发射反应幅度明显高于成人，并且自发性耳声发射的检出率高、幅值大、频数多。

4. 耳声发射与性别　正常人耳的耳声发射反应无明显的两性差异，在正常人双耳间的诱发性耳声发射反应阈值差值 <10dB。

5. 耳声发射与对侧声刺激　耳声发射反应易受对侧声刺激影响。

6. 耳声发射与听力损失　一般情况下纯音听阈 >40dB HL 时，耳声发射消失（蜗后病变除外）。

三、产生机制

耳声发射作为听觉生理近 20 年来的重要进展之一，阐明了耳蜗机械放大器的基本原理,证实了耳蜗内"双向换能"及主动机制的存在,从根本上改变了人们对耳蜗功能以及耳蜗感受声音机制的认识。但是在 Kemp 报道耳声发射现象的初期,很多学者对于耳声发射的起源部位提出过质疑,后经过不断的探索和研究,才获得耳声发射源自耳蜗而非其他部位的证据。

(一)起源部位

动物实验和临床实践发现:①耳蜗受到声损伤后耳声发射幅值下降或消失,耳蜗外毛细胞缺失或排列紊乱时耳声发射幅值下降或消失,机体或耳蜗缺氧时耳声发射幅值明显下降,某些个体使用耳毒性药物后可影响耳声发射,耳蜗性听力损失患者听阈超过 40～50dB 的频率区耳声发射消失而听阈正常的频率区耳声发射可引出等研究结果支持耳声发射起源于耳蜗的假设;②切断第Ⅷ对脑神经或者使用化学阻滞剂阻断第Ⅷ对脑神经突触传递后耳声发射信号不受影响,改变刺激速率耳声发射不受影响,改变刺激声极性耳声发射不受影响等研究结果支持耳声发射是一种神经前信号,而并非起源于听神经;③耳声发射不受肌肉松弛药影响,全身麻醉对耳声发射的影响甚微,耳声发射的非线性、频率离散特性等均说明耳声发射并非起源于中耳。

(二)产生机制

耳声发射的产生机制至今仍未有定论,现主要介绍基底膜主动反馈机制和基底膜行波双向性学说。

1. 基底膜的主动反馈机制　耳蜗内可能存在两种反馈机制(图 4-1-2):①对本段基底膜呈正反馈效应,而对邻近段基底膜表现负反馈;②一个典型的直接正反馈机制。典型的正反馈机制表现为:基底膜活动→外毛细胞纤毛运动→形成感受器电位→外毛细胞活动→基底膜活动加强。此机制不仅可使耳蜗具有明显的放大作用,同时还有利于基底膜的精细调节功能。如该基底膜的这种反馈平衡不稳定,则使基底膜发生振动,其所产生的行波沿基底膜反向传递到蜗底,最终经中耳传至外耳且被记录,这种振动波就是耳声发射。

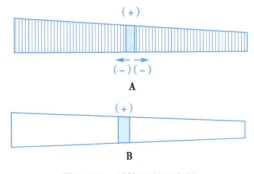

图 4-1-2　反馈机制示意图
A. 对本段基底膜呈正反馈效应,而对邻近段基底膜表现负反馈　B. 直接正反馈机制

2. 基底膜行波的双向性　双向传播机制源于基底膜机械阻抗的不均匀假说。Kemp 曾提出由于基底膜某些部位机械阻抗的不均匀,导致能量运行到这些部位时受到阻碍,部分能量逆行折返;当耳蜗同时受到两个刺激声作用时,两种刺激声将在基底膜某特定部位,以特定形式相互作用,导致行波运行发生障碍,部分能量逆行折返。以上两种折返能量逆行传向镫骨足板,振动听骨链、鼓膜,最终释放于外耳道内,形成耳声发射,这就是基底膜的双向学说。

（亓贝尔）

第二节　耳声发射测试设备与方法

一、耳声发射仪的结构和工作原理

随着耳声发射测试的广泛应用,目前已有多种商品化的耳声发射仪在临床工作中发挥作用。鉴于计算机处理速度更快、交互性更好,目前临床常用的耳声发射仪多为基于计算机的耳声发射检测系统。

(一)耳声发射仪的结构

1. 信号发生器　耳声发射检测系统中的信号产生装置,用于产生测试所需的各类刺激声信号,并确保输出的刺激信号稳定、线性度好、噪声低以及频带适当。

2. 声探头　耳声发射检测系统中的信号传感装置,由电/声换能器(即扬声器)和声/电换能器(即麦克风)组成,用于在外耳道给出刺激声并采集由此诱发的耳声发射信号。声探头中集合的麦克风和扬声器的数量依所采集耳声发射类型的不同而不同,TEOAE 声探头由一个麦克风和一个扬声器组成,DPOAE 的声探头则由一个麦克风和两个扬声器组成。

3. 滤波器/放大器　耳声发射检测系统中的预处理电路,用于对拾取的信号进行放大、滤波,降低干扰噪声、剔除刺激伪迹等。

4. 数字信号处理器　耳声发射检测系统中的核心组成部分,用于对采集的耳声发射信号进行分析处理,通过快速傅里叶变换等信号处理方法,将时域信号转化为频域信号,以便对信号进行识别和判读。DSP 电路结构因检测设备不同而略有区别,但均包括模/数转换(A/D)、数/模转换(D/A)、信号处理电路。

(二)耳声发射仪的工作原理

耳声发射仪的工作原理是,通过扬声器(发出刺激信号)/微音器(收集信号)组合探头记录外耳道声场在受到瞬态声刺激后的变化情况。其硬件系统由信号发生器、声探头、滤波器、放大器以及数字信号处理系统(digital signal processing,DSP)等部分组成(图 4-2-1)。

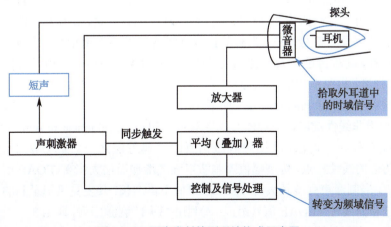

图 4-2-1　耳声发射检测系统构成示意图

二、数字信号处理技术在测试中的应用

耳声发射作为一种强度很低的音频信号,极易受外界噪声干扰或被刺激伪迹淹没而难以获取,因此应用适宜的数字信号处理技术,如降低背景噪声、剔除刺激伪迹,使我们最终能准确识别、有效提取耳声发射信号,这是耳声发射测试可以广泛应用于临床工作的必要前提。

(一)降低背景噪声

由于耳声发射信号弱,因此噪声抑制是测量的关键所在。耳声发射测量中的噪声包括测量系统固有的白噪声以及外界环境造成的非白噪声,如传感器本身发出的噪声、测量设备通风装置的嗡嗡声、受试者的呼吸声等。常用的降噪方法有相干平均法、带通滤波法、阈值截取法三种(表4-2-1):

1. 相干平均法 利用耳声发射的个体稳定性与噪声随机性的特性实现减低噪声的目的。

2. 带通滤波法 利用耳声发射与噪声信号频谱分布特性的差异实现减低噪声的目的。

3. 阈值截取法 利用耳声发射与噪声信号强度的差异实现减低噪声的目的。

表 4-2-1 常用降噪方法一览表

降噪方法	基本思想
相干平均法	耳声发射具有个体稳定性→随叠加次数增加,耳声发射信号幅值提高 噪声具有随机性→随叠加次数增加,噪声幅值下降
带通滤波法	耳声发射信号与噪声信号的频谱分布不同 滤除噪声对应的频带范围达到去除噪声的目的
阈值截取法	预估信号的 SNR 若 SNR 采样 > SNR 预估,则采集该信号 反之放弃该信号,重新采样

(二)剔除刺激伪迹

刺激伪迹(stimulus arti)是指在测量 TEOAE 时,外耳道对刺激声直接反射的回声信号。由于刺激伪迹和耳声发射信号在时域上有重叠,并且刺激伪迹的强度远远高于耳声发射信号,因此为有效提取低幅度的耳声发射信号,必须去除刺激伪迹。此外,刺激伪迹作为一种确定性噪声,它的存在会造成耳声发射信号特征量(信号强度、相关率和信噪比等)计算上的误差。为避免误诊,必须除去刺激伪迹。目前常用的剔除刺激伪迹方法如下。

1. 导出非线性响应法 导出非线性响应法(derived nonlinear response,DNLR)又称非线性差分平均法,是剔除刺激伪迹的经典方法之一。此方法的依据是:①刺激伪迹的线性特点,伪迹幅值随刺激声强度增加而增大;② TEOAE 信号的非线性特点,当刺激声强度较大时 TEOAE 幅值不再增长;③麦克风记录到的信号由线性伪迹和非线性 TEOAE 信号组成;④利用"3+1"刺激序列,即由 3 个一倍强度的疏波和 1 个三倍强度密波构成刺激声组合,将所得信号进行相干平均。经过上

述处理所得信号即为去除了线性伪迹后的耳声发射非线性成分（图4-2-2）。DNLR可有效地去除刺激伪迹。但该方法亦有一定的局限性，由于整个刺激强度范围内耳声发射信号不是完全非线性，伪迹也非完全线性，因此既不能剔除刺激伪迹中的非线性成分，还可能会误消TEOAE中有价值的线性成分。

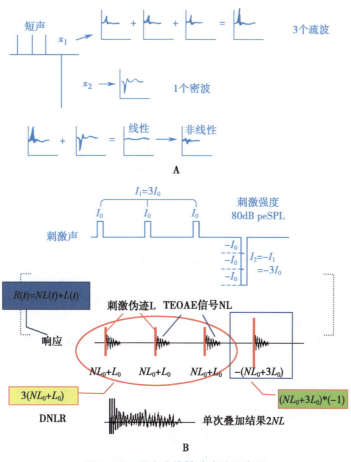

图 4-2-2 导出非线性响应法示意图

A."3＋1"刺激序列 B.DNLR推演示意图

2. 窗函数 它又称时域加窗法。此方法的依据是：①刺激伪迹在5ms内完全消失；②瞬态声诱发耳声发射有3～5ms的潜伏期，利用带通滤波的方法直接将5ms以前的信号截除。其突出优点是简单易行、伪迹剔除彻底。局限性是可能同时一并剔除TEOAE信号的一些短潜伏期成分。

此外，还有利用耳声发射信号与刺激伪迹出现的时间、频率不同来实现剔除刺激伪迹的双向滤波法、小波变换法等（图4-2-3）。值得注意的是，由于剔除刺激伪迹的方法均以耳声发射信号为非线性、刺激伪迹为线性作为前提，没有充分考虑低刺激强度下耳声发射信号的线性特性，因此各种剔除刺激伪迹的方法均在一定程度上损失TEOAE信号。随着耳声发射研究的不断深入，可能会不断出现更佳的剔除刺激伪迹的方法。

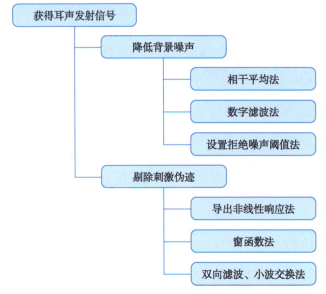

图 4-2-3　耳声发射信号处理流程图

【知识链接】

DNLR 详解

1. "3+1" 刺激序列　由 3 个强度为 I_0 的疏波（记为 $I_1 = I_0$）和 1 个强度为 $3I_0$ 的密波（记为 I_2, $I_2 = -3I_0$）组成一个刺激序列。

2. 刺激响应与输入的关系　非线性响应 $R(t)$ 可分解成线性成分 $L(t)$ 和非线性成分 $NL(t)$ 的组合，即

$$R(t) = NL(t) + L(t) \tag{4-2-1}$$

由 I_1、I_2 诱发的响应分别为：

$$R_1(t) = NL_1(t) + L_1(t) \tag{4-2-2}$$

$$R_2(t) = NL_2(t) + L_2(t) \tag{4-2-3}$$

则一个完整刺激序列诱发的响应为：

$$DNLR(t) = 3R_1(t) + R_2(t) \tag{4-2-4}$$

因耳声发射的锁相性特征，当刺激信号为疏波刺激 I_2 时其诱发响应同为负相；又因耳声发射的非线性特性特征，当刺激信号为高强度刺激声 I_2（强度为 $3I_0$）时耳声发射幅值不变，而刺激伪迹信号幅值为 I_0 的 3 倍。综上得出：

$$R_2(t) = NL_2(t) + L_2(t) \approx (-1) \times [NL_0(t) + 3L_0(t)] = -NL_0(t) - 3L_0(t) \tag{4-2-5}$$

将式（4-2-2）、式（4-2-5）代入式（4-2-4），可得：

$$DNLR(t) = [3R_0(t) + R_0(t)] \approx 2NL_0(t) \tag{4-2-6}$$

（资料引自：亓贝尔，刘博. 信号处理技术在瞬态声诱发耳声发射中的应用. 国际耳鼻咽喉头颈外科杂志，2009，33（6）：333-336.）

三、测试方法

由于耳声发射信号易受到外界环境影响，因此进行耳声发射测试时应特别注意测试条件的控制，包括测试环境、测试设备、测试及受试人员等。

1. 测试环境　符合国家标准的隔声室为最佳测试环境，若无法满足该条件应在本底噪声强度 <35dB（A）的安静房间内进行测试，并且应尽可能远离大型医疗设备、空调、风扇或通风机出风口、走廊、电梯间等嘈杂环境，测试过程中避免手机铃声、谈话声等噪声干扰。

2. 测试设备　声探头作为耳声发射测试仪中最重要、最精密的组成部分，在使用过程中要予以爱护。取用探头时应轻拿轻放、避免碰撞。测试前应清洁受试者外耳道，减少异物进入声探头的情况。若声探头内发现异物，应使用专用的清洁丝沿一个方向剔除异物，不可双向拉动以免将异物带入声探头深部，切忌用手指弹击探头。耳声发射探头作为声学设备，还应对其进行定期声学校准。

3. 测试人员　熟练掌握操作方法，其中声探头的选择与放置手法尤为重要，正确放置探头可有效避免声信号畸变，减少额外噪声，从而缩短测试时间，确保测试可靠性。放置探头前应首先选择与外耳道直径匹配的耳塞，而后将其紧密连接于声探头体，牵拉耳郭使外耳道平直后将探头密闭于外耳道内。探头放置的最佳状态是无外力支撑条件下，探头可保持稳定插入并密闭于外耳道（图 4-2-4）。在测试过程中还应随时关注声探头状态，以免在测试过程中移位或脱出。

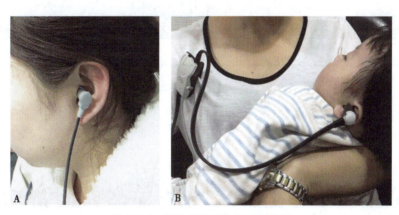

图 4-2-4　探头放置最佳状态示意图
A. 成人患者放置示意图　B. 儿童患者放置示意图

4. 受试人员　避免在感冒或存在其他影响中耳功能的疾病时进行测试。成年受试者多采用舒适坐位。婴幼儿多由父母怀抱完成测试，低龄儿童受试者则多需坐在父母腿上。测试过程中受试者应保持安静状态，尽量避免吞咽和粗重喘气。婴幼儿受试者可在自然睡眠中测试，无法配合的幼儿可考虑使用镇静剂镇静。

（亓贝尔）

第三节　自发性耳声发射

自发性耳声发射（spontaneous otoacoustic emission，SOAE）是指无任何外界声刺激的情况下，来源于耳蜗并在外耳道内记录到的窄带声信号。

一、记录方法与参数设置

1. 刺激方式和刺激参数

（1）刺激方式：测试系统不给出刺激声信号。

（2）刺激参数：无。

2. 典型图形　典型SOAE在频谱上显示为一个或多个近似纯音的音频信号，表现为孤立的窄带谱峰。SOAE既可以单峰形式出现，亦可以多峰形式出现，有些个体SOAE信号平均分布在整个频率范围内，有些个体SOAE信号呈丛状出现（图4-3-1）。

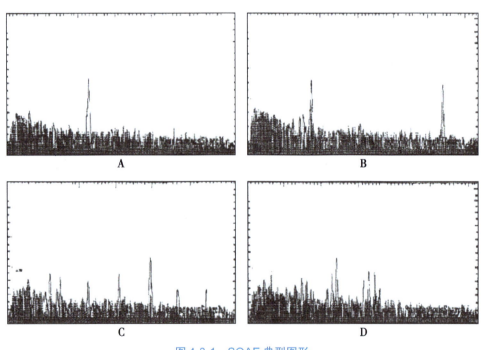

图 4-3-1　SOAE 典型图形
A. 单峰　B. 多峰　C. 平均分布　D. 丛状分布

二、临床特性

1. 检出率　听力正常人群中SAOE检出率为30%～50%，其中女性高于男性，婴幼儿高于成人。

2. 频率分布　SOAE频率分布在500～6 000Hz，多集中于1 000～4 000Hz。成人和婴幼儿频率分布范围有所不同，成人多分布在1 000～2 000Hz，婴幼儿多分布在 2 000～5 000Hz。

3. 反应幅度　SOAE 强度多在 −10～20dB SPL，婴幼儿高于成年人。SOAE 频率和强度均较为稳定，但相对而言个体的 SOAE 频率更为稳定，强度则会稍有变化，但这种变化多在长期连续的观察中方可发现，其强度变化的原因目前尚不清楚。此外，外界声刺激、温度改变以及药物作用会对 SOAE 特性产生影响。

第四节　瞬态声诱发耳声发射

瞬态声诱发耳声发射（transient evoked otoacoustic emission，TEOAE）是指耳蜗受到外界短暂脉冲声刺激后经过一定潜伏期、以一定形式释放出的音频能量。由于有一定的潜伏期也被称为延迟性耳声发射，并且它能重复刺激声内容，类似回声也称 Kemp 回声（Kemp echo）。

一、记录方法与参数设置

1. 刺激方式和刺激参数

（1）刺激方式：测试系统内单个扬声器工作。

（2）刺激参数：多采用"3＋1"非线性给声方式。给声速率 80 次 /s 或 50 次 /s，刺激声多采用脉冲宽度 80～100μs 的短声（80μs 最为常用），刺激强度多采用 80dB peSPL，叠加次数为 150～2 048 次，扫描时间多为 20ms，扫描延时 2.5～5ms。

（3）测试环境：TEOAE 对测试环境没有十分严格的要求，一般只需要在安静、背景噪声强度＜35dB（A）的环境中即可。

2. 典型图形　典型 TEOAE 信号为时域显示图形（图 4-4-1）。TEOAE 信号相对于刺激的延迟时间为 2～5ms，持续时间为 15ms。对 TEOAE 信号可进行频率谱分析、反应阈判定、重合相关性、稳定性分析等。

3. 信号识别　鉴别检出信号是否为 TEOAE 的标准包括：①波形具有可重复性；②高强度刺激时呈现的非线性饱和特性；③反应出现于特定的频率范围，并有频率离散现象。

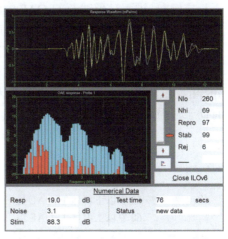

图 4-4-1　TEOAE 典型图

二、临床特性

TEOAE 的临床特性见表 4-4-1。

1. 检出率　听力正常人群中 TEOAE 检出率接近 100%，未检出的原因目前尚不十分明确，考虑与中耳或外耳道的解剖异常、仪器设备以及外界噪声均有关。随着年龄增长，TEOAE 检出率呈下降趋势，60 岁以上人群中 TEOAE 检出率明显下降。

2. 频率分布　TEOAE 频率分布与刺激信号频率特性相关,如以短声(click)诱发的 TEOAE 多分布于 500～5 000Hz,以 1 000～3 000Hz 为主;以短纯音(tone burst)诱发的 TEOAE 频谱范围与诱发信号相近。

此外,宽频刺激声(如短声)诱发的 TEOAE 具有明显的频率离散特点,即在时间上先出现高频成分,再依次出现中频、低频成分。这种频率离散现象的产生原因是不同频率的行波在基底膜上行走的距离不同。高频行波定位于距离镫骨足板很近的耳蜗底转,故其发射最早出现在外耳道中;而低频行波需要传至较远的顶转,故其发射返回得较晚。

3. 反应幅值　听力正常人群中以中等强度刺激声(60～80dB SPL)诱发的 TEOAE 幅值多在 −5～20dB SPL。TEOAE 反应幅值存在明显的年龄差、耳间差和性别差。儿童较成人的反应幅值大,女性较男性反应幅值大,右耳较左耳反应幅值大。

4. 反应阈　听力正常人群的 TEOAE 反应阈一般低于其对刺激声的主观感受阈。TEOAE 反应阈无明显的耳间差异,90% 以上的听力正常人 TEOAE 双耳间反应阈差小于 10dB。40 岁以上人群 TEOAE 反应阈呈上升趋势,反应阈随年龄增加而提高的现象反映出耳蜗功能的退化。因而,有学者提出 TEOAE 测试可更为灵敏地发现老年性听力损失。

5. 输入/输出曲线　TEOAE 输入/输出曲线(I/O 曲线)具有明确的非线性特征,在低强度刺激时 I/O 曲线近乎线性,当刺激声强度达到 20dB nHL(约为 50dB SPL)时 TEOAE 增长趋向饱和,表现出明确的非线性。

6. TEOAE 与 SOAE　SOAE 和 TEOAE 之间的相互干扰可以使 TEOAE 出现不稳定倾向,进而对受试者 TEOAE 的波形、反应和增长曲线产生影响。

7. TEOAE 与对侧声刺激　对侧声刺激对同侧(检查侧)TEOAE 的影响主要表现为 TEOAE 幅值下降,也可伴有 TEOAE 潜伏期改变。目前研究指出,这种抑制现象是由听觉传出系统的内侧橄榄耳蜗束(medial olivocochlear system,MOC)介导的,虽然该反馈调节机制意义尚未完全明确,但多数学者认为其负反馈作用有助于在强声暴露时保护内耳。

表 4-4-1　TEOAE 特征表现汇总

参数	TEOAE 特性表现
检出率	60 岁以下群体 TEOAE 检出率近 100% 60 岁以上群体 TEOAE 检出率可降至 35% 左右
频率分布	短声诱发 TEOAE 多分布于 500～5 000Hz,以 1 000～3 000Hz 为主
幅值	幅值多分布于 −5～20dB SPL,很少超过 20dB SPL 儿童 > 成人
反应阈	反应阈多在 −5dB nHL 左右 90% 以上听力正常人的双耳间反应阈差值小于 10dB
I/O 曲线	具有明确的非线性特征
其他	TEOAE 与 SOAE:SOAE 使 TEOAE 出现不稳定倾向 TEOAE 与对侧声刺激:对侧声刺激抑制 TEOAE 幅值、影响 TEOAE 潜伏期

动物的 TEOAE

目前常用的实验室动物中多不易引出 TEOAE。文献记载曾引出 TEOAE 的动物有猴、猫、豚鼠和蝙蝠。其中蝙蝠的 TEOAE 引出率较高，且蝙蝠 TEOAE 的频率也在超声波范围。引出率仅次于蝙蝠的是灵长类动物，有研究指出猴的 TEOAE 引出率可达 65% 以上。猴 TEOAE 的特征表现（包括其频率范围和 I/O 曲线等）都与人类十分接近。在啮齿类动物，TEOAE 的引出率较低，多数情况下不能引出。

（亓贝尔）

第五节　畸变产物耳声发射

畸变产物耳声发射（distortion product otoacoustic emission，DPOAE）是指耳蜗受到两个具有一定频率比关系的初始纯音刺激时，由于基底膜的非线性调制作用而产生的一系列畸变信号，经听骨链和鼓膜传导，并释放入外耳道内的音频能量。

DPOAE 的产生与耳蜗非线性相关，其信号出现在与两个刺激声有关的固定频率上，遵循 $nf_1 \pm mf_2$ 的公式，以 $2f_1-f_2$ 处的反应幅值最大。DPOAE 具有良好的频率特性，并可在较广泛的频率范围内（500～8 000Hz）记录到，据此可以做出 DP 图（DP-gram）以显示耳蜗全频听功能状况。

一、记录方法与参数设置

由于 DPOAE 的产生需要具有一定频率比关系的两个初始纯音同时刺激耳蜗，故声探头内除有一个高灵敏度麦克风外，还需要有两个微型扬声器，因此 DPOAE 的记录设备较 TEOAE 设备复杂。

1. 刺激方式和刺激参数

（1）刺激方式：测试系统内两个扬声器同时工作。

（2）刺激参数：两个初始刺激声的频率比为 1.1～1.3，以 $f_2:f_1=1.22$ 为最佳；两个初始刺激声的强度相等或有一个固定的差强值，临床上较为常用的参数有 3 种，分别为 $L_1/L_2=65/55$，$L_1/L_2=65/50$ 以及 $L_1/L_2=70/70$。

（3）测试环境：测试要求与 TEOAE 一致。

2. 典型图形　典型 DPOAE 信号为频域显示（图 4-5-1），多表现为纯音样的窄带谱峰，出现在与两个初始刺激声相关的固定频率上，遵循 $nf_1 \pm mf_2$（n、m 皆为整数）。

3. 信号识别　鉴别检出信号是否为 DPOAE 的标准包括：①出现于固定频率处；②纯音样窄带谱峰；③反应幅值超出本底噪声 3dB 以上（亦有学者主张以反应幅值超出本底噪声 2 倍标准差或超出 95% 可信区间作为检出标准）。

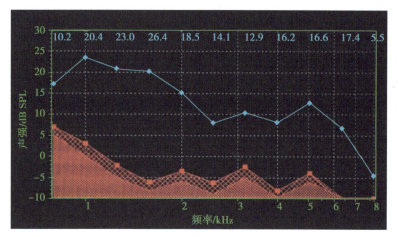

图 4-5-1 DPOAE 典型图

二、临床特性

DPOAE 的临床特性见表 4-5-1。

1. 检出率 听力正常耳 DPOAE 检出率可达 90% 以上，除低频段检出率稍低外，其他频段检出率接近或达到 100%。

2. 频率分布 听力正常耳的 DPOAE 反应范围通常为 500～6 000Hz。

3. 反应幅值 DPOAE 反应幅值与受试者年龄、初始刺激声的频率和强度均有关。新生儿群体的 DPOAE 幅度较儿童、成人大。初始刺激声强度相等、频率比接近 1.2 时，DPOAE 幅值最大。初始刺激声频率比固定、刺激强度较高且相等时 DPOAE 幅值较大。

4. 潜伏期 DPOAE 潜伏期亦与初始纯音频率差、强度差有关。初始纯音刺激声强度越高，DPOAE 潜伏期越短；初始纯音刺激声频率比值越高，DPOAE 潜伏期越短。

5. 输入/输出曲线 DPOAE 的 I/O 曲线具有明确的非线性特征，即初始纯音刺激声为中低强度时，DPOAE 的 I/O 曲线呈线性关系（斜率接近 1）；当刺激强度增加到 60～70dB SPL 时，DPOAE 幅值不再随刺激强度提高而增加，I/O 曲线达到饱和。

需要注意的是，虽然 DPOAE 输入/输出曲线具有明确的非线性特征，但在形态上，有较大的个体差异性，如可检出 SOAE 的个体，其 I/O 曲线相对较平坦，且会有切迹现象出现。

6. 纯音听阈与 DPOAE DP 图与纯音听力图之间具有一定的对应关系。随纯音听阈下降，感音神经性听力损失患者的 DPOAE 引出率和幅值均降低。临床观察发现当测试耳纯音听阈≥35～40dB HL，很难记录到 DPOAE。但是需要特别指出的是，能否引出 DPOAE 并不单纯取决于纯音听阈，尚与造成听力损失的病因以及个体差异相关。临床上亦可见由于蜗后病变引起的听力损失，虽纯音听阈超过 80dB HL 而 DPOAE 接近正常者，或因耳蜗病变听力损失仅 20dB HL 而 DPOAE 完全消失者。

7. DPOAE 与 SOAE　SOAE 的存在可对 DPOAE 的幅值产生影响,通常表现为 DPOAE 幅度增加。但是这种影响趋势随初始纯音刺激声强度的增加或刺激频率比值的增加而减弱。

8. DPOAE 与对侧声刺激　对侧声刺激可对同侧记录的 DPOAE 产生影响,有研究表明对侧持续白噪声刺激可使 DPOAE 幅值下降 3dB 或以上。

表 4-5-1　DPOAE 特性表现汇总

参数	DPOAE 的特性表现
检出率	听力正常耳 90% 以上
频率分布	反应范围通常在 500~6 000Hz
幅值	通常比刺激强度低 45~75dB,但个体差异较大 新生儿>儿童>成人
潜伏期	初始纯音刺激声强度越高,DPOAE 潜伏期越短 初始纯音刺激声频率比值越高,DPOAE 潜伏期越短
I/O 曲线	具有明确的非线性特征,但个体差异较大
其他	DPOAE 与纯音听阈:DP 图与纯音听力图之间具有一定的对应关系 DPOAE 与 SOAE:SOAE 可提高 DPOAE 幅值 DPOAE 与对侧声刺激:对侧声刺激抑制 DPOAE 幅值

【知识链接】

TEOAE 与 DPOAE

1. 两者均为耳蜗主动机制的产物且具有一定相关性,特别是中低频部分相关性较好。

2. TEOAE 优势:对听力损失更敏感;click 声诱发的 TEOAE 可作为中频区(1 000~4 000Hz)听力损失的筛选方法,即引出 TEOAE 可表明 1 000~4 000Hz 平均听阈不超过 30dB HL。

3. DPOAE 优势:具有明确的频率特性;与纯音听阈之间具有一定的相关性。

(亓贝尔)

第六节　耳声发射测试的临床应用

由于耳声发射测试具有客观、无创、快速、稳定性好的优势,广泛应用于听力损失的早期发现、听觉有害因素动态监测、听力损失定位诊断以及助听器选配和人工耳蜗植入术前评估等领域,是临床工作中确认听力损失类型、制定治疗、康复和干预的重要参考依据。

一、耳声发射测试在新生儿听力筛查中的应用

听力损失是人类最主要的感觉缺失之一,是导致言语交流障碍的首要因素,发生于新生儿和婴幼儿期听力损失将对儿童的言语、认知发育和学习发展造成不

良影响。如果能够早期发现先天性听力损失，并进行科学干预、系统康复，将有效降低不良后果，同时减少听力损失儿童家庭的经济负担。以耳声发射技术为主要测试方法的新生儿听力普遍筛查（universal newborn hearing screening，UNHS）应运而生，新生儿听力普遍筛查是指使用客观的电生理学方法，对所有活产出生的新生儿进行听力筛查。

2000年世界卫生组织（World Health Organization，WHO）提出采用耳声发射技术作为新生儿听力普遍筛查的首选方法，2004年我国卫生部颁布《新生儿听力筛查技术规范（2004版）》明确指出以耳声发射技术作为新生儿听力普遍筛查技术方法，目前耳声发射测试已成为听力损失检测和监测的重要组成部分之一。

1. 筛查阶段技术流程

（1）正常出生新生儿筛查流程：多采用两阶段筛查法，即出生后48小时至出院前完成初筛，未通过者及漏筛者于42天内均应当进行双耳复筛。复筛仍未通过者应当在出生后3个月内转诊至省级卫生行政部门指定的听力障碍诊治机构以接受进一步诊断。

（2）新生儿重症监护治疗病房新生儿筛查流程：待新生儿出院前进行自动听性脑干反应筛查，未通过者直接转诊至听力障碍诊治机构。

（3）听力损失高危因素新生儿筛查流程：即使通过听力筛查，仍应当在3年内每年至少随访1次，在随访过程中怀疑有听力损失时，应当及时到听力障碍诊治机构就诊。

2. 测试参数

（1）TEOAE参数：非线性短声、刺激声强度72～80dB peSPL。

（2）DPOAE参数：初始纯音刺激声频率比$f_2 : f_1 = 1.22$，初始纯音刺激声强度$L_1 = 65dB\ SPL$和$L_2 = 55dB\ SPL$，测试频率$f_2 = 2\,000$、$3\,000$、$4\,000$、$5\,000Hz$。

3. 结果解读 目前用于新生儿听力筛查的设备多为筛查型耳声发射，具有自动判读结果的功能，测试结果显示"Pass"，提示受试者外毛细胞功能正常，即通过听力筛查；测试结果显示"Refer"则提示受试者在外耳、中耳至耳蜗外毛细胞通路上的一个或多个部位可能出现异常，需要接受复查或转诊至上级医疗机构确诊。

二、耳声发射测试在听力损失动态监测中的应用

耳声发射技术的另一个重要应用就是对听力损失进行动态监测，由于耳声发射的变化先于纯音听阈、耳蜗微音电位和AP/SP等，且这种变化多发生于耳蜗毛细胞出现形态学变化之前，因此利用耳声发射可有效发现可能或即将出现的听力损失。此外，耳声发射具有测试时间短、易于掌握等优势，因此采用该测试方法对大群体进行监测具有现实意义。其中最常用的监测领域为职业病防护（噪声暴露的职业）和耳毒性药物使用。

噪声防护的关键环节就是"早"，通过定期监测听力，做到"早发现（听力损失）"、"早远离（噪声环境）"、"早治疗（听力损失）"，以缓解暂时性阈移或控制听力损失的下降程度及速度。

在使用药物过程中，耳毒性药物可能会对某些人群的听觉产生有害影响，在

必须使用耳毒性药物进行治疗时,为减少其可能出现的副作用,及指导临床合理用药,可采用耳声发射测试对受药者进行听力损失动态监测,一旦出现耳声发射特征值改变,应及时调整或停止用药。

三、耳声发射测试在听力损失定位诊断中的价值

由于耳声发射是耳蜗主动机制的产物,耳声发射正常提示受试耳的耳蜗功能基本完整,耳声发射反应幅值下降或消失则提示受试耳的耳蜗功能受损或缺失。现有的动物实验业已证实在 Corti 器或血管纹发育不良的大鼠模型中无法记录到耳声发射反应,耳蜗发育正常而中枢发育障碍的大鼠仍可记录到与正常动物相同的耳声发射反应。因此,耳声发射可以作为检测耳蜗功能正常与否的重要工具,将耳声发射与其他听力学检测联合使用,可对听力损失出现的部位进行定位诊断。

如感音神经性听力损失患者可记录到正常或幅值增大的耳声发射反应,可推断该患者的耳蜗功能完整性良好,其致聋病变很可能出现于耳蜗之后,若同时有听性脑干反应异常及镫骨肌声反射消失,即可确诊为蜗后病变。耳声发射虽有助于区分感音神经性听力损失的病变位置,即感音性听力损失(蜗性)或神经性听力损失(蜗后)。但需特别注意的是,部分神经性听力损失者亦无法引出诱发性耳声发射,其原因可能是蜗后病变累及耳蜗的血供和神经支配,导致耳蜗受累,继发耳蜗的功能性改变,从而导致耳声发射异常。因此,对于病程较长的感音神经性听力损失者,除进行全面听力学检查外,还需结合影像学等检查,方可进行分析判断。

【知识链接】

耳声发射测试与听神经谱系障碍

听神经谱系障碍(auditory neuropathy spectrum disorder, ANSD)是一种特殊的神经性听力损失,由于该类患者的听力损失类型多以低频损失为主,因此曾有学者将这种特殊疾病称为中枢性低频感音神经性听力损失。随着研究的不断深入学者们发现该类患者的听力学表现具有

1. 纯音听力图显示以低频损失为主的感音神经性听力损失。
2. 听力损失具有对称性,且呈进行性加重趋势。
3. 耳声发射反应幅值较听力正常人更大,并不为对侧声刺激所抑制。
4. 听觉脑干诱发电位缺失或严重异常。
5. 言语识别阈升高,与纯音听阈不成比例;言语识别率明显下降。
6. 自发性耳声发射的检出率明显高于听力正常组,且频数较多。

推断其病变部位来自听觉传导通路耳蜗以上部位,是一种神经性听力损失并最终将其命名为听神经谱系障碍。

四、耳声发射测试在助听器验配和人工耳蜗植入术前评估中的作用

助听器和人工耳蜗作为目前最为常用的人工听觉装置,可实现改善患者听力的目的,其应用必须依托使用者完整的听觉传导通路。耳声发射检查作为反映耳

蜗功能的听力学常规检查项目,其与其他听力学检查相互印证时,可对听力损失进行较好的定位,从而预估人工听觉装置的使用及效果。

如果患者的 ABR 异常、声反射引不出、纯音听阈升高而耳声发射正常,表明患者的耳蜗功能正常而听神经功能异常(即感音功能正常、神经传导功能异常),通过助听器放大声音或通过人工耳蜗替代病变的外毛细胞可能无法改善听力或作用甚微,该类患者并非助听器验配和 / 或人工耳蜗植入术的最佳适应证,应考虑人工听觉脑干等其他人工听觉辅助装置。若未对该患者进行耳声发射检查,仅依据 ABR 异常、声反射引不出、纯音听阈升高的听力学检查结果而判断,则极有可能误诊为感音性听力损失,从而选配助听器或行人工耳蜗植入术,最终导致干预效果甚微,甚至不佳。

因此,在为感音神经性听力损失者验配助听器前或人工耳蜗术前评估中,必须进行全面而准确的听力学评估,切不可忽视耳声发射检查的必要性和重要性。

(亓贝尔)

扫一扫,测一测

听觉诱发电位测试

知识要点

听觉诱发电位（auditory evoked potential，AEP）是指声刺激引起的外周和 / 或中枢听觉系统的生物电反应。听觉诱发电位可作为一项客观听力检查方法，如用于听力筛查和听阈评估，也可用于听觉神经传导通路病变的定位诊断，如对于传导性、感音性和神经性听力损失的区分，以及脑干或中枢神经系统病变的诊断。AEP 还被广泛用于耳科或神经科相关手术的术中监测，通过观察手术过程中 AEP 相关指标的变化，可动态评估听觉系统的功能。

第一节 听觉诱发电位测试概述

神经系统活动时会产生电信号，该信号可通过放置在头部的电极进行拾取，然后显示在记录装置的屏幕上。在无外部刺激的情况下，这种在头部记录到的自发性电信号，称为脑电图（electroencephalogram，EEG）。当有外部刺激时，如听觉或视觉等各种信号，神经系统将对此产生反应，并产生可由电极记录到的电信号的变化。因此，神经系统对外部刺激的反应可以被记录装置上显示的电信号的变化所呈现，这种电反应称为诱发电位（evoked potential，EP）。当外部刺激为声音时，它们被称为听觉诱发电位（auditory evoked potential，AEP）。此外，视觉或体感刺激引发的诱发电位分别称为视觉诱发电位（visual evoked potential，VEP）和躯体感觉诱发电位（somatosensory evoked potential，SEP）。听觉诱发电位可以用于评估听觉系统的功能和状态。无创是 AEP 的一大优势，即几乎其所有电位都可通过身体外部用皮肤表面电极进行记录和分析。

一、概念与分类

听觉诱发电位可通过不同的标准进行分类和命名，这些分类方法通常包括依据 AEP 的潜伏期、内外源性、瞬态稳态以及解剖起源等。

（一）按照潜伏期分类

按潜伏期分类是应用最普遍的。听觉诱发电位潜伏期（latency of auditory evoked potential）是指从给出声刺激到神经系统产生电活动的时间间隔。根据潜伏期分类方法，AEP 可分为短潜伏期反应、中潜伏期反应和长潜伏期反应三类（图 5-1-1）。

1. 短潜伏期反应 短潜伏期反应（short latency responses，SLR）的波形通常

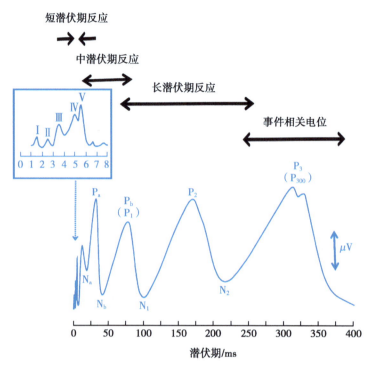

图 5-1-1　听觉诱发电位按照潜伏期分类方式示意图

出现在 10～15ms，包括听性脑干反应（auditory brainstem response，ABR）、耳蜗电图（electrocochleogram，ECochG）等。耳蜗电图又包含耳蜗微音电位（cochlear microphonic potential，CM）、总和电位（summating potential，SP）和动作电位（action potential，AP）三种成分。

2. 中潜伏期反应　中潜伏期反应（middle latency response，MLR）的波形出现在 15～80ms，也称为中潜伏期听觉诱发电位（middle latency auditory evoked potential，MLAEP），包括早期成分（N_a、P_a）和晚期成分（N_b、P_b）。

3. 长潜伏期反应　长潜伏期反应（long latency responses，LLR）的波形通常出现在 80ms 以后，也称为长潜伏期听觉诱发电位（long latency auditory evoked potential，LLAEP）。长潜伏期反应通常认为由 P_1、N_1、P_2 和 N_2 四个成分组成。事件相关电位（event-related potential，ERP）也属于长潜伏期反应，包括 P_{300}、N_{400}、失匹配负波（mismatch negativity，MMN）以及伴随负反应。

（二）按照内源性和外源性分类

AEP 的另一种主要分类方法为根据刺激和反应的关系分类。AEP 可分为外源性、内源性或两种兼有。

1. 外源性 AEP　外源性（exogenous）AEP 是指受刺激本身的物理参数所影响的听觉诱发电位，这些参数包括刺激声强度、频率、持续时长以及信号的上升时间等。外源性 AEP 覆盖了从短潜伏期、中潜伏期到长潜伏期的所有听觉诱发电位，ABR 是一种典型的外源性 AEP。

2. 内源性 AEP　内源性（endogenous）AEP 很少受刺激信号的参数影响，而更多受与刺激相关的前后关系以及受试者对这种关系的认知能力等因素的影响,内源性电位的潜伏期通常都很长。内源性 AEP 与受试者对特定事件的心理学处理过程(注意或记忆)相关,如在一连串重复的刺激信号中听到一个偏差(deviation)信号。正因为内源性 AEP 与刺激信号前后关系密切相关,往往属于事件相关电位。一种典型的内源性诱发电位是 P_{300},更高程度的认知参与会影响内源性电位,例如,如果受试者注意刺激信号,记录到的 P_{300} 幅度就会更高,而在不注意刺激声的情况下,幅度会较低。通常而言,AEP 的潜伏期越长,越有可能受到内源性影响。

(三)按照瞬态和稳态分类

AEP 还可从瞬态和稳态的角度进行划分。

1. 瞬态反应 瞬态(transient state)是指反应在信号给声时出现,刺激信号的波形和诱发电位的波形之间没有交叉。典型的瞬态电位包括耳蜗电图中的复合动作电位、听性脑干反应以及产生于皮层下或皮层结构的中潜伏期反应等。

2. 稳态反应 稳态(steady state)是指由具有重复性或连续性的刺激所产生的诱发电位,刺激信号与诱发电位存在时间上的交叠。典型的稳态反应包括耳蜗电图中的总和电位、脑干产生的频率跟随反应(frequency following response,FFR)以及听性稳态反应,在靠近耳蜗的记录条件下,耳蜗微音电位也可被认为是一种稳态反应。

除了上述三种分类方式,还可根据 AEP 的解剖起源以及 AEP 的记录方式进行分类。

(四)按照发生源的解剖部位分类

根据 AEP 不同波形发生源的解剖部位,可分为听觉外周、脑干、皮层下和皮层起源。但应注意,由于听觉诱发电位的神经生物学起源尚不完全明确,并且同一个反应的不同波形可能来自不同的解剖起源,因此这种分类方式不够准确。按照粗略分类,通常可认为,ECochG 主要起源于耳蜗,属于外周性反应;ABR 主要起源于耳蜗和脑干,可代表脑干水平的诱发电位;MLR 代表皮层下的电反应;而LLR 基本代表听觉皮层的电反应。

(五)按照记录方式分类

从 AEP 记录方式的角度,可根据记录电极与诱发电位发生器的距离,分为近场记录和远场记录两种。近场记录时,记录电极靠近或位于诱发电位发生器,如通过鼓岬电极或鼓膜电极记录的 ECochG。远场记录时,记录电极距离诱发电位发生器较远,经头皮电极记录到的 AEP 通常均为远场记录。

上述不同分类方式汇总情况见表 5-1-1。

表 5-1-1 听觉诱发电位的不同分类方式

名称	潜伏期/ms	内/外源性	瞬态/稳态	解剖起源	生理描述
CM	0	外源性	稳态	毛细胞	耳蜗源性
SP	0	外源性	稳态	毛细胞	耳蜗源性
AP	0~2	外源性	瞬态	听神经	神经源性
ABR	1~15	外源性	瞬态	听神经、脑干	神经源性

续表

名称	潜伏期/ms	内/外源性	瞬态/稳态	解剖起源	生理描述
FFR	6～8	外源性	稳态	脑干	神经源性
N_a、P_a	15～35	外源性	瞬态	皮层下、皮层	神经源性
P_1、N_1、P_2	50～250	外源性为主	瞬态	听皮层	神经源性
MMN	150～300	内源性为主	瞬态	听皮层	神经源性
P_{300}	250～400	内源性为主	瞬态	听皮层	神经源性
N_{400}	350～500	内源性	瞬态	听皮层	神经源性
ASSR	10～30	外源性为主	稳态	脑干、皮层下、皮层	神经源性

二、测试原理和相关基础知识

（一）听觉诱发电位测试的原理

在听觉诱发电位的记录流程中，首先需要由信号发生器产生刺激声，并通过换能器将此声信号传递给受试对象。然后通过电极记录系统获取听觉系统产生的电位，通常采用 Jasper 在 1958 年提出的国际 10-20 标准导联系统进行记录。最后通过对记录到的微弱电信号进行放大、滤波和叠加平均，提取出听觉诱发电位。

听觉诱发电位通常采用头皮表面电极或针电极进行记录，根据记录电极距离电位发生器的远近，可分为近场记录和远场记录两种方式。这两种记录方式都是基于容积导体和偶极子的原理与模型。颅脑可理解为一个容积导体，而每个电位发生器都当作电场偶极子处理。因此，在头颅任一个位置通过电极记录到的电位，都是多个偶极子的电势叠加结果。任何一个偶极子产生的电势也可在头颅的不同位置记录到，并且该数值与偶极子和记录点两者之间的距离和角度相关。

（二）听觉诱发电位相关的基础知识

1. 信号与噪声　当听觉系统无外部声刺激的时候，电反应以皮层活动为主。这时通过头部电极记录到的信号被称为脑电信号，其幅度可高达 50～100μV，清醒状态下脑电信号的频率约在 20Hz 以上，而在困倦或睡眠状态下分别会低至 10Hz 和 3Hz。当听觉系统受到外部声刺激后，会在外周和中枢神经系统产生电活动，即听觉诱发电位。相比于 EEG，AEP 的幅度更低，通常不超过数毫伏。听觉诱发电位记录，就是将期望的诱发电位从高于其强度数十倍的 EEG（包括背景噪声、希望滤除的信号）中提取出来。因此如果不采用适当的处理方法，就无法将 AEP（信号）从 EEG（噪声）中提取出来。实现信号提取的基础是数字信号处理（digital signal processing，DSP）技术。

2. 数字信号处理技术　为了理解 DSP 在 AEP 信号提取中的作用，首先需要理解两个概念，模拟信号（又称连续信号）和数字信号（又称离散信号）。模拟信号是指在时间上是连续的点，通过电极记录到的 EEG 和 AEP 都属于连续信号。数字信号是指在时间上是有限的采样点，而只有数字信号才能进行 DSP 运算。因此通过电极拾取到的信号必须首先进行模拟 - 数字（analog-digital，A-D）转换，才能进行后续处理。在模拟 - 数字转换过程中，最重要的概念是采样率，根据 Nyquist

采样定律,采样率需至少为信号中最高频率的 2 倍,否则会发生信号混叠。例如,要分析的 ABR 信号中最高频率为 1 000Hz,那么采样率需至少要超过 2 000Hz。

3. 时域和频域 刺激声信号和 AEP 波形,可以理解为随着时间变化的一组波形,这就是时域信号的概念,但这两种信号也可被理解为按照频率能量分布的波形,这时信号的幅度被理解为单位频率范围内的能量分布,这就是频域的概念。本章要介绍的多数 AEP 信号通常都通过时域显示和分析,如 ABR、ECochG 等,也有部分信号更多通过频域显示,如 FFR 和 ASSR,但任何 AEP 信号的频域显示都有助于理解滤波器对信号的影响。

4. 叠加平均 诱发电位在多次叠加处理后,其幅度可出现线性增加;而自发脑电和其他噪声信号在叠加后以均方根值增加。通过数学公式表示,AEP 经过 N 次叠加后,其幅度会增加到 N 倍;EEG 经过 N 次叠加后,幅度会变为 $\sqrt{N}$。因此通过叠加平均,信噪比(signal-noise ratio,SNR)与叠加次数的平方根成正比。表 5-1-2 为叠加次数与信噪比之间关系的示例。

表 5-1-2 叠加次数与信噪比的关系

叠加次数 N	信噪比改善 $\sqrt{N}$
2	1.41
4	2.00
10	3.16
100	10.00
1 000	31.62
10 000	100.00

三、检测系统的结构

听觉诱发电位检测系统包括换能器、放大器、滤波器、叠加器和电极系统。换能器用于产生各种声刺激,电极系统用于拾取皮肤表面电信号,放大器和滤波器对记录到的微弱的 EEG 信号进行放大处理,并进行模拟 - 数字转换和滤波处理,以提取需要的 AEP 信号。其中换能器属于刺激系统,电极系统、放大器、滤波器和叠加器属于采集系统。

(一)刺激系统

刺激系统由换能器组成,是听觉诱发电位检测系统中用于产生各种刺激声信号的部分,如 ABR 所需的短声、短纯音等,ASSR 所需的各种调制声信号,以及在长潜伏期诱发电位中需要的言语声等。这些刺激信号的不同参数会对 AEP 波形产生各种影响。

1. 换能器类型 AEP 记录中常用的换能器包括插入式耳机、压耳式耳机、扬声器、骨振器等。插入式耳机(如 ER-3A)在临床工作中应用更广,其优势在于通过声管设计,将换能器盒与耳塞进行分离,并产生约 0.9ms 的时间延迟,换能器产生的电伪迹不容易被电极所拾取。此外,插入式耳机增大了耳间衰减,故可减少

AEP 记录过程中掩蔽的使用。与纯音听阈测试相似，在气导 AEP 阈值改变的情况下，需要进行骨导 AEP 测试，这时就需要使用骨振器作为换能器提供刺激。

2. 刺激声类型 由于诱发电位反映的是听觉系统受到刺激后的同步化电活动，只有短促的刺激声才能保证神经活动的同步化。因此 AEP 刺激声需要采用短时程信号，临床常用的刺激声包括短声、短纯音、短音、简短言语声等。

对于短潜伏期诱发电位而言，这种同步化反应的要求更高，因此必须选择短促的刺激声，如短声和短纯音。而对于中长潜伏诱发电位，对同步化要求不高，这时可采用时程较长的言语声进行刺激，如 /bɑ/、/dɑ/ 等。

（1）短声（click）：是以宽度为 100μs 的方波电脉冲输入耳机或扬声器，产生的一种宽频带声信号。短声的特点为从时域角度分析其持续时间很短，仅有数毫秒，但从频域角度分析，其频谱较宽，因此也被称为宽带短声。由于短声的上升时间快，所以其是引起神经冲动同步化最佳的信号，可得出最清晰的反应波形。由于耳机以及耳部结构对传声的影响，短声到达耳蜗时，成为声压逐渐衰减、峰能量主要集中在 2 000～4 000Hz 的声信号（图 5-1-2）。短声的缺点是不似纯音具有频率特异性。

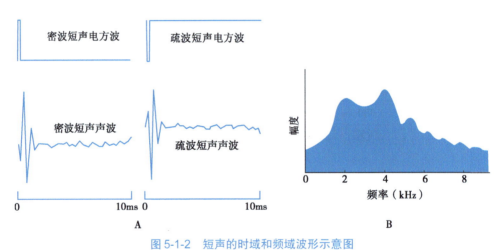

图 5-1-2　短声的时域和频域波形示意图
A. 短声疏波和密波的时域波形　B. 短声的频域波形

（2）滤波短声（filtered click）：是将 100μs 的方波电脉冲通过窄带滤波器滤波，再输入耳机或扬声器所产生的声信号。如选用 1/3 倍频程滤波器进行处理，输出即为含一系列（6～7 个）的准正弦波，其正弦波的频率决定于滤波器的滤波带通的中心频率。高频的滤波短声具有一定的频率特异性，低频时（250、500、1 000Hz）频率特异性较差。

（3）短纯音（tone burst）：与纯音具有类似的频率特异性，但时程仅为数十至上百毫秒的纯音段，具有上升段、平台段、下降段。图 5-1-3 展示了短纯音的时域波形和频域波形（分别为 500、1 000、2 000Hz 的短纯音）。

（4）短音（tone pip）：其声学波形与滤波短声的波形甚为相似，频谱的外形与滤波短声的外形基本相仿。与短纯音的区别是，短音仅有上升和下降段，没有平台期。

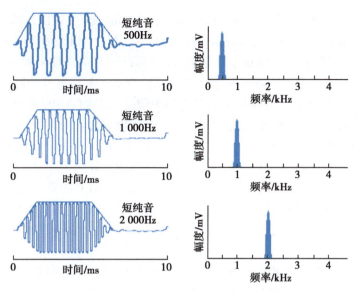

图 5-1-3　短纯音的时域和频域波形示意图
从上至下分别为 500、1 000、2 000Hz 的短纯音

3. 刺激声极性　刺激声极性（polarity）通常针对短声进行描述，即在电脉冲通过耳机作为换能器进行激励时，耳机的振膜起始运动方向靠近鼓膜时，使外耳道空气压缩，这时产生密波（condensation）短声。相反，耳机振膜起始方向远离鼓膜时产生疏波（rarefaction）短声（见图 5-1-2A）。刺激声的极性变化会对 AEP 的波形产生一定影响。

4. 刺激速率　刺激速率（stimulus rate）是指在单位时间内的给声次数，不同类型的 AEP 所需的刺激声速率不同。短潜伏期 AEP 可耐受更高的刺激速率，如在 ABR 记录中，可使用 10～40 次 /s 的刺激声速率。事实上，为保证短潜伏期 AEP 的瞬态特性，刺激速率的上限取决于分析时窗，如 ABR 采用 10ms 的分析时窗，最高可使用的相邻刺激间隔为 0.01s，即刺激速率为 100 次 /s。需要注意的是，随着刺激声速率的提高，记录到的 AEP 幅度会降低。而中潜伏期和长潜伏期 AEP 需要的刺激声速率较低，中潜伏期 AEP 要求的刺激声速率一般低于 10 次 /s，典型的长潜伏期 AEP 刺激速率通常为 1 次 /s 或更低。

5. 刺激声强度　刺激声强度（intensity）反映的是刺激声信号的能量范围，对于不同的测试目的，需要不同的刺激强度，如在进行听阈分析时，需要降低强度，找到阈值强度，即引出 AEP 的最低刺激强度。而在进行听觉神经传导通路评估时，需要较高的刺激强度，进而对 AEP 的潜伏期和幅度进行分析。随着刺激强度的增加，AEP 的幅度增加，潜伏期缩短。但这种变化属于非线性变化，即随着刺激强度的进一步增加，AEP 的幅度增加速率会减慢，潜伏期缩短速率也会减慢。这种刺激强度与 AEP 幅度和潜伏期变化情况，可绘制成刺激强度 - 幅度输入 / 输出曲线或刺激强度 - 潜伏期输入 / 输出曲线。由于 AEP 的幅度变异相对潜伏期变异较大，在临床工作中使用更为广泛的是强度 - 潜伏期输入 / 输出（I/O）曲线。在 ABR 分析中，该曲线可被用于区分听力损失的性质和部位。

常用的强度单位包括正常听力级（normal hearing level，nHL）、峰值等效声压级（peak equivalent sound pressure level，pe SPL）。由于 AEP 记录中常用的是短时程信号，而不是纯音听阈测试中使用的长时程信号，目前未使用听力级（hearing level，HL）进行计量，但随着声学计量技术的发展，今后也可针对短时程信号使用听力级进行计量。为评估不同听力损失程度患者的 AEP，也可引入感觉级（sensation level，SL）的概念，表示受试者的阈上刺激强度。

6. 刺激声的叠加次数　为提高 AEP 的信噪比（signal-noise ratio，SNR），需要进行多次扫描（sweep）并进行叠加。信噪比与叠加次数的平方根成正比关系，即通过 100 次的扫描，信噪比会提高 10 倍。一般而言，AEP 的潜伏期越长，其信号幅度越高，所需的扫描次数也越低。例如，短潜伏期 AEP 一般需要 2 000 次，中潜伏期 AEP 需要 500 次，而长潜伏期 AEP 只需要 200 次左右的叠加次数。

（二）采集系统

从头部记录到的脑电信号既包含有用的 AEP 信号，也包括各种来源的噪声，包括生理性噪声和非生理性噪声。生理性噪声包括自发脑电信号、肌电信号以及眼电信号等。非生理性噪声包括电磁干扰信号、记录设备内部的电干扰以及电极极化干扰。而多数 AEP 信号的幅度都远低于背景 EEG 信号，信噪比较低。为了提取 AEP 信号并降低噪声，必须采取一系列方案进行处理，包括放大、滤波和叠加。

1. 电极系统　通过电极将受试者与听觉诱发电位测试仪进行连接，并把经由受试者皮肤表面记录到的电信号传输到分析设备中进行下一步的处理。根据临床使用的需要，电极有不同种类的设计，除有创的针型电极一般用于术中监测和动物试验外，临床使用更多的是盘状电极和内置导电膏的一次性电极。

在国际 10-20 标准导联系统中，电极位置通过以下方式进行定义。在前后矢状线上，即鼻根点（nasion）至枕外隆凸点（inion）连线上，由前至后标出 5 个点，依次命名为：额极中点（F_{pz}）、额中点（F_z）、中央点（C_z）、顶点（P_z）、枕点（O_z）。额极中点至鼻根点的距离和枕点至枕外隆突的距离各占此连线全长的 10%，其余各点均以此连线全长的 20% 相隔。

在左右冠状线上，从左耳前点通过中央点至右耳前点取一连线，在此连线的左右两侧对称标出左颞中（T_3）、右颞中（T_4）、左中央（C_3）、右中央（C_4）。T_3 点、T_4 点与耳前点的距离各占此线全长的 10%，其余各点（包括 C_z 点）均以此连线全长的 20% 相隔。

此外，从 F_{pz} 点向后通过 T_3 点、T_4 点至枕点分别取左右侧连线，在左右侧连线上由前至后对称地标出左额极（F_{p1}）、右额极（F_{p2}）、左前颞（F_7）、右前颞（F_8）、左后颞（T_5）、右后颞（T_6）、左枕（O_1）、右枕（O_2）各点。F_{p1} 点、F_{p2} 点至额极中点（F_{pz}）的距离与 O_1 点、O_2 点至 O_z 点的距离各占此连线全长的 10%，其余各点（包括 T_3 点、T_4 点）均以此连线全长的 20% 相隔。

其余的左额（F_3）、右额（F_4）点分别位于 F_{p1} 点、F_{p2} 点与 C_3 点、C_4 点的中间，左顶（P_3）、右顶（P_4）点分别位于 C_3 点、C_4 点与 O_1 点、O_2 点的中间。

在国际 10-20 标准导联系统中，奇数表示左侧，偶数表示右侧。左右侧各取 8

个电极，加上前后位上的额中点（F_z）、中央点（C_z）、顶点（P_z）以及两个耳电极共 21 个电极。上述电极位置描述可通过图 5-1-4 所示国际 10-20 标准导联系统展示。

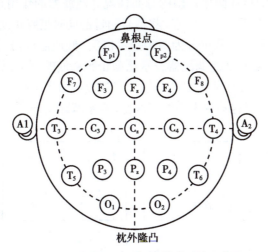

图 5-1-4　国际 10-20 标准导联系统示意图

电极的阻抗（impedance）反映了电极与记录部位之间的接触情况。AEP 的测试要求电极阻抗尽量低，通常要低于 5 000Ω，并且不同电极之间的阻抗要尽量匹配，即极间阻抗也要尽量低。但如果阻抗太低（如低于 1 000Ω），需考虑是否存在短路的情况，通常是导电膏使用太多或记录部位潮湿造成。

2. 放大器　针对 AEP 进行放大处理的主要目的为，降低背景噪声，并将信号输入到模拟 - 数字转换器中，一般使用差分放大器。差分放大器一般需要三个电极，分别为非反转（non-inverting）电极、反转（inverting）电极和共用（common）电极，这三个电极也可分别被称为正极（positive）、负极（negative）和地极（ground）。在差分放大器处理中，来自正极和负极之间的相同的信号或噪声成分将会被抵消，而两者之间的差异信号将会被放大（图 5-1-5），这种差分放大器的处理也被称为共模抑制（common-mode rejection，CMR）。

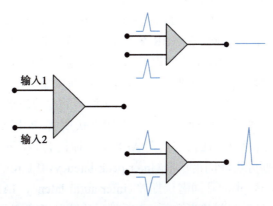

图 5-1-5　差分放大器示意图

正负极之间的同向成分被抵消，差异信号被放大

3. 滤波器　经过差分放大后，滤波是另一项提升信噪比的技术。通过快速傅里叶变换（fast Fourier transform，FFT），任何时域的 AEP 信号都可转换为频域信号，因此可分析其能量在频率范围的分布情况。滤波器的作用正是利用信号和噪声在频率范围的分布不同这一特点，将信号通过的同时把噪声滤除。

如图 5-1-6 所示滤波器可分为四种基本情况，低通滤波器、高通滤波器、带通滤波器和带阻滤波器。低通滤波器表示比截止频率低的频率范围可通过，高通滤波器表示比截止频率高的频率范围可通过，带通滤波器表示固定频率范围内的信号可通过，而带阻滤波器也被称为陷波滤波器，表示滤除某一固定频率范围的噪声。

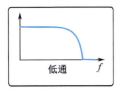 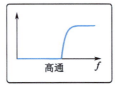 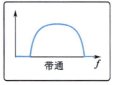 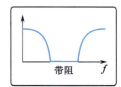

图 5-1-6　四种滤波器示意图
从左到右分别为低通、高通、带通和带阻滤波器

4. 叠加器　电极拾取的脑电信号经过差分放大和滤波处理后，还要进行平均叠加。叠加处理的理论基础是，自发脑电活动在统计学上属于随机的噪声，在叠加的过程中会逐步抵消和减弱，而具有锁相特性的 AEP 信号在叠加过程会逐步进行累加。信噪比与叠加次数的平方根成正比关系，即 $\text{SNR} \approx \sqrt{N}$。

四、分析方法

尽管听觉诱发电位通常被认为是对神经电活动的客观记录，但仍需要测试人员对记录波形进行主观判断，因此需要制定统一的判断和分析标准。

（一）瞬态反应

除 ASSR 和 FFR 等稳态反应外，临床上多数使用的 AEP 均为瞬态反应，这些波形的分析主要是在时域范围进行，即标记波形并分析潜伏期和幅度。分析的前提是设置合理的分析时窗和显示比例，如短声诱发的 ABR 分析时窗通常设置为 10ms，而长潜伏期 AEP 需要设置时窗为 −50～300ms。设置合适的显示比例也有助于 AEP 波形的分析和判断，在 ABR 分析中，幅度轴，也即 Y 轴，在初始设置为 0.2μV/ 格的情况下，如将此显示比例调整为 0.1μV/ 格的时候，波形会被纵向放大，而将显示比例调整为 0.4μV/ 格的时候，波形会被纵向压缩。

1. 潜伏期　潜伏期（latency）是指从给出刺激声到出现波形的时间，这也被称为绝对潜伏期，单位通常是毫秒（ms）。如在短潜伏期 AEP 中 ABR 的分析时，需分别标定Ⅰ波、Ⅲ波和Ⅴ波，在长潜伏期 AEP 中需标记 P_1、N_1 和 P_2 波。除了绝对潜伏期之外，还需要分析峰间潜伏期（inter-peak latency，IPL），以及同一波形在双耳之间的潜伏期差异，也即耳间潜伏期差（inter-aural latency，IAL）。ABR 的波间潜伏期可用于进行神经病学诊断分析，如听神经瘤或脑干病变可导致Ⅰ-Ⅴ波间期的延长。

2. 幅度 幅度标记波形后,还可对该波的幅度进行分析,通常用 μV 或 mV 表示。幅度测量通常有两种方式,一种为相对基线进行测量,通常需要利用一段刺激前(pre-stimulus)分析时窗,人为建立基线。另一种方法为测量相邻的波峰 - 波谷之间的相对幅度,被称为峰 - 谷(peak-to-trough)或峰 - 峰(peak-to-peak)幅度。在 ABR 分析中,通常采用Ⅰ波和Ⅴ波的峰 - 峰幅度进行Ⅴ/Ⅰ幅度比测量,而在 ECochG 分析中,需要对 SP 波和 AP 波相对基线的幅度进行 SP/AP 幅度比测量。

（二）稳态反应

稳态诱发电位的波形由于被多次反应所重叠,一般不采用时域的潜伏期和幅度分析方法,而是采用快速傅里叶变换后进行频谱和相位分析。具体分析方法将在本章第四节中详述。

五、影响因素

听觉诱发电位的影响因素很多,包括上述介绍的 AEP 声学刺激系统和电极记录系统中的各项物理参数,都会对 AEP 的波形产生影响。如不同的换能器、不同的刺激声类型、不同的刺激声速率以及不同的电极位置和不同的滤波器设置,都会直接影响到 AEP 波形。除上述物理因素的影响外,受试者的自身因素也会对 AEP 波形造成影响。

1. 年龄 听觉神经系统有逐步发育和成熟的过程,不同类型的 AEP 都会受到受试者年龄的影响。以短潜伏期 AEP 中的 ABR 为例,Ⅰ波最早发育成熟,Ⅲ波和Ⅴ波则相对较晚,潜伏期也较成人更长,Ⅴ波潜伏期通常在 18 月龄才趋于稳定。因此在 AEP 的临床应用中,应针对不同年龄段分别设置潜伏期的正常值范围。

2. 性别 性别也会对 AEP 波形和参数造成一定的影响。在 ABR 测试中,女性比男性的潜伏期更短、幅度更高。潜伏期差异以Ⅲ波和Ⅴ波为主,因此女性的 ABR 记录结果中,Ⅰ-Ⅲ和Ⅰ-Ⅴ波潜伏期较男性短。

3. 体温 在短潜伏期 AEP 中,潜伏期受到受试者体温的影响。在 ABR 测试中,体温每降低 1℃,Ⅴ波潜伏期缩短 0.16～0.2ms。

4. 觉醒状态 受试者的觉醒状态对不同类型的 AEP 有着不同程度的影响。对中潜伏期和长潜伏期反应的影响较大,睡眠会导致诱发电位幅度降低甚至无法记录到波形。觉醒状态对短潜伏期影响较低,因此 ECochG 和 ABR 可在睡眠和麻醉状态下进行。

（傅新星）

第二节 耳蜗电图及其临床应用

耳蜗电图(electrocochleogram,ECochG)是最早被描述的 AEP 之一,这方面的研究工作可追溯到 1930 年 Wever 和 Bray 两位学者在动物身上进行的测试。根据潜伏期分类,ECochG 属于短潜伏期的 AEP 成分。ECochG 描绘了耳蜗毛细胞和听神经的电活动情况,包含耳蜗微音电位(cochlear microphonic potential,CM)、总和电位(summating potential,SP)和动作电位(action potential,AP)三种成分(图 5-2-1)。

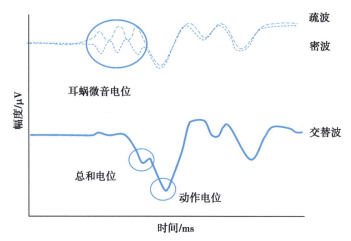

图 5-2-1　耳蜗电图不同成分的示意图
上方虚线为 CM，下方实线为 SP 和 AP

一、记录方法与参数设置

（一）记录电极

耳蜗电图可使用多种方式进行记录，包括经鼓膜电极（transtympanic electrode）和鼓膜外电极（extratympanic electrode）记录。

1. 经鼓膜电极　其采用针电极，直接穿透鼓膜在鼓岬上进行记录，是一种有创记录方式，更多应用于术中记录或动物实验研究中。

2. 鼓膜外电极　应用鼓膜外电极记录是临床应用更多的记录方式。其通常将记录电极尽可能地靠近鼓膜，可放置在外耳道壁上或直接放置在鼓膜表面。后者即是鼓膜电极记录方式，Tymtrode 是 Ferraro 设计的一种鼓膜电极。还有一种常用的鼓膜外记录方式是 Tiptrode，将插入式耳机表面包裹金箔作为记录电极，同时作为声刺激信号的输入端，也被称为外耳道金箔电极记录。

进行 ECochG 电极导联时，Tymtrode 和 Tiptrode 作为非反转（non-inverting）电极，对侧乳突或耳垂作为反转（inverting）电极，接地电极放置在前额。采用这种导联方式时，记录到的波形为 AP 波向下。

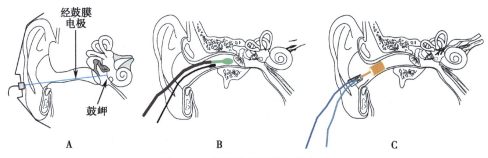

图 5-2-2　耳蜗电图不同记录方式
A. 经鼓膜电极记录　B. 鼓膜电极记录　C. 外耳道金箔电极记录

需要注意的是记录电极越靠近电位发生器，即越靠近耳蜗，记录到的波形越明显。图5-2-3为不同电极记录位置对波形的影响。

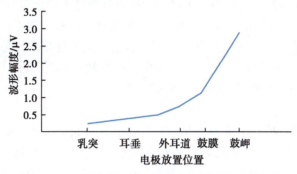

图 5-2-3　不同电极记录位置与电位幅度关系示意图

（二）刺激参数

1. 换能器的选择　由于 ECochG 是最早期的 AEP 成分，很容易和耳机产生的电刺激伪迹产生交叠，因此通常使用插入式耳机作为换能器。其可有效将刺激声信号与电伪迹隔离，尤其是在记录 CM 成分的时候。

2. 刺激声类型　通常将时域较为短促而频率较宽的声信号作为 ECochG 的刺激声，因此宽带短声（click）是经常使用的刺激声。在足够高的刺激强度下，可记录到清晰的 SP-AP 复合波，若分别选用疏波和密波短声作为刺激声，还可记录到 CM。

此外，也可选用具有频率特异性的短纯音作为刺激声，如 500、1 000Hz 或 2 000Hz 短纯音。较长的刺激声有助于更好地显示 SP 波，如图 5-2-4 所示为 1 000Hz 短纯音诱发的 ECochG。与短声诱发的波形比较，短纯音诱发的 SP 更为明显。但为了更好地记录到 AP 波，要求短纯音的上升期尽量短，以产生同步化反应。

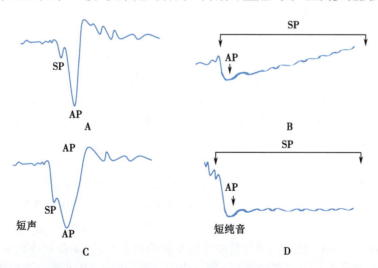

图 5-2-4　短声和短纯音诱发的正常受试者和膜迷路积水患者 ECochG 波形比较

A. 短声诱发的正常受试者 ECochG 波形　B. 短纯音诱发的正常受试者 ECochG 波形
C. 短声诱发的膜迷路积水患者 ECochG 波形　D. 短纯音诱发的膜迷路积水患者 ECochG 波形

3. 刺激声极性　刺激声极性是 ECochG 记录中重要的参数,在分析 SP 和 AP 波时,需要使用交替波,尽量抵消电刺激伪迹和 CM 的干扰,尤其是利用 SP/AP 比值评估内淋巴积水时。而在分析 CM 时,必须分别选用单一极性的刺激声,观察在疏波和密波条件下所记录到的镜像波形,如听神经谱系障碍患者的 CM 评估。

4. 刺激速率　为记录更为明显的 AP 波,建议刺激速率不要超过 7 次 /s,但如果将 SP 波作为主要的分析对象时,可采用更高的刺激速率,高达 80~100 次 /s 均可,这有助于削弱 AP 波而保留完整的 SP 波形。

(三)记录参数

1. 分析时窗　单独记录 ECochG 时,约 5ms 即可完整显示全部成分,包括 CM、SP 波和 AP 波。但在使用短纯音作为刺激信号时,需要使用更长的分析时间。

2. 滤波设置　使用 ECochG 记录时,通常将滤波范围设置为 10~3 000Hz,但如果使用较高频率的短纯音记录 CM 时,则需要选用更高的低通截止频率设置。

3. 叠加次数　ECochG 的叠加次数取决于所采用的电极记录方式,使用经鼓膜电极在鼓岬记录时,100 次左右的叠加次数即可。而在选用外耳道金箔电极时,需要 1 500~2 000 次的叠加。

二、波形特点

(一)耳蜗微音电位

CM 是一种交流电信号,主要由耳蜗外毛细胞产生,该电位与刺激声直接相关,镜像复制刺激声的波形特征及频率。CM 无潜伏期,一旦给出刺激声即可记录到 CM。提高刺激声强度时,由于基底膜位移增高,也会导致 CM 的幅度增高。CM 严格遵循刺激声的极性,因此若使用单独的疏波或密波声信号刺激,则可记录到清晰的 CM,而在交替波的刺激状态下,CM 会被互相抵消。由于 CM 可反映耳蜗毛细胞的功能,可结合 ABR 用于对听力损失进行定性诊断,如用于听神经谱系障碍的评估。

(二)总和电位

SP 也来自耳蜗,通常认为表示耳蜗毛细胞的去极化过程。不同于 CM,SP 是一种直流电信号,反映毛细胞在受到声刺激后的细胞外电活动。SP 通常表现为自基线的单向偏移,通常为负向。在用短声诱发的 ECochG 中,SP 波一般早于 AP 波。梅尼埃病患者的 SP 波的幅度明显增高,因此 SP 被认为是评估该病的有效指标(图 5-2-5)。

(三)动作电位

AP 作为 ECochG 中的第 3 个成分,代表着听神经受到瞬态声刺激后引发的同步化放电。在临床 ECochG 应用中,AP 的重要参数是其潜伏期和幅度,同其他 AEP 类似,随着刺激声强度的提高,AP 的潜伏期逐渐缩短,幅度逐渐提高。文献中提到的耳蜗电图中的 AP 波有时会使用不同的命名方式,如在近场记录情况下,AP 波通常表现为一个或多个波形,并且均为负波,因此 AP 波也会被称为 N_1、N_2 等。而在描述数千根听神经纤维同步化产生的动作电位时,通常被称为复合动作电位(compound action potential,CAP)。

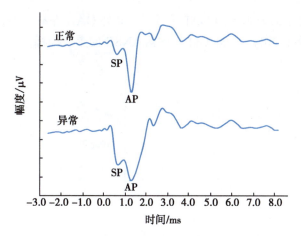

图 5-2-5 短声诱发的正常和异常的耳蜗电图
注意下图中 SP 幅度明显升高

三、临床应用

ECochG 的临床应用主要包括以下几点。

1. 术中监测 由于 ECochG 各波形不受麻醉状态的影响，可用于耳科手术中听神经功能的监测。

2. 识别 ABR 中的Ⅰ波 ABR 中的Ⅰ波对应于 ECochG 中的 N_1 或 AP 波，由于采用近场记录，电极更接近于耳蜗，有助于更好地识别Ⅰ波，进而获取 ABR 的波间期（图 5-2-6）。

3. 膜迷路积水评估 在梅尼埃病等膜迷路积水等病变情况下，由于基底膜的偏移，导致 SP 幅度增高，并进一步造成 SP/AP 幅度比提升，但该比值的正常范围取决于所采用的记录电极类型。除了 SP 幅度增高外，梅尼埃病有时也会造成 SP 变宽，因此仅分析幅度比值并不全面，目前临床已引入新的分析方式，即 SP 和 AP 波的面积比，综合考虑了 SP 波的幅度和宽度变化，能进一步提高该指标的敏感度（图 5-2-7）。

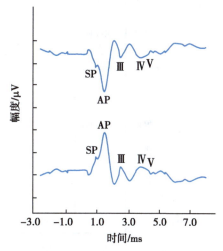

图 5-2-6 ECochG 临床应用
AP 波可用于增强 ABR 中的Ⅰ波

4. 听神经谱系障碍评估 利用 ECochG 中的 CM 波形，结合 ABR 记录结果，有助于判断导致听力损失的病变部位是耳蜗性还是蜗后性（图 5-2-8）。如果 CM 存在，但无法记录到 ABR 波形，说明耳蜗毛细胞功能正常，而听神经同步化存在问题，即怀疑为听神经谱系障碍（auditory neuropathy spectrum disorder，ANSD）。尽管耳声发射（otoacoustic emission，OAE）也可评估耳蜗毛细胞的功能，但研究表明随着病程发展,部分患者的 OAE 会消失,此外 OAE 容易受听骨链和鼓膜等中耳结构及其状态的影响。因此 CM 是评估 ANSD 的重要指标。

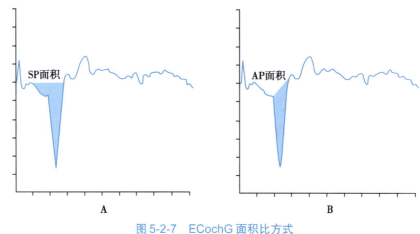

图 5-2-7　ECochG 面积比方式
A. 阴影部分为 SP 面积　B. 阴影部分为 AP 面积

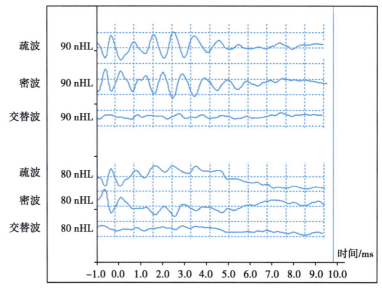

图 5-2-8　典型的听神经谱系障碍患者耳蜗电位波形
疏波和密波刺激声可记录到相位相反的 CM,而交替波刺激声抵消了 CM

　　此外,在 ANSD 的具体分型中,ECochG 也有着重要作用,如判断是突触前(presynatic)或突触后(postsynaptic)病变。在使用经鼓膜的蜗窗记录时,如在 SP 后可记录到树突电位(dendritic potential,DP),表明属于突触后病变,如果能记录到 SP,但记录不到 DP,属于突触前病变。在突触前病变的 ANSD 患者植入人工耳蜗后能记录到电刺激 ABR,也证实了这种研究技术的价值。

(傅新星)

第三节　听性脑干反应及其临床应用

关于人类听性脑干反应（auditory brainstem response，ABR）的研究可追溯至1967年Sohmer等多位学者的报道，直到1970年Jewett等对ABR的各波形进行了详细的描述，ABR才得到了更为广泛的临床应用。

ABR属于远场记录、短潜伏期反应、外源性电位，与ECochG共同构成AEP的前10ms波形。事实上，ABR的Ⅰ波等同于ECochG中的AP波。

ABR由一系列发生于声刺激后10ms的波组成，完全记录共7个波，通常以罗马数字进行命名，即Ⅰ波、Ⅱ波、Ⅲ波、Ⅳ波、Ⅴ波、Ⅵ波、Ⅶ波（图5-3-1），其中主要成分为Ⅰ波～Ⅴ波，又以Ⅰ波、Ⅲ波和Ⅴ波最为明显，记录最可靠。ABR的记录结果受测试对象的差异、刺激参数和记录参数等因素的影响。刺激参数包括刺激声的种类、刺激速率、极性、刺激强度等，记录参数包括电极导联方式、放大器增益和滤波器参数的设置。

临床上ABR的主要分析指标包括潜伏期、阈值和幅度，其中潜伏期又分为绝对潜伏期和相对潜伏期。通过对上述指标的分析有助于对听觉传导通路的病变进行定位诊断。而在听力评估方面，Ⅴ波的阈值测定通常用于测试对象听阈的评估。

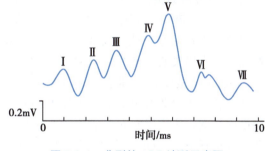

图 5-3-1　典型的 ABR 波形示意图

一、记录方法与参数设置

ABR属于短潜伏期听觉诱发电位，受试者的觉醒状态对测试结果没有影响。但是不同的刺激参数和记录参数可对测试结果产生影响。

（一）刺激参数

1. 换能器的选择　ABR记录中常用的换能器包括插入式耳机、压耳式耳机、骨振器等，插入式耳机（如ER-3A）在临床工作中应用更广。在气导ABR阈值上升的情况下，需要进行骨导ABR测试，这时就需要使用骨振器作为换能器进行刺激。使用骨振器进行刺激时，需要注意，由于骨导刺激的动态范围较窄，一般最高强度为50～55dB nHL。因此骨导ABR中，分析的主要波形是Ⅴ波，在较低强度下无法清晰地记录到其他波形，尤其是Ⅰ波，往往被电刺激伪迹所掩盖。

2. 刺激声类型　刺激声可选用短声或短纯音。对于短声而言，通常采用100μs的方波电信号激励耳机产生，而对于短纯音而言，则可采用500～4 000Hz的频率范围，为保证良好的听神经同步化反应，采用不超过4～5个周期的短纯音，包括上升期、平台期和下降期，临床使用较多的是2-1-2组合。在这种设置情况下，一个500Hz的短纯音时程为10ms，而一个4 000Hz的短纯音时程为1.25ms。为了满足ABR这类短潜伏期AEP对同步化放电的要求，短纯音信号需要进一步做门控

（gating）处理，常用的门控函数为 Hanning 窗或 Blackman 窗。

除上述两种常用的刺激声之外，随着信号处理技术的进步，一种新的刺激声——chirp 信号，逐渐在临床开展了应用。通过信号处理技术设计的 chirp，人为将不同频率成分的呈现时间进行调整（图 5-3-2）。

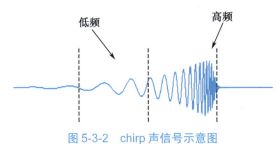

图 5-3-2　chirp 声信号示意图

低频成分的信号较早呈现，高频信号较晚呈现

3. 刺激声的极性　刺激声极性可选用疏波、密波或交替声。在短声 ABR 记录中应注意，疏波才会刺激听神经传入突触，因此记录到的 ABR 潜伏期更短、幅度更高。而在采用交替波刺激时，可削弱刺激伪迹，使得 ABR 的 I 波更清晰。但在高频听力损失的记录中，交替波会降低整体波形的清晰度。在短纯音 ABR 记录时，刺激声的极性对 ABR 的影响相对较小。但使用低频率的短纯音记录时，交替波同样会导致波形变宽、波形清晰度下降。需要注意的是，虽然在本章第二节耳蜗电图及其临床应用中介绍了耳蜗微音电位的记录，CM 也可通过 ABR 的电极导联方式进行记录，此时应分别将疏波或密波作为短声刺激信号。

4. 刺激速率　刺激声速率可设置为 8~20 次/s，刺激速率越低，记录到的波形越清晰，但需要的时间也越长（图 5-3-3）。提高刺激速率，记录波形的幅度会降低，潜伏期会相应延长，但需要的时间更短。

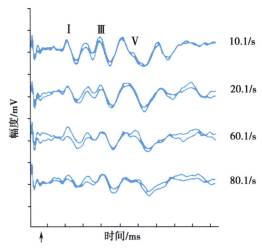

图 5-3-3　刺激速率对 ABR 波形的影响

刺激速率较低时，波形分化清晰，随着刺激速率增高，
波形分化逐渐变差

（二）记录参数

1. 电极导联　通常有双通道和单通道两种记录方式。使用单通道记录方式时，非反转电极置于颅顶或前额，反转电极置于同侧乳突或耳垂，共用电极置于对侧乳突或耳垂（图5-3-4A）；使用双通道记录方式时，非反转电极置于颅顶或前额，反转电极置于双侧乳突或耳垂，共用电极置于鼻根（图5-3-4B）。单通道记录的优点是只使用3个电极片，尤其在对婴幼儿测试时，前额部分只放置一个电极，可避免双通道记录时两个电极距离太近的问题。双通道记录的优点是可记录并分析对侧反应，可用于判断同侧反应是否需要进行对侧掩蔽。

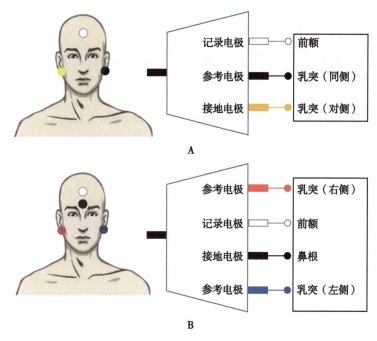

图5-3-4　听性脑干反应电极导联方式

A. 单通道ABR记录（3个电极）　B. 双通道ABR记录（4个电极）

2. 滤波器设置　根据ABR波形频谱分布，高通截止频率通常设置为30～50Hz，低通截止频率通常设置为1 500～3 000Hz。在针对婴幼儿进行ABR记录时，高通截止频率设置为30Hz比设置为100Hz记录到的波形幅度和信噪比更高。但应注意，高通截止频率设置太低也会导致引入过多的低频干扰信号。如果记录波形存在较多的高频干扰成分，可适当降低低通截止频率，如设置为1 500Hz或2 000Hz（图5-3-5）。但如果低通截止频率的数值设置得太低，会滤除有用信息，导致波形辨识困难。

3. 分析时长　短声ABR的分析时长通常设置为10～15ms即可，如使用短纯音作为刺激声，由于其诱发的ABR潜伏期更长，尤其是500Hz短纯音，因此需要设置更长的分析时窗，如20～25ms。对于正常听力受试者500Hz短纯音诱发的ABR波形，注意其阈值处的潜伏期已接近12ms（图5-3-6）。

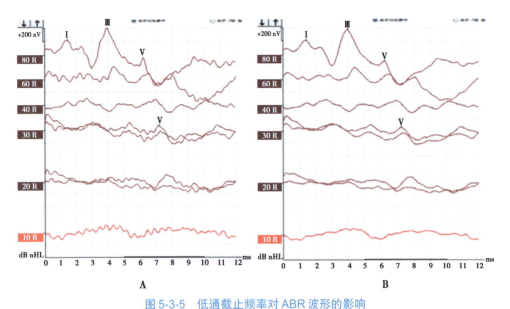

图 5-3-5　低通截止频率对 ABR 波形的影响

A. 低通截止频率为 3 000Hz　B. 低通截止频率为 1 500Hz

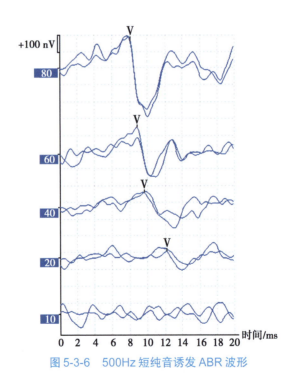

图 5-3-6　500Hz 短纯音诱发 ABR 波形

4. 叠加次数　由于听觉诱发电位的幅度远低于自发脑电的幅度,必须采用数字叠加的方式,以提高信噪比。通常至少需要叠加 1 000～2 000 次,随着叠加次数的增加 ABR 波形逐渐清晰(图 5-3-7)。

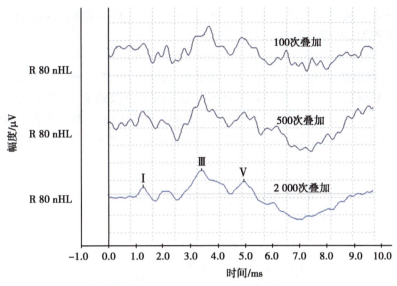

图 5-3-7 叠加次数对 ABR 波形的影响

表 5-3-1 为记录 ABR 时的技术参数设置的参考。

表 5-3-1 听性脑干反应参数设置

参数设置	短声或 2 000Hz/4 000Hz 短纯音	500Hz/1 000Hz 短纯音
刺激声极性	交替波	交替波
刺激声参数	短声：100μs 短纯音：2-1-2 周期或 5- 周期 Blackman	短纯音：2-1-2 周期或 5- 周期 Blackman
刺激速率	19.1～21.1 次 /s	35.1～39.1 次 /s
滤波器设置	高通截止频率 30Hz 低通截止频率 3 000Hz	高通截止频率 30Hz 低通截止频率 3 000Hz
开窗时间	20ms	25ms
叠加次数	短声刺激时≥1 500 次 短纯音刺激时≥2 000 次	短纯音刺激时≥2 000 次
波形方向	V 波向上	V 波向上

（三）记录流程

首先采用 80dB nHL 的刺激声强度进行记录，如果该强度记录波形不佳，可逐步提高刺激强度，通常听觉诱发电位仪能提供的短声最高刺激强度为 100dB nHL。得到清晰的波形后，可以 10dB 或 20dB 的步距逐渐降低刺激强度，并得到不同强度的波形结果，直至记录到反应阈值，即可记录到 V 波的最低刺激强度。最好在每一刺激强度中均进行重复刺激，以验证波形的稳定性。

潜伏期的分析强度通常选择 80dB nHL，若该强度未记录到清晰的 I 波、III 波和 V 波，需选择更高的刺激强度。此外还可绘制刺激强度 - 潜伏期的输入输出曲线。如采用双通道记录，还可分析对侧记录波形的特点。

与纯音听阈测试类似，当双侧听阈差别较大时，ABR测试也需要进行掩蔽，一般可设置为60～70dB SPL的掩蔽噪声。

（四）潜伏期和幅度的测量

1. 潜伏期的测量 在潜伏期的测量中，起点为刺激声的给声时刻，终点为对应波形峰值的出现时刻，即峰潜伏期。如果峰值难以确定，需要采用平均和延长线等方法进行处理。除Ⅰ波、Ⅲ波和Ⅴ波潜伏期的记录之外，通常还需要进行Ⅰ-Ⅲ、Ⅲ-Ⅴ和Ⅰ-Ⅴ波间潜伏期的记录，分别为绝对潜伏期和波间期（图5-3-8）。

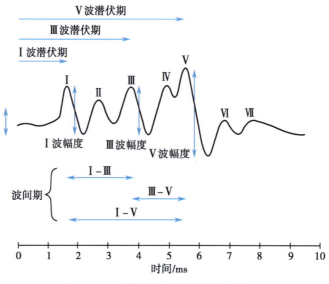

图 5-3-8　听性脑干反应潜伏期测量方式

在80dB nHL的刺激强度下，听力正常青年人的上述三个波间期的正常值分别接近于2ms、2ms和4ms。此外还可进行双耳各波潜伏期差值的计算，即潜伏期耳间差。

2. 幅度的测量 一般以各波的波峰到基线或波谷作为ABR的幅度。相较于潜伏期而言，ABR幅度的变异较大，因此临床使用更多的是相对幅度，如Ⅴ波和Ⅰ波幅度比，成人的Ⅴ波幅度/Ⅰ波幅度大于1。图5-3-9所示为波峰-波谷幅度测量方式。

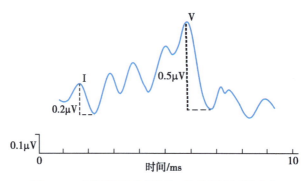

图 5-3-9　听性脑干反应波峰-波谷幅度测量方式

二、波形特点及影响因素

ABR 各波有着不同的解剖起源,根据目前研究结果,精确的解剖起源还不能确定,但通常认为 I 波来自听神经外周端,Ⅱ波来自听神经中枢端,Ⅲ波来自蜗核,Ⅳ波来自上橄榄核,V波来自外侧丘系和下丘。

(一)波形特点

1. I波 作为 ABR 波形的起始波,以及峰间潜伏期的测量点,I 波的辨识非常重要。ABR 的 I 波只有在刺激耳的同侧通道可记录到,对侧通道无法记录到,因此在双通道记录时,可通过对比双侧记录结果,提升 I 波的辨识率。通过使用交替极性的刺激声,并降低刺激速率和增加刺激强度,也可更容易地记录到 I 波。

2. Ⅲ波 Ⅲ波幅度通常高于 I 波,尤其在婴幼儿的 ABR 波形中更为明显。但应注意Ⅲ波或会与Ⅱ波及Ⅳ波进行融合,此时难以记录到清晰的Ⅲ波,并影响Ⅲ波绝对潜伏期和 I-Ⅲ波间期的计算。

3. V波 V波是 ABR 中最稳定的成分,通常幅度也最高,只有在婴幼儿波形中存在例外。随着刺激强度的降低,I 波和Ⅲ波会先消失,而 V波最晚消失,因此被选为人类 ABR 反应阈值的判断标准。但注意,有时会存在Ⅳ波和 V波融合的情况,即Ⅳ-V波复合体。通常 V波的后续波形为一个明显的负向切迹,通过此特征有助于 V波的辨识。

(二)影响因素

1. 受试者的影响 受中枢神经系统发育的影响,婴幼儿的各波潜伏期较成人长,以Ⅲ波和 V波为主,随着年龄的增长,约 6 月龄时Ⅲ波潜伏期先发育至成年水平,而 V波在约 18 月龄时发育至成年水平。受试者听力损失性质和程度,也会对 ABR 的潜伏期以及幅度造成影响。通常传导性听力损失患者的 ABR 绝对潜伏期都会延长,而波间期保持不变。

2. 刺激参数的影响 刺激参数对 ABR 的波形分化、潜伏期以及幅度有着较大影响。降低刺激声强度,会导致潜伏期延长和幅度降低。增加刺激速率,也会使 ABR 潜伏期延长、幅度降低以及波形分化变差。在用于听阈评估时,通常使用交替声刺激,而在记录耳蜗微音电位时,需要分别采用疏波和密波进行刺激并进行比较分析。与短声刺激声相比,chirp-ABR 在阈值附近的 V波分化更为清晰、幅值更高(图 5-3-10)。

3. 记录参数的影响 滤波器的参数调整也会对 ABR 的波形辨别造成影响,通常而言,滤波范围过宽会导致干扰信号的介入,造成波形辨识困难,而范围设置过窄会造成有效信号的丢失,影响潜伏期和阈值的判断。

4. 环境因素的影响 与其他听力学测试项目相比,ABR 除了对隔声有要求外,还需要测试环境进行电磁屏蔽处理。

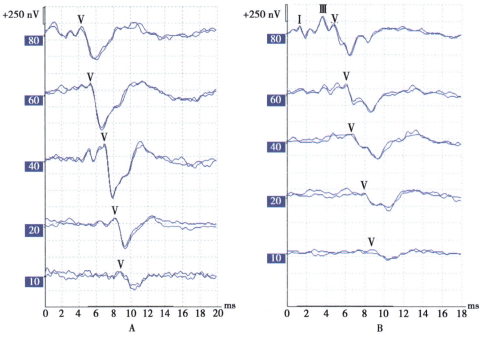

图 5-3-10　chirp 诱发与短声诱发 ABR 波形比较

A. chirp 诱发 ABR 波形　B. 短声诱发 ABR 波形

三、临床应用

目前 ABR 在临床的应用主要以听阈评估和听觉传导通路评估为主。

（一）听阈评估

相对于纯音听阈测试这类行为学测试方法，ABR 在用于患者的听阈评估时，属于听觉诱发电位反应的范畴。由于 ABR 不受测试对象清醒状态的影响，包括镇静剂的使用也不会对 ABR 的阈值判断造成影响，并且有着无创、客观、不需要受试者主观配合的特点，因此被大量应用于婴幼儿听力评估，或难以配合纯音听阈测试的人群，如外伤等伤残鉴定等。

结合短声诱发的气导 ABR 的阈值、潜伏期和波间期分析以及骨导 ABR 阈值，可对不同类型的听力损失进行判断（图 5-3-11）。

1. 听力正常　根据不同实验室测试环境的差异，在一般情况下，ABR 气导或骨导阈值通常为 20～30dB nHL，波形分化清晰，Ⅰ波、Ⅲ波和Ⅴ波潜伏期分布正常，各波之间的波间期也在正常范围内。

2. 传导性听力损失　ABR 气导阈值升高，骨导阈值正常。波形分化清晰，Ⅰ波、Ⅲ波和Ⅴ波潜伏期均延长，但各波之间的波间期在正常范围内。

3. 感音性听力损失　ABR 气导和骨导阈值均升高。波形分化变差，根据听力损失的程度不同，Ⅰ波幅度降低或消失，Ⅰ波潜伏期轻度延长，但波间潜伏期正常。

4. 神经性听力损失　ABR 气导和骨导阈值均明显升高。波形分化差，Ⅰ波幅度和潜伏期正常，Ⅲ波和Ⅴ波潜伏期延长，Ⅰ-Ⅲ波间期和Ⅰ-Ⅴ波间期延长。

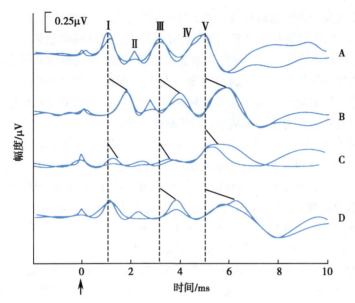

图 5-3-11　不同类型听力损失对 ABR 波形和潜伏期的影响

A. 听力正常者　B. 传导性听力损失　C. 感音性听力损失　D. 神经性听力损失

　　应注意在听阈评估时，短声 ABR 只能用于初步评估听阈，以及判断是否存在 ANSD 的可能。更为准确和全面的听阈评估需要使用具有频率特异性的短纯音 ABR 进行，分别在低频、中频和高频范围进行分析。临床常规采用的短纯音 ABR 刺激频率为 500、1 000、2 000、4 000Hz。刺激声频率越低，诱发的 ABR 潜伏期越长，图 5-3-6 为 500Hz 短纯音诱发的 ABR 波形。

　　在使用 chirp 信号进行记录时，同样需使用具有频率特异性的 chirp 信号作为刺激声，刺激频率为 500、1 000、2 000、4 000Hz，对听阈进行评估。

　　此外，在新生儿听力筛查中，也可采用自动听性脑干反应（automated auditory brainstem response，AABR）对新生儿听觉通路进行更为全面的评估，并可结合耳声发射的使用，对听神经谱系障碍进行综合评估。

【知识链接】

听性脑干反应在听神经谱系障碍诊断中的意义

　　听神经谱系障碍是一种特殊类型的神经性听力损失，其病变部位多位于听觉传导通路中耳蜗及以上的部位，其听力损失多呈现以低频损失为主的感音神经性听力损失。由于耳蜗功能良好，并且中枢系统对外周抑制功能的减弱，这种感音神经性听力损失可以引出耳声发射，有时反应幅值较正常耳更高，并且不能为对侧声刺激所抑制。该类患者的听性脑干反应缺失或严重异常、言语识别率低且言语识别阈与纯音听阈水平严重不符，但可记录到耳蜗微音电位。

（二）听觉传导通路评估

ABR 反映了从耳蜗到听神经和脑干的听觉传导通路的功能情况，因此可根据其波形分化程度、潜伏期和幅度参数,对出现在上述通路的病变进行诊断。常用指标包括:各波潜伏期是否延长,波间期是否延长,双耳间潜伏期差值是否延长,V/I幅度比是否低于1。还可观察在增加刺激速率后,各波潜伏期的变化。

在神经耳科领域,常见的蜗后病变为发生在听神经和脑干的肿瘤,如果原发于脑干之外的肿瘤的体积较大,并压迫听神经通路时,也会对ABR造成影响。另一种主要的蜗后病变为脱髓鞘病变,如多发性硬化。

1. 刺激声类型　当使用ABR对听觉传导通路进行评估时,需要使用短声作为刺激声。一方面因为短声作为理想的短时程信号,可诱发出幅度和清晰度更高的波形;另一方面,在进行听觉通路评估时,阈值不是最主要的分析指标。

2. 刺激声强度　使用较高的刺激强度,通常为70~90dB nHL。由于外周听力损失也会影响到ABR的记录结果,因此在ABR评估前,最好先进行纯音听阈测试,以了解是否存在外周听力损失。获取受试者的听阈情况,也有助于确定短声的刺激强度。如听力正常,可使用70~80dB nHL的刺激声。如果存在听力损失,尤其是高频听力损失,则需要设置更高的刺激声。但如果受试者存在重度到极重度听力损失,即使最高刺激强度都可能无法记录到click-ABR,这时无法使用ABR对蜗后病变进行评估。

3. 分析指标　常用的分析指标包括波间期、V波绝对潜伏期、V波潜伏期耳间差和V/I波幅度比等数值。常用的波间期为I-V波间期,I波来自听神经外周端,V波来自外侧丘系及下丘,因此I-V波间期可用于表示神经脉冲传导通过听觉脑干的时间,也被称为"脑干传导时间",I-V波间期正常值约为4ms。当存在听神经瘤病变时,神经传导速度减慢,表现为I-V波间期延长。如图5-3-12所示,一例通过影像学证实的听神经瘤患者与听力正常者的ABR的I-V波间期对比,听神经瘤患者的I-V波间期明显延长。

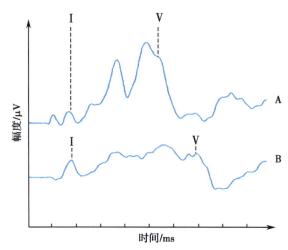

图 5-3-12　听神经瘤患者与听力正常者的 ABR I-V 波间期对比
A. 听力正常者 ABR 波形　B. 听神经瘤患者 ABR 波形,I-V 波间期明显延长

当受试者存在听力损失时,经常无法记录到Ⅰ波。这时无法通过Ⅰ-Ⅴ波间期对病变进行评估,因此可选用Ⅴ波绝对潜伏期作为分析指标。但外周听力损失同样会造成Ⅴ波潜伏期延长,在重度或极重度听力损失情况下,甚至会导致无法记录到Ⅴ波。

为排除外周听力损失对Ⅴ波潜伏期延长造成的影响,可使用Ⅴ波潜伏期耳间差作为评价指标,即双耳之间,Ⅴ波潜伏期的差值。通常认为,超过0.2ms即为异常。

ABR的绝对幅度并不具备临床意义,因为幅度会受到受试者状态、背景噪声等各方面影响,不同受试者之间也存在差异。但Ⅴ/Ⅰ波幅度比可作为一项评估蜗后病变的指标(图5-3-9)。在正常听力成人中,Ⅴ/Ⅰ值大于1,如果出现Ⅴ/Ⅰ值小于1,即可认为存在蜗后病变的可能。

(傅新星)

第四节　听性稳态反应及其临床应用

听性稳态反应(auditory steady-state response,ASSR)通常由各种调制信号所诱发,并且其反应信号与调制信号具有相位锁定(phase-locked)关系,属于稳态反应。这种由稳态信号诱发的神经活动反映了刺激信号的调制频率。最早描述的ASSR是由Galambos等学者在1981年记录到的,采用短声和短纯音作为刺激声进行中潜伏期记录,刺激速率为25次/s,即40Hz事件相关电位。Galambos进一步研究表明,40Hz事件相关电位可在行为听阈附近的强度记录到,因而40Hz事件相关电位可用于听阈评估。

不同于ECochG、ABR等瞬态反应,这些AEP的刺激速率较低,神经发生源可在前一次刺激后恢复,然后再进行后一次刺激,刺激信号与反应信号不存在交叠。在稳态反应中,由于刺激速率足够快,导致刺激信号和反应信号产生交叠。因此所有的听性稳态反应都不便于在时域上标定波形、分析潜伏期和幅度,而主要通过频谱变换后在频域上分析幅度和相位。

一、听性稳态反应的发生源

ASSR的发生源较为复杂,与调制频率相关。不同调制频率对ASSR幅度的影响不同,调制频率约为40Hz和90Hz时诱发出的ASSR反应幅度较高(图5-4-1)。较高的调制频率,如f_m为90Hz时,诱发反应主要来源于听觉系统的皮层下区域,而较低的调制频率,如f_m为40Hz时,诱发反应主要来源于听觉系统的皮层区域。因此,当采用40Hz的调制频率进行多频听性稳态反应记录时,就相当于40Hz事件相关电位的记录。要注意因为其主要反映来自听觉皮层区域的功能,容易受到受试者觉醒状态的影响,因此临床常使用更高的调制频率,如70~90Hz的频率范围,这时记录到的波形通常不会受到觉醒状态的影响,便于对睡眠状态下的婴幼儿进行测试。

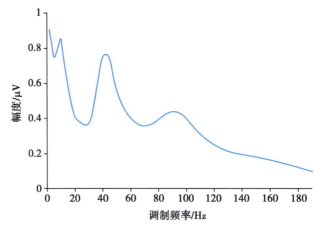

图 5-4-1 不同调制频率对 ASSR 幅度的影响

二、记录方法与检测技术

（一）刺激声类型

当使用某一频率的正弦波（通常为较低频率）对另一正弦波（较高频率）进行调制时，被调制的正弦波称为载波，此频率为载波频率（carrier frequency，f_c），调制的正弦波称为调制信号，此频率为调制频率（modulation frequency，f_m）。

信号的调制方式又分为幅度调制（amplitude modulation，AM）和频率调制（frequency modulation，FM）两种。临床常用的调制方式为幅度调制、频率调制以及混合调制，分别介绍如下。

1. 幅度调制和频率调制 正弦调幅或指数包络（exponential envelopes）的纯音、宽带噪声和限带噪声（band-limited noise）均可诱发 ASSR。其中正弦调幅音（波形见图 5-4-2A）的频率特异性最好，调幅诱发的反应幅度最大（图 5-4-2B）。频率调制是对载波的频率进行调制，使载波的频率产生变化，调制深度的百分比是相对于载频而言，等于全部频率变化范围除以载频，调频反应幅度随调制深度和声音强度增加而增加（波形见图 5-4-2C）。临床多用调制深度为 10% 的调频声。

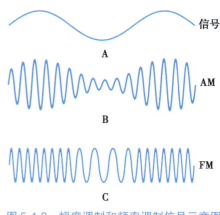

图 5-4-2 幅度调制和频率调制信号示意图
A. 调制信号 B. 幅度调制 C. 频率调制

2. 混合调制声 混合调制声（mixed modulation，MM）是以同一调制频率同时调制载波的幅度和频率（波形见图 5-4-3C）。如果调制频率为 80～100Hz，AM 和 FM 反应基本上是独立的，两者相加构成 MM 反应。一般 AM 反应的相位比 FM 反应的轻微延迟，MM 反应的振幅随 AM 和 FM 之间的相位差而变化，当 AM 和 FM 的反应相位一致时，MM 振幅达到最大，仅比单独 AM 和单独 FM 反应振幅之和低 10%～20%。

3. 独立调幅调频　独立调幅调频（independent amplitude and frequency modulation，IAFM）是同时以不同的调制频率对某一载波分别调幅和调频（波形见图 5-4-3D）。IAFM 反应比单独调幅或单独调频诱发的反应振幅稍有减低（减少 14%）。同时给以多个 IAFM 声，有意义反应数（significant response）及幅度与言语识别能力显著相关，可用于评价人类听觉系统分辨频率和幅度同时变化的能力。

4. chirp 信号　又称线性调频脉冲音声，是一种调频调制声，具有耳蜗行波延迟代偿的特性，其频率可随时间改变。它以耳蜗模型为基础，低频声发出早，高频声发出晚（波形见图 5-4-3E）。chirp 信号能代偿耳蜗传递时间，克服耳蜗的特殊解剖结构造成的低频区行波延迟，在耳蜗中增加了实时同步性，提高 ASSR 评估听阈的效果并提高测试速率。

ASSR 记录中的载波频率通常为 500、1 000、2 000、4 000Hz，调制频率可为 10～180Hz。

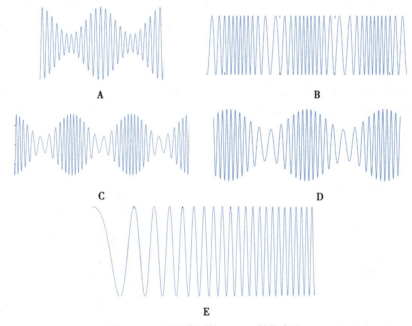

A　　　　　　　　　　B

C　　　　　　　　　　D

E

图 5-4-3　不同类型的 ASSR 刺激声波形

A. Fc 为 1 000Hz，Fm 为 100Hz，调幅深度 50% 的调幅　B. Fc 为 1 000Hz，Fm 为 100Hz，调频深度 30% 的调频　C. Fc 为 1 000Hz，Fm 为 100Hz，调幅深度 50% 调频深度 30% 混合调制　D. Fc 为 1 000Hz，Fm 为 100Hz，调制深度 50%；Fm 为 80Hz、调制深度 30% 的独立调幅调频　E. chirp 信号的波形

（二）换能器的选择

ASSR 记录中常用的换能器包括插入式耳机和压耳式耳机，插入式耳机在临床工作中应用更广。

在气导 ABR 阈值上升的情况下，需要进行骨导 ABR 测试，同理如果存在传导性听力损失，骨导 ASSR 阈值的评估就很有价值，尤其是针对婴儿和无法配合行为测试的儿童。但骨导 ASSR 的记录存在很多刺激伪迹，并受假阳性反应的影响，主要原因是骨振器距离记录电极很近，容易产生电伪迹。以下三种方式有助于降低伪迹，即提高采样率、对骨振器和导线进行屏蔽处理、将骨振器的位置尽量远离记录电极。

（三）电极导联

ASSR 的电极导联受测试对象的年龄影响。研究表明，对婴幼儿而言，最佳的记录位置是同侧乳突和 Cz。成人的分析结果与此不同，最佳的电极导联是枕骨隆突（inion）和 Cz。

还有学者对单频和多频 ASSR 记录的最佳导联方式进行了研究，结果表明，单频 ASSR 在 80～100Hz 的调制频率范围内，最佳电极位置是头部后面和乳突，而多频 ASSR 在相同调制频率范围内的最佳记录电极位置是 O_3、P_3 和乳突，参考电极是 Cz。而在 10Hz 的调制频率下，单频 ASSR 和多频 ASSR 的最佳记录电极位置分别是头部后面与乳突以及 F_3、F_4，Cz 作为参考电极。

但在临床记录中，ASSR 的电极导联通常采用与 ABR 双通道记录相同的导联方式。即，非反转电极至于颅顶或前额，反转电极置于双侧乳突或耳垂，共用电极置于鼻根。

（四）检测技术

计算机系统会采用自动检测算法，根据背景 EEG 噪声和 ASSR 信号统计学特性的差异，分析记录到的信号，并得出是否记录到有效 ASSR 的结论。如下图所示为 ASSR 检测技术示意图（图 5-4-4）。

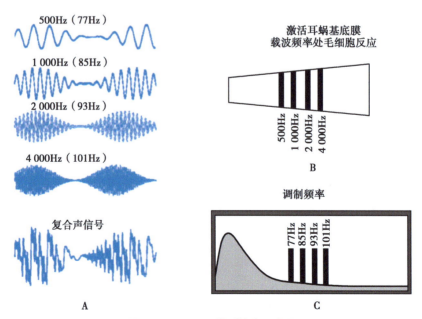

图 5-4-4　ASSR 检测技术示意图
A. 不同频率的调幅信号　B. 复合刺激声激活的内耳基底膜不同部位的反应
C. 通过 FFT 分析得到的调制频率反应，注意调制频率和载波频率具有对应关系

用于 ASSR 检测的统计学方法有 H-T^2 检验(Hotelling T^2)、循环 T^2(circle T^2)检验、F 检验或隐含周期性 F 检验以及相关性平方数等。

ASSR 的波形参数是反应幅度和相位,用矢量视图(vector view)表示。下图是一矢量视图的模式图(图 5-4-5)。所谓矢量,即以每一个 EEG 样本的线段长短代表 EEG 电位的幅度,其角度代表 EEG 的相位,相位为与所给调制信号间的时间延迟。如果不给受试者刺激声或声音强度低于其听阈,计算机得到的 EEG 信号反映在图中线段分布是随机的,即图中线段的长度和方向分布均匀(图 5-4-5A)。如果刺激声高于听阈,图中将出现"成簇"的矢量线段,即线段相对集中于某一区域,出现锁相现象(phase Lock)(图 5-4-5B),有锁相现象说明大脑对这一调制声有反应。计算机对所得到的结果进行统计学分析,在给定的统计水平上判定有无ASSR 反应存在。

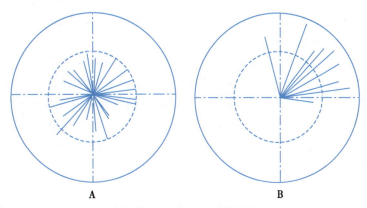

图 5-4-5　ASSR 相位分析法
A. 矢量线段长短不等相位随机分布,提示调制信号未能诱发 ASSR
B. 矢量线段成簇出现有锁相现象,提示调制信号诱发出 ASSR

自动检测算法众多,另外一种便于临床开展的算法评价指标是相位相关平方值(phase coherence squared, PC^2),该指标可用于判断相位是否为随机分布。如果相位属于随机分布,就不能判断引出有效信号,而如果相位不是随机分布,反应就可能在一定比例的概率下被记录到,如 $P<0.001$。

三、影响因素

(一)调制频率的影响

调制频率对 ASSR 有着明显影响,大量研究表明,最佳调制频率受受试者的年龄及其觉醒状态影响,成人在 40Hz 的调制频率可记录到最大的稳态反应,儿童在 90Hz 的调制频率可产生最佳反应。此外,在睡眠状态下,40Hz 的调制频率引发的反应会迅速下降,但 90Hz 的调制频率所引发的反应幅度保持不变。

(二)调制深度的影响

幅度调制 ASSR 为调制深度所改变,多位学者的研究表明,随着调制深度的增高,即从 0~100% 的变化中,诱发的 ASSR 幅度也逐渐增高。

四、临床应用

ASSR 在临床的应用包括听阈评估和阈上评估两类。

（一）听阈评估

ASSR 最主要的临床应用是对行为听阈进行预测，已有大量研究数据针对婴儿、儿童和成人以及存在耳蜗病变的患者的听阈评估做了报道。

ASSR 对听阈的准确评估取决于受试者的年龄及其听力损失程度。研究表明，对儿童而言，ASSR 的阈值较行为阈值平均高 23～31dB。对于听力正常的成人而言，在 500、1 000、2 000、4 000Hz 处，ASSR 与行为听阈的差值为 11～14dB，而听力正常的婴儿则表现为更高的差值，为 29～45dB。相对 500、1 000Hz 而言，ASSR 对 2 000、4 000Hz 的听阈预测更准确，在 2 000Hz 处的预测结果最佳。

大量研究和临床数据结果表明，婴幼儿的行为阈值与 ASSR 阈值之间存在明显的相关性，相关系数为 0.96～0.98。而不同学者的研究数据表明，在听力损失的成人群体中，两者阈值的相关系数为 0.7～0.9。

此外，听力损失程度对 ASSR 和行为听阈之间的相关性有着不同影响。相对于轻度听力损失和听力正常者，ASSR 对于重度听力损失和极重度听力损失的行为听阈预测更好。即，听力损失越重，ASSR 阈值与纯音听阈的差值越小。在听力正常和轻度听力损失者中，ASSR 阈值与行为阈值的差值在 20dB 以内；对于中度听力损失者，二者之差在 10dB 以内；而对于重度听力损失至极重度听力损失者，二者的差值小于 5dB。

（二）阈上评估

ASSR 可用于对造成言语识别能力差的神经时域编码和神经同步障碍进行评估，典型的疾病为听神经谱系障碍（ANSD）。时域处理能力取决于神经元的锁相能力。

已有多位研究人员对 ASSR 和言语识别进行了相关性研究，如针对听力正常的年轻人，以及听力正常或存在听力损失的老年人。还有针对婴幼儿进行音位识别和 ASSR 幅度的研究，研究结果表明，两者之间存在明显的相关性。

ASSR 的阈上研究还可对诵读困难患者的时域处理能力进行评估，与正常对照者相比，这类患者的 ASSR 幅度明显降低。ASSR 还可用于表明听觉系统在时域变换信号编码中存在年龄相关性，相对于年龄较高的受试者，年龄较低的受试者在低频 ASSR 的相位锁定优势更强。

（傅新星）

 第五节　中长潜伏期听觉诱发电位及其临床应用

一、中潜伏期听觉诱发电位

中潜伏期听觉诱发电位（middle latency auditory evoked potentials，MLAEP），又称中潜伏期反应（middle latency response，MLR）。最早是由 Geisler、Frishkoph

和 Rosenblith 在 1958 年首次描述。自此之后，MLR 多用于研究阶段。随着近年电生理检测设备的发展和测试方法的改进，MLR 逐渐开始用于临床领域。

（一）波形特点

MLR 属于远场记录的外源性电位，其典型波形是由一系列发生于声刺激后约 10～80ms 的波组成（见图 5-1-1），包括出现在 18～20ms 左右的负向波（N_a），28～30ms 左右的正向波（P_a），35～45ms 左右的负向波（N_b）和 50～75ms 左右的正向波（P_b）。MLR 的波形清晰稳定，临床测试容易操作。如果测试和解释合理，可以为听觉中枢评估提供有用的临床信息。

MLR 波的早期成分（N_a，P_a）被认为来自皮层下结构。由于在正常听觉系统中容易记录到清晰可靠的波形，N_a 波和 P_a 波的绝对潜伏期和峰 - 峰值通常会作为临床评估的判断标准。MLR 反应阈通常指刚能诱发出 N_a-P_a 波的刺激强度。MLR 的晚成分（N_b，P_b）被认为主要来自皮层。N_b 波和 P_b 波成分在正常听觉系统中的个体差异较大，并且较易受到受试者觉醒程度的影响。相较于 N_b 波，N_a 波及 P_a 波较为清晰且可靠，因此对影响 N_b 因素的研究报道也相对较少。P_b 波有时也会被作为长潜伏期听觉诱发电位（long latency auditory evoked potential，LLAEP）的 P_1 成分来进行分析（见本节"二、长潜伏期听觉诱发电位"）。

（二）技术参数设置

MLR 的具体记录参数设置应根据临床目的进行适当调整，在调整过程中，需要考虑的因素包括测试目的，即听觉阈值预估或是神经检查，受试者是婴儿或是成人，临床设备是否存在操作局限性，以及测试环境等。如果刺激记录参数设置合理，MLR 与 ABR 可以同步记录从而节省临床测试时间。表 5-5-1 是 MLR 技术参数设置参考。

目前临床常用的听觉诱发电位测试系统通常会提供单通道或双通道电极导联来记录 MLR。使用单通道记录时，反转电极置于颅顶（Cz），参考电极置于声刺激同侧的耳垂或乳突（Ai），地电极则置于前额（FPz）。临床常用的双通道与单通道记录略有区别的是参考电极可以分别置于两侧耳垂或乳突（A_1 和 A_2），或者一个通道置于 Cz-Ai，另一个通道用来记录眼电图。双通道的优势在于可以记录到波形在脑左右半球和两侧耳间差的反应。如研究用的测试系统通常可选择多通道电极导联方式。如四通道导联方式可采用非反转电极置于 Cz、C_3 和 C_4。参考电极置于 Ai，地电极置于 FPz。与第四通道相关的电极置于眼皮上 / 下侧以记录眼电图从而排除眨眼干扰。

（三）影响因素

1. 受试者的影响　MLRs 波形会受受试者的睡眠深度影响，当个体处于放松安静、清醒或浅睡眠状态通常容易记录到稳定可靠的波形。成人在深度睡眠时仍可记录到 MLRs 波形，但幅值一般会降低。通常建议在对婴幼儿进行测试时，要尽量保持清醒合作状态，测试环境尽量保持一致，并建立实验室及临床正常值。研究还发现兴奋剂、抑制剂、麻醉剂的使用会对 MLRs 波形产生影响。受试者服用镇静药物之后 N_a-P_a 的潜伏期会延长，N_a-P_a 幅度降低。

耳后肌干扰电位（postauricular muscle artifact，PAM）不像其他噪声易通过叠

表 5-5-1　MLR 技术参数设置参考

参数		建议设置	注释
刺激声	换能器的选择	插入式耳机；压耳式耳机；声场给声	
	刺激声类型	短声（click） 短纯音（tone burst） 短音（tone pip） 简短言语声（short-duration speech sound）	根据测试目的选择刺激声； 短音建议采用 2-1-2 组合 （上升期和下降期 4 个周期、平台期 2 个周期）
	刺激声时长	<10ms	
	刺激声速率	<11 次 /s	成人约为 5 次 /s； 儿童和婴儿为 2～3 次 /s
	刺激声强度	70dB nHL	可根据测试目的而改变
	刺激声极性	疏波	记录儿童波形时可考虑调转极性，从而获得较清晰波形
	刺激间隔 ISI	90～200ms（成人） 300～500ms（儿童）	
记录参数	电极导联	单通道；双通道；或多通道记录	
	分析时长	0～100ms	
	叠加次数	500～1 500 次	
	带通滤波	高通截止频率：3～10Hz 低通截止频率：100～300Hz	
	幅度设置	±100μV	设置为 75% 的最大采样幅度，以排除伪迹干扰

加平均方法去除干扰，影响 MLR 判断。PAM 的负波潜伏期位置约在刺激声后12～15ms。之后在 45ms 左右出现的大正波容易与 MLR 的 N_b 波成分混淆。此外，PAM 的幅度通常是 -5μV 左右，比神经电位幅值大。临床上可以通过降低刺激声强度，将电极置于耳垂而非耳后乳突部位，或采取躺卧姿势进行测试并对头颈部提供支撑以减少 PAM 伪迹的出现。

2. 参数设置的影响　刺激声参数的选择对 MLR 的波形有影响。降低刺激声强度和频率，通常会导致 MLR 各波的潜伏期延长，幅度降低。增加刺激速率，一般也会使幅度降低以及波形分化不佳。如果测试环境允许，建议在隔声室进行MLR 测试，并将测试设备以及其他电子设备置于测试房间外，从而避免 50～60Hz电流干扰。

（四）临床应用

1. 听阈评估　MLR 用于阈值分析时多采用时长较长的刺激音进行，并以重复性较好的 N_a-P_a 复合波作为观测指标。研究表明，在听力正常成人和听力损失成人中采用 MLR 预估的阈值，与行为测听所得到的纯音听阈的差值在 20dB 以内，因此 MLR 在听阈评估方面具有较好的临床应用前景。需要注意的是由于婴幼儿在测试过程中难以保持清醒和安静，故 MLR 用于婴幼儿听阈评估时，其测试时间一般会较长，因此临床阈值分析的应用会受到一定限制。

一般而言，预估阈值的记录流程首先采用较高的起始刺激声强度（如 75dB nHL）进行记录，观测到清晰的波形后，可以 10～15dB 的幅度逐渐降低刺激强度，并得到不同强度的波形结果，直到记录到可重复的 N_a-P_a 波的最低刺激强度（反应阈值）。通常潜伏期相对幅值参数受刺激声强度变化的影响较小，因此阈值分析主要是观测 N_a-P_a 的幅值随强度的变化。

2. 中枢听觉神经系统评估　MLR 也是评估中枢听觉神经系统功能的手段之一。研究发现 MLRs 可用来评估中枢性聋、创伤性脑损伤、脑卒中以及痴呆症。另外，在中枢性听处理障碍（central auditory processing disorder，CAPD）的人群，以及学习障碍或其他障碍的人群中，MLR 波形也表现为异常和/或变异性较大。

如采用 MLR 进行阈上神经生理测试时，通常需要分别对单侧耳在中高强度刺激下采用多导联记录方式，以观测 N_a 波及 P_a 波的分化程度、幅值以及潜伏期。正常个体的测试结果表现为左右侧别的波形对称，如出现 N_a-P_a 波幅在左右两侧的记录结果相差 20%～50%，提示可能出现中枢听觉神经系统的病理表现。MLRs 合并其他听力测试方法，有助于辅助判断听力损失出现的位置及潜在的听觉系统病变（表 5-5-2）。

表 5-5-2　MLR 合并其他测试方法联合判断听觉障碍出现位置

OAEs	ARTs	ABRs	MLRs	CAEPs	临床提示
√	√	√	×	×	皮层损伤
√	×	×	√	√	听神经和/或低位脑干病变
×	×	×	×	×	可能存在中重度耳蜗病变
×	×	×	√	√	可能存在轻度耳蜗病变

注：√表示波形引出/正常/接近正常；×表示异常/未引出/波形分化不佳

3. 耳蜗功能和适应证评估　电诱发 MLRs（EMLRs）与声刺激诱发的 MLRs 波形和幅值类似，但 EMLRs 的绝对潜伏期明显缩短。EMLRs 比电诱发听性脑干反应 ABRs（EABR）的优势在于，EMLRs 不易受潜伏期出现较早的电刺激伪迹干扰，而且不易受电刺激时长的影响。因此 EMLRs 作为客观评估耳蜗的神经反应的手段之一，具有良好的应用前景。MLR 可反映听神经通路上更接近中枢区域的高位听觉系统功能状况的信息，因此在临床上有助于客观评估耳蜗植入前的听皮质功能，并预测植入后的听力及言语的康复效果。

二、长潜伏期听觉诱发电位

长潜伏期听觉诱发电位（long latency auditory evoked potential，LLAEP）通常认为由 P_1 波、N_1 波、P_2 波和 N_2 波四个成分组成。LLAEPs 的产生由大脑皮质及皮质下多处起源参与，并与听觉感知密切相关。P_1-N_1-P_2 波成分，也称为大脑皮层听觉诱发电位（cortical auditory evoked potentials，CAEPs）。儿童的 CAEP 主要由一个在 100～300ms 出现的正向大波构成。随年龄增加，该正向波逐渐分化为 P_1 波、N_1 波、和 P_2 波。正常听力成人的 P_1 波、N_1 波、P_2 波通常分别出现在刺激后 55～80ms、90～110ms 以及 145～200ms（图 5-5-1）。同前所述，P_1 波成分通常也被认为是 MLRs 的 P$_b$ 成分。N$_2$ 波属于内源性成分，通常出现在刺激后 200ms 左右。N$_2$ 波与受试者对刺激事件的自主处理过程有关（比如注意力）。判断 LLAEP 是否异常的主要指标包括能否引出可重复的波形，是否有成分缺失，潜伏期是否异常等。

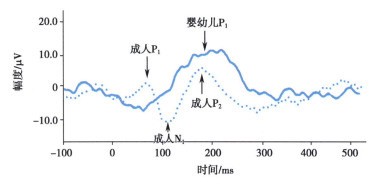

图 5-5-1　典型的成人和婴幼儿 CAEPs 波形

（一）技术参数

临床设备通常采用单通道或双通道模式。采用单通道记录时，非反转电极置于颅顶（Cz），反转电极置于声刺激同侧的耳垂或乳突（Ai），接地电极则置于前额（FPz）。如需对比两侧耳间差或大脑左右半球的反应，可采取双通道（非反转电极置于颅顶 Cz，反转电极置于 A1 和 A2，接地电极置于前额 FPz）或多通道记录方式。另外，在记录过程中同步监测眼皮电位活动也很重要。表 5-5-3 为记录 LLAEPs 时的技术参数设置参考。

表 5-5-3　LLAEPs 技术参数设置参考

	参数	建议设置	注释
刺激声	换能器的选择	插入式耳机；压耳式耳机；声场给声	通常采用声场给声模式
	刺激声类型	短纯音 短时言语声等	常用言语信号刺激
	刺激声时长	短纯音时长含上升 / 下降时间（5～10ms）以及平台期（25～50ms） 短时言语声时长一般不超过 50～60ms	
	刺激声速率	0.9～2.9 次 /s	刺激速率太快容易使波幅下降
	刺激声强度	75～80dB nHL	可因测试目的不同而调整
	刺激声极性	交替波	
	刺激间隔 ISI	300～1 100ms（儿童）	较长刺激间隔易获得清晰波形
记录参数	电极导联	单通道；双通道记录；或多通道记录	临床常用单通道记录方式
	分析时长	350ms	
	叠加次数	200～250	
	带通滤波	1～300Hz	
	幅度设置	±(50～150)μV	75% 的最大采样幅度

（二）影响因素

受试者年龄、注意力和测试状态会对 LLAEPs 产生影响。新生儿的 CAEP 变化较大，且会受不同睡眠期的影响。一般 7 岁以下儿童的 CAEP 主要由一个出现在 100～300ms 的正向大波（P_1）构成，随年龄增长，P_1 波潜伏期逐渐缩短，波幅有降低趋势，并开始逐渐分化为 P_1 波、N_1 波、P_2 波三个成分。通常刺激强度的降低会导致 CAEPs 的幅值下降，但存在个体差异。如刺激声强度低于感觉阈，则影响 CAEP 的检出率。

尽管受试者不需特别注意刺激事件，但是在测试过程中要求受试者保持清醒及安静状态。受试者注意力对 N2 波幅度影响较为显著。当注意力下降时，N2 波幅度会明显下降。如果对刺激事件特别关注的话，N2 波幅度可见增大趋势。在注意力障碍人群中测得的 N2 波幅度一般会比正常人降低 50%。

另外，头部外伤、脑部肿瘤以及颞叶附近的脑出血等病理改变会影响 LLAEP。某些抑制中枢的药物会显著降低 LLAEP 的幅度。因此 CAEP 不适用于评估正在服用镇静药，以及癫痫和肌肉痉挛患者。

（三）临床应用

近年来，自动识别技术的发展为 CAEP 在临床应用提供了简便的方法。CAEP 的临床应用之一在于预估听觉功能对具有不同频率特性的声刺激的阈值反应。由于 CAEP 在测试过程中不需受试者做出行为反应，这项检测工具特别适用于无法配合行为测试的受试者以及婴幼儿或合并多种障碍的儿童。研究表明，相比 ABR 技术，CAEP 对听神经谱系障碍的患儿的阈值分析和评估有重要临床作用。另外，CAEP 能反映大脑对言语声刺激后的处理能力的特点，更加使得 CAEP 逐渐成为听力损失儿童在使用放大器（助听器和／或人工耳蜗）前后评估康复效果的重要临床工具。

儿童 CAEP 的潜伏期与年龄增长明显相关，临床通常以儿童 CAEP 的正向波潜伏期作为中枢听觉感知能力的指标之一。先天性听力损失的儿童的听觉传导通路具有可塑性特征，但可塑性程度与听觉干预康复年龄密切相关。Sharma 等系列研究发现儿童耳蜗使用者的 P1 波成熟度与听力损失持续时间及耳蜗植入年龄有关。因此 CAEP 测试方法也可作为评价听觉皮层发育状态的研究手段，为跟踪低龄婴幼儿早期听觉中枢的重塑规律提供了可行性，具有广泛应用前景。

由于刺激信号的声学特点改变（比如时长、频率和强度）对 CAEPs 影响明显，近年来 CAEPs 作为评估听觉系统对信号变化的分辨能力的应用也开始得到重视。

三、事件相关电位

事件相关电位（event-related potential，ERP）属于长潜伏诱发电位反应，是受试者经选择注意并对特定指令做出反应过程中产生的皮层电活动。ERP 也是内源性电位，除了听觉刺激外，视觉刺激和体感刺激均能诱发 ERP。本节主要描述的是听觉刺激信号诱发的 ERP，包括 P_{300}、N_{400}、失匹配负波（mismatch negativity，MMN）以及伴随负反应（contingent negative variation，CNV）。

（一）P₃₀₀

P_{300} 是与认知相关的听觉事件相关电位，于 1965 年首次被 Sutton 发现。由于该波通常于刺激声出现后 300ms 左右出现，故以此命名为 P_{300}。P_{300} 的发生源比较广泛，是皮层联合活动电位，并与复杂的心理以及认知活动有关。P_{300} 可作为判断大脑高级功能的一种客观指标，反映由注意、感觉、记忆、判断、理解等神经和心理活动引起的电位变化。

典型的 P_{300} 波形诱发模式是在一系列持续出现的标准刺激中偶然随机穿插靶刺激。标准刺激信号的出现率高，靶刺激（或目标刺激）的出现率低。测试过程中受试者保持清醒、全身放松、并减少眼球运动。通常要求受试者只对靶刺激做出一定反应，如进行计数。P_{300} 电位是由对刺激声的注意和对刺激声差异的识别所引起的。有时 P_{300} 会出现双峰的情况（P_{300a} 和 P_{300b}）。通常以 P_{300a} 的潜伏期作为分析指标。P_{300a} 的出现与受试者参与试验与否无关，它反映的是触发的刺激信号被感知的过程。P_{300b} 只会出现在受试者做出主动参与辨别靶刺激出现时的情况，它反映刺激信号已经被有意识的识别出来。图 5-5-2 是典型的 P_{300} 单峰和双峰波形。

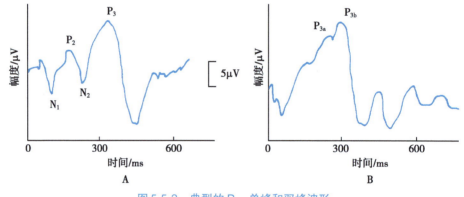

图 5-5-2　典型的 P_{300} 单峰和双峰波形
A. 单峰波形　B. 双峰波形（P_{300a} 和 P_{300b}）

1. 技术参数　正常个体的 P_{300} 在颅顶中心区记录到的幅值最大。分析时窗设置一般为 500ms，带通滤波器设置为 0.1～100Hz。记录叠加次数为 200～250 次。刺激声类型以短纯音为主，有时也可采用短时长的言语声作为刺激。靶刺激的出现是随机的，并且出现率不超过标准刺激的 0.2。当刺激声强度在 70～75dB HL 时一般可以引出可靠的 P_{300} 波形。刺激速率约 0.9 次 /s，刺激间隔≥1 000ms。

2. 影响因素　P_{300} 主要与年龄和大脑的认知功能有关，外周性听力损伤不影响 P_{300} 的应用。只要声刺激达到受试者一定的感觉级，就能进行 P_{300} 测试。虽然刺激声强度对 P_{300} 的反应波没有显著影响，但靶刺激与标准刺激声强度的差异、刺激时长以及刺激声间隔时长会影响 P_{300} 的反应波形。例如，在一定强度下，靶刺激信号出现率越低，P_{300} 的幅值越大。对听力正常人而言，区分难度较高的刺激所诱发的 P_{300b} 潜伏期比区分难度较低的刺激所诱发的 P_{300b} 潜伏期长，即表示，若受试者辨别靶刺激信号的时间延长时（即当任务难度加大时），则表现为 P_{300} 的潜伏期延长。

3. 临床应用　P_{300} 是与人脑信息加工处理和认知任务相关的功能测试,因此可作为研究大脑听觉中枢功能状态、较高级别认知功能和心理活动的临床评价手段。研究报道提出 P_{300} 可作为人工耳蜗植入后认知功能以及听力及言语康复水平的评估方法。Kileny 等研究发现,P_{300} 潜伏期与言语识别、刺激物理特性有显著相关性,表现为言语识别率好的人工耳蜗植入的儿童,其 P_{300} 潜伏期较短。言语声刺激诱发的 P_{300} 较纯音诱发的潜伏期长。另外,P_{300} 和行为测试结果的相关性也较高,即如受试者行为表现出对靶刺激的识别,通常也可引出 P_{300} 波形。

除此之外,P_{300} 在临床判断老年痴呆(如阿尔茨海默病)患者的大脑认知功能以及障碍严重程度的诊断中也具有重要作用。与正常人相比,老年痴呆(如阿尔茨海默病)患者的 P_{300} 潜伏期会较长,阿尔茨海默病患者的 P_{300} 幅值也会较低。P_{300} 的其他应用,还包括对孤独症和精神分裂症患者、中枢听觉处理障碍、注意力缺陷多动障碍患者的研究,其异常表现为这些患者的 P_{300} 潜伏期较正常人长,且 P_{300} 幅值较低。另外,P_{300} 对于由于各种原因所致的脑功能性和器质性疾病(如脑血管病、脑外伤及脑肿瘤)的敏感性也较高,表现为 P_{300} 幅度下降及潜伏期延长。但需要注意的是并非所有患者都存在 P_{300} 异常表现,且波形存在个体差异。

(二) N_{400}

除 P_{300} 外,出现在刺激声后 400ms 左右的负向波 N_{400} 也是一种事件相关电位。N_{400} 可以由不正确语义的句子诱发(图 5-5-3)。语义不正确的句子会比语义正确的句子诱发出的 N_{400} 幅度大。N_{400} 潜伏期随任务难度的变化而变化。

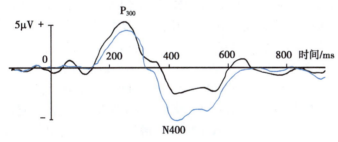

图 5-5-3　N_{400} 波形
黑色波形为由语义正确的句子记录下的 N_{400}
蓝色波形为由语义不正确的句子记录下的 N_{400}

N_{400} 测试过程需要采集至少 100 例样本。刺激声包括 50 次语义正确的句子和 50 次语义不正确的句子。记录时窗约为 75ms,带通滤波设置为 0.05~50Hz。每个句子出现的次序随机,刺激强度在舒适级范围内(约为 70dB HL)即可。刺激声间隔为 1 000~2 000ms。与 P_{300} 类似,记录 N_{400} 时受试者也需要保持清醒状态,并注意听刺激声。N_{400} 的幅度变化反映对语境线索内的词汇使用的预判能力,潜伏期变化则反映大脑处理复杂言语信息的能力。

(三) 失匹配负波

失匹配负波(mismatch negativity,MMN)由 Näätänen 等人在 1978 年首次研究发现。与 P_{300} 类似,MMN 也是由一系列标准刺激中夹杂的靶刺激,或者标准刺激的某声学特征改变所诱发。与 P_{300} 不同的是,测试中无需受试者对靶刺激的出现做出反应,MMN 波形可以在非注意条件下记录到(例如受试者边阅读边进行测试)。下图是一典型的 MMN 波形(图 5-5-4)。MMN 作为一种客观电生理测量指标,反映受试者听觉皮层和相关区域对刺激变化的记忆、自动识别以及分析能力。MMN 产生于听皮层,具体的发生源解剖部位与刺激声变化特点以及声源信号有关。

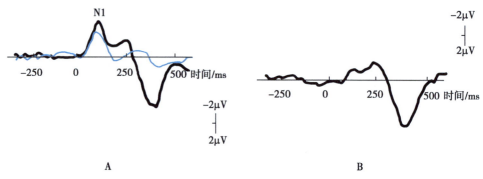

图 5-5-4　典型的 MMN 波形

A. 黑色波形为靶刺激诱发波形,蓝色为标准刺激诱发波形　B. 靶刺激和标准刺激的差值 MMN 波形

1. 技术参数　常用的 MMN 的记录电极数目为 3～7 个。分析时窗 500ms。带通滤波器设置在 0.1～100Hz。叠加次数设置为 50～100 次左右即可诱发出较大的 MMN 反应波形。刺激声方面,MMN 可由阈上刺激声信号物理特征(如强度、频率、时长等)的改变而诱发。MMN 的测量参数主要包括正向波峰、其后跟随的负向波谷间的峰-峰幅度,以及刺激声出现后的第一个波峰的潜伏期。MMN 潜伏期反映的是大脑判断刺激特征是否发生改变所需的最短时间。

2. 影响因素　受试者的睡眠状态会对 MMN 幅度和潜伏期产生影响。如受试者处于深度睡眠状态时,MMN 幅度降低,潜伏期延长。因此,测试过程中受试者保持清醒状态非常重要。MMN 的幅度和潜伏期取决于靶刺激和标准刺激之间的差异程度,通常幅度比潜伏期的变化更具有较大的个体内差异和个体间差异。因此,相对幅度而言,潜伏期更易作为 MMN 的评估指标。此外,抑制中枢神经系统的药物可减小 MMN 的幅度。

3. 临床应用　MMN 的优势在于无需受试者做出行为反应,因此近年来 MMN 作为一种客观评价听觉皮层功能对声刺激变化的感觉分辨能力以及言语感知能力的方法开始逐渐受到重视。相关的临床研究多在于考察某特定受试群体的感知能力,如评估助听器配戴和人工耳蜗植入后的中枢听觉功能处理能力以及评价康复训练前后的言语感知能力。另外,MMN 还可用于辅助评价老年痴呆、失语症、精神障碍患者的认知障碍程度。Alho 等研究结果还表明 MMN 与脑功能的早期发育程度相关,进而提出婴儿期的 MMN 可作为听觉分辨能力的早期诊断指标。由此可见 MMN 对听觉中枢神经系统成熟性的早期评定有较好的应用前景,对儿童脑功能改善亦可提供一定的依据。需要注意的是,由于 MMN 存在较大的个体内差异和个体间差异,在一定程度上限制了个体评估在临床中的应用。

（四）伴随负反应

伴随负反应（contingent negative variation，CNV）又称伴发负变异，也是一种事件相关电位。CNV 是当受试者听到一个声信号后等待另一种信号，并对第二个信号做出行为反应时，在额中央区记录到的皮层慢直流电位变化（图5-5-5）。

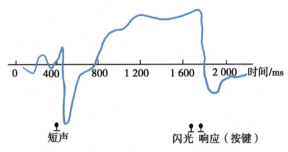

图 5-5-5 典型的 CNV 波形

1. 测试方法和技术参数 CNV 采用配对信号诱发模式。例如第一种信号（条件刺激）可采用短声、纯音或言语声作为刺激信号。纯音可由纯音听力计给出，持续约250ms。第二种信号（强化刺激）常用系列闪光。例如持续0.5s的红色灯光或绿色灯光。CNV 的记录分析时窗为2～4s。通常在颅顶记录到的 CNV 幅值最大。条件刺激强度需要高于感觉阈，否则不能引出 CNV。

测试者在测试之前需要提示受试者集中注意力并尽量避免眼动。当灯光亮时，受试者需要尽快按下手中的按钮。随着刺激重复次数的增加，即可产生 CNV。CNV 反映的是受试者在条件刺激（如声刺激）之后、对强化刺激（如光刺激）要完成某一动作（如按钮）之前的中枢活动的电位变化，也就是由于"期待"等心理变化产生的一种负向电位偏移。成人波形有类似方波样电位偏移，也有呈斜波形或不典型样电位。需要注意的是在一对刺激中，如果不要求受试者对强化刺激做出反应，则不能产生 CNV。

2. 影响因素 CNV 的幅度取决于受试者的注意力、动机和"期待"程度等心理因素的影响。如有受试者出现焦虑或注意力分散的情况，CNV 幅度会下降。若条件刺激和强化刺激信号间隔过长，则 CNV 振幅降低或分裂成两个波。

3. 临床应用 CNV 测听为神经学、心理学和心理声学的研究工作提供了重要依据。另外，由于 CNV 测听法可以反映听觉感知功能状态，其反应阈值与行为测听阈值接近，有学者建议将 CNV 作为常规听力检查的项目之一。但 CNV 测听的缺点是存在个体间差异，并且受试者必须配合试验，因此不适用于婴幼儿和不能配合行为测试者。

（张　微）

第六节　听觉诱发电位新进展

由于听觉诱发电位测试具有设置简便、客观、无创等优点，在听阈评估以及神经通路评估等方面有着广泛的应用。但是要得到稳定、准确的波形，要求测试环境安静、无电磁干扰，受试者状态良好。否则，AEP记录波形会变差，信噪比也会降低。随着计算机和数字信号处理技术的发展，很多新的刺激信号或数字处理算法也在听觉诱发电位测试领域得到广泛应用。

一、信号处理方法

（一）计权平均技术

计权平均技术（weighted averaging technique）是指将多次刺激得到的反应根据不同权重进行叠加和平均处理，通过提高信号强度，降低噪声强度，进而实现提高信噪比，是听觉诱发电位测试的基础。信噪比与叠加次数的平方根成正比关系，即 $SNR \approx \sqrt{N}$。与传统听觉诱发电位采取的算术平均方法不同，计权平均方法，如 Bayesian 计权，会对不同反应进行加权处理，针对噪声低的反应，给予更高的权重（weight），针对噪声高的反应，给予较低的权重。从而在同等测试时间的基础上，提高听觉诱发电位的信噪比。目前许多商用听觉诱发电位设备都采用了多种计权平均技术，如 Bayesian 计权和 Kalman 滤波。

（二）信号质量系数

尽管听觉诱发电位测试被认为是听觉系统对声音反应的客观记录，但实际上，反应的波形总需要测试人员的"主观"判断，而判断的质量不但与测试人员的经验有关，还受测试环境和状态的影响。这种"主观"判断对于时域分析的 AEP 造成较为明显的影响，如绝大多数的短潜伏期诱发电位，包括 ABR、ECochG 等。通过采用基于统计学算法的 Fsp（F-ratio of single point）作为信号质量系数，其分子为来自 EEG 的信号和噪声信号的方差，而分母为噪声信号的方差，因此 Fsp 可作为评估 AEP 反应可信度的参数。当 Fsp 较高时，可认为记录到的 ABR 反应为有效信号的可能性很高，同理当 Fsp 较低时，往往认为 ABR 信号可信度较低。

此外，还有更为精细而复杂的算法，采用多点统计分析，被称为 Fmp（F-ratio of multiple-point），这一统计学指标同样被用到听觉诱发电位设备中，用于评估 AEP 信号的可信度，从而到达相对客观检测的目的。

二、刺激声信号类型

（一）chirp 信号

在短潜伏期听觉诱发电位记录中，通常使用较为短促的刺激声信号，如短声或短纯音，短声的时长最短，但会产生宽频谱的能量。除上述两种常用的刺激声之外，随着信号处理技术的进步，目前还有一种新的刺激信号，chirp 信号，逐渐在临床开展了应用。

在使用宽频谱刺激声时，如短声，各频率成分抵达耳蜗基底膜的时间不同，高频信号最早，其次是中频信号，最后才是低频信号，无法实现最佳的听神经同步化放电。通过信号处理技术设计的 chirp 信号，人为将不同频率成分的抵达时间进行调整。具体处理方式为，延迟高频信号与中频信号，其中高频信号的延迟时间多于中频信号的延迟时间，从而实现不同频率成分同时抵达耳蜗基底膜，并产生同步放电，得以记录到更为明显的波形，进一步提高信噪比。chirp 信号可用于耳蜗电图、听性脑干反应以及中长潜伏期诱发电位中，相对于短声或短纯音而言，能产生幅度更为明显的波形，ECochG 中可出现更为明显的 AP 波，ABR 中可出现更为明显的 V 波，中潜伏期诱发电位中 N_a-P_a 复合波的幅度也更高。

在采用 chirp 信号作为刺激声进行的 AABR 研究中也表明，敏感度和特异度有明显提高，测试时间也得到缩短，表明 chirp 信号在新生儿听力筛查领域有着积极的作用。

但是，在 chirp-ABR 研究中发现，与 click-ABR 相比，chirp-ABR 的 I 波和Ⅲ波幅度更低，且 V 波潜伏期的变异度较大，因此在听觉神经生理评估中，chirp-ABR 尚存在一定的限制。此外，目前临床使用的 chirp 信号，其本身的设置参数还没有统一，导致测试结果存在一定的偏差。

chirp 信号在听觉诱发电位领域的应用，对于提高波形辨识度有着积极的作用，但仍需进行大量科学研究和数据验证。

（二）言语声信号

在长潜伏期诱发电位中，也可使用各种言语声作为刺激信号，如 /ba/、/da/ 等。在短潜伏期诱发电位（如 ABR）中，也可使用上述言语声作为刺激声，记录到的反应被称为言语声诱发 ABR（speech evoked ABR），可用于评估噪声下言语处理能力差或时域处理能力差的患者。这种类型 ABR 的潜在临床应用为，对具有听觉、语言和学习问题的儿童进行诊断和评估。

（傅新星）

扫一扫，测一测

第六章　言语测听

知识要点

语言是人类交流所特有的手段,听觉是感知和理解语言的基础。言语测听是一种用言语信号作为声刺激来检查受试者的言语听阈和言语识别能力的听力学测试方法,其结果能综合体现听力损失程度和言语理解能力。目前言语测听已被广泛地应用于评价听力损失者的听力损失程度和言语交流能力、评估听觉及语言中枢功能、预估及评价人工听觉装置助听及康复效果、鉴别听力损失的性质和伪聋等方面。

第一节　言语测听概述

一、概念与意义

言语测听(speech audiometry)是一种用言语信号作为声刺激来检查受试者的言语听阈和言语识别能力的听力学测试方法,主要评估受试者对所听言语的听觉敏感度(sensitivity)和清晰度(clarity)。其主要测试项目有言语识别阈(speech recognition threshold,SRT)和言语识别率(speech recognition score,SRS)。将不同声强级下测得的言语识别率绘成曲线即得到言语听力图(speech audiogram)。

目前言语测听已被广泛地应用于评价听力损失者的言语交流能力、预估和评价人工听觉装置助听及康复效果、评估听觉及语言中枢功能、估计听力损失程度、鉴别听力损失的性质和伪聋等方面。

(一)评估听觉感知和言语识别的能力

言语识别阈和言语识别率可以很好地体现受试者对言语信号的感知能力,精确地评估受试者对所听到的言语声的听觉敏感度(sensitivity)和清晰度(clarity)。临床上言语测听结果和纯音测听结果具有交叉相互验证的作用,二者结合增加了检测结果的准确性。

(二)评估听力损失程度,为听力言语残疾人程度分级提供依据

言语测听能较好地反映听力损失者在生活和工作中交流的困难程度,美国国家标准学会(American National Standards Institute,ANSI)已经把言语测听规定成为耳科检查常规和定残标准。根据SRT的结果可以将言语听觉敏感度分为5个级别,详细介绍见本章第三节。

（三）为蜗后、中枢和非器质性听力损失提供诊断依据

言语测听不仅可以评价外周听觉系统的功能和受损程度，而且可以为中枢听觉功能障碍的诊断提供依据。但是用于评价中枢功能的言语测听，有别于常规门诊中所进行的言语识别能力测试，因为脑干水平以上的中枢性听力损失对常规使用的阈上言语测听的影响很小甚至没有影响。为了实现评价言语中枢能力的目的，通常引入噪声或竞争性言语，增加测试的难度，例如，竞争语句和交错扬扬格词测试都是常用的中枢听觉功能言语测听方法。

对于一些非器质性听力损失的患者，由于精神、心理等主观因素影响，不能有效地配合纯音听力测试，或者纯音测听结果与其他客观检查结果存在较大差异，可以利用言语测听辅助进行听力损失性质的诊断。

（四）评价助听装置和言语康复的效果

近年来，随着助听器选配、人工耳蜗植入手术的陆续开展，言语测听对于评价助听器的佩戴效果、人工耳蜗植入术后康复效果越来越突显其重要性，目前已经成为人工耳蜗植入适应证、助听器验配的重要依据。言语测听在干预前有助于预估效果，干预后评估有助于听力师了解患者对言语声的感知情况，有利于人工听觉装置的编程调试和言语训练方案的制订与修改。

另外，目前人工耳蜗使用的言语编码策略对言语信息的提取方式主要基于无声调的西方语系，造成了我国以汉语为母语的患者出现了发音无声调以及声调混淆的现象。因此，汉语言语测听以及言语识别机制的研究可以为制订更加适用于声调语言的人工耳蜗编码策略提供有价值的信息。

二、发展简史

19 世纪 20 年代前后，出现了关于电话在传输语言时可懂度问题的研究。自 1926 年美国贝尔电话实验室编辑言语测听材料并制成唱片以来，科学家一直致力于言语测听材料的编辑和应用——从简单的音素（元音、辅音）、音节、单音节和双音节词，以及后来的日常会话语句。20 世纪 70 年代，随着听力康复技术的改善和诊断的需求，噪声下言语测听也逐渐问世。全球目前仍然有科学家不断创新研发新的言语测听方法，以适应临床和研发的需求。自 20 世纪 60 年代起，我国上海、广东、北京和四川等地均开展了言语测听的研究。国内外言语测听的发展按照时间的顺序简述如表 6-1-1、表 6-1-2。

表 6-1-1　国外主要的言语测听材料历史年表

提出年代	作者	测试材料
1910 年	Campbell	无意义音节材料（nonsense syllable）
1926 年	Fletcher	Western Electric 4A
1947 年	Hudgins 等	Western Electric 4C
1947 年	Hudgins	PAL #9, PAL#14
1948 年	Egan	PAL PB-50 词表
1952 年	Hirsh	CIDW-1, CIDW-2、W-22

续表

提出年代	作者	测试材料
1955 年	Silverman 和 Hirsh	CID 日常语句
1959 年,1962 年	Lehiste 和 Peterson	CNC 字表
1963 年	Tillman	NU-4
1966 年	Tillman 和 Carhart	NU-6
1968 年	Arthur Boothroyd	AB
1977 年	Kalikow	SPIN
1993 年	Killion 和 Villchur	SIN
1994 年	Nilsson、Soli 和 Sullivan	HINT

注:PAL#9,PAL#14—哈佛大学心理声学实验室(Harvard Psychoacoustic Laboratories,PAL);PAL PB-50 词表—哈佛大学心理声学试验室音素平衡 -50 词表(Psycho-acoustics Laboratories phonemically balanced-50,PAL PB-50);CIDW-1、CIDW-2、W-22—美国中央聋人研究院 W-1、W-2、W-22 测试(Central Institute for the Deaf, test W-1、W-2、W-22);CNC 字表—辅音 - 词核 - 辅音(consonant-nucleus-consonant,CNC)字表;NU-4,NU-6—美国西北大学听力测试词表 4 和词表 6(Northwestern University Auditory Test No.4,No.6);AB—Arthur Boothroyd 所编制 CNC 词表;SPIN—噪声下言语觉察测试(speech perception in noise,SPIN);SIN—噪声下言语测听(speech in noise,SIN);HINT—噪声下语句测听(hearing in noise test,HINT)

表 6-1-2　国内主要的言语测听材料列表

提出年代	作者	测试材料
1964 年	张家禄	语言清晰度测试音节表(KXY)
1964 年,1966 年	程锦元	普通话和上海话词表和唱片
1963 年,1994 年	蔡宣猷	汉语普通话和广州话言语测听材料
1983 年	沈晔	单音节词表
1985 年	包紫薇	汉语清晰度测试基本词表
1988 年	顾瑞	交错扬扬格词试验和竞争语句试验
1990 年	张华等	汉语最低听觉功能测试(MACC)
1999 年	孙喜斌	聋幼儿听力言语康复评估体系
2002 年起	张华等	普通话言语测听材料(MSTMs)
2004 年	刘莎等	普通话噪声中听力测试(M-HINT)
2009 年	郗昕等	心爱飞扬中文计算机辅助言语测听系统
2010 年	刘博等	汉语普通话声调识别测试材料(Tone ID Test)

注:汉语最低听觉功能测试(Minimal Auditory Capabilities in Chinese,MACC);普通话言语测听材料(Mandarin Speech Test Materials,MSTMs);普通话噪声下言语测听(Mandarin hearing in noise test,M-HINT);汉语普通话声调识别测试材料(Tone Identification Test,Tone ID Test)

三、测试设备与环境

进行言语测听设备与环境需要具备 3 个条件,即言语听力计、言语测听材料和隔声室。

（一）言语听力计

言语听力计多采用符合国家标准的诊断型听力计（diagnostic audiometer），即除了可以进行常规纯音测听以外，还具备能够连接麦克风、磁带/CD播放机和扬声器的功能，并具有音量控制系统（volume unit，VU），使测试者得以监测输出强度。所有诊断型听力计均具备掩蔽功能，用于掩蔽非测试耳，或将噪声及言语声输出到同一侧耳。测试可以单耳（monaural）进行或双耳（binaural）同时进行。听力计控制钮通常调节输出强度范围为 −10～120dB HL。为了便于声场测试，听力计设有外接输出接口，可通过连接外部放大器使言语信号经声道传递给一个或多个扬声器。现代微电子线路已经可以将这些外部放大设备直接安置在听力计内部。当测试者与受试者分别位于两个测试房间时称为隔室测试，此时需要对讲系统（talkback system），便于测试者和被测试者之间的交流。

同纯音测听一样，言语听力计也需要校准，包括对 VU 表、扬声器和气导耳机的校准和年检，校准方法详见教材《听力学实训教程》。

（二）言语测听材料

各种言语测听表及录有测试表内容的唱片、磁带、CD 盘、电子文件等统称为言语测听材料。测试目的不同，选用的材料也不同。测试言语识别阈使用双音节词表，测试言语识别率通常采用音位平衡单音节词表或双音节词表、短句，此外还有用于特定需求测试的各种元音辨别表、辅音辨别表、声调辨别词表、无意义音节和短文等。随着人工听觉技术和诊断听力学技术的进展，噪声下言语测听等各种新的言语测听材料与方法也逐渐问世和应用。

另外，常规言语测听（尤其是言语识别率测试）对于部分极重度听力损失患者或部分蜗后性听力损失者难度过高，得分趋于零分，不能为临床诊断提供有价值信息。此时，可以采用最低听觉功能测试（minimal auditory capabilities，MAC），其难度明显低于常规的识别测试。MAC 和其汉语版本汉语最低听觉功能测试（minimal auditory capabilities in Chinese，MACC）包括多项测试，比如噪声/嗓音辨别、数词辨别、男声/女声辨别、环境声辨别、音节差异辨别等，可以从这些简单的测试中发掘患者在干预前后功能的提高。

在测试过程中，应根据测试的目的、要求，遵循相关技术指南与标准，选用可以实际应用的测试材料。

（三）隔声室

言语测听所需的隔声室可为双室或单室。双室受试者坐于里间，外间放置桌椅一套，供测试者操作听力计之用。内外间隔断镶有单向玻璃，便于观察测试。单室受试者与测试人员同在一室。隔声室的声学要求与纯音测听所用隔声室一致。房间应安装通风装置，可供应冷暖风，房间内应设有出风口和进风口，通风管道内放置消声装置。

四、测试方法

言语测听是通过计算受试者正确复述所听到的言语声数量来评估其听觉言语感知能力，因此应该采用规范的隔声室、标准录音材料和经过校准的听力计。测试前应对受试者进行通俗易懂的解释说明并采用适当的反应记录模式。这样既能保证测试的准确性,又能够在不同的测试机构之间进行结果对比。

(一)给声方式

言语测听的给声方式(method of presentation)一般分为口语给声和录音播放给声,前者由测试者自己发声,后者则采用标准统一的录音给声。

1. 录音给声 录音给声(record voice)是指测试采用事先录制好的言语测听材料发音,通过听力计播放给受试者并让其重复。通常一套言语测听材料由同一发音人(播音员或者经过发音训练的人士)录制。由于在正式发布前,这些材料均经过灵敏度、效度和信度等严格评估程序,一般不会轻易更换录制的材料。为了比较各单位的测试结果,尤其是从事科研工作,推荐使用录音材料测试,而不使用监控口语给声。而标准的录制材料要含有校准音,以确保不同机构的测试方法和结果一致。

2. 口语给声

(1)监控口语给声:监控口语给声(monitored live voice,MLV)是指测试者本人直接通过听力计的麦克风将测试内容念给受试者听,测试者在发音过程中需监测听力计 VU 表并控制发音音量使其在整个测试过程中尽量保持同样的强度。受试者听到测试者的发音,并按要求重复。监控口语给声的缺点是大多数测试者未接受过正规的播音训练,不能保证每个词的发音方式和强度一致,而且测试者的方言和口音均会影响测试结果。但其优点是简便易行,尤其是对注意力不易集中的儿童和反应慢的老年受试者尤为方便。

(2)直接口语给声:临床上也可以采用面对面直接口语给声(live voice,LV)的方法。即受试者和测试者面对面对坐,双方相距 1~2m 进行言语测听。此方法可以粗略判断受试者言语识别能力,但不能进行阈值测试。长期从事言语测听的测试者,建议接受专业普通话发音训练。

(二)输出方式

1. 耳机输出 耳机给声包括气导耳机(分压耳式和插入式)与骨导耳机,言语测听通常采用气导耳机输出。对于混合性重度听力损失患者,由于存在部分气导听力损失,最佳言语识别率不能达到 100%。这种情况下,需要进行骨导言语识别测试。

2. 声场输出 声场测听使用的换能器是安装在隔音室里的扬声器,通常由 1~4 个扬声器组成,它们按相对受试者成 0°、45° 或 90° 角的位置排列。扬声器的高度应与坐位受试者外耳道口高度一致,与受试者距离和角度以具体测试方法决定。

(三)受试者的反应方式

1. 开放测试与封闭测试 受试者的反应方式根据测试材料的不同通常有两种:开放项测试和封闭项测试。

(1)开放项测试(open-set test)是指为受试者听到测试言语后直接复述。对于言语觉察阈测试也可以采用类似纯音测听的听声举手的反应模式。患有重度听力损失的患者可以采用文字提示、手语交流或家人转述等方法。

（2）封闭项测试（closed-set test）指受试者听到测试言语后可以在几个选项中选择正确答案。

两者相比，受试者回答封闭项测试更容易，因为存在猜对的可能性。在实际测试中，需根据受试者听觉和言语能力的不同，以及测试目的的需要，选择适合的反应方式。

2. 口语回答与书面回答

（1）口语回答：即受试者口语复述测试内容。此种方法简便省时，是临床常用的反应方式。但这种方式受测试者记录可靠性的影响，有时会出现测试者把不正确的回答记录为正确的回答，而书面回答可以有效避免这种情况。

（2）书面回答适用于受试者患有发声障碍和／或言语障碍、测试者患有听力损失、测试者和受试者所讲语种或方言不同等情况。以方言回答测试内容的受试者，也可由家属将答案翻译成普通话转述给测试者。

（四）记分方法

测试时可以采用综合记分法（synthetic scoring procedure）或全或无（all-or-none）记分，即受试者必须正确感知整个测试词汇才能得分；也可以采用分析式记分法（analytic-type），比如音素记分法（phoneme scoring），只要受试者答对测试词的一部分即可得分。如受试者听到"下 xià"一字时，若采用全或无打分，必须声母（x）、韵母（ia）和声调（四声、去声）都正确才能得分；而若采用音素计分法，听懂一部分音素即给得分，如听成"架 jià"，给予韵母和声调（ia 和去声）得分，声母不得分（将 x 错听成为 j）。

使用全或无记分法时，测试者可能无需抄写受试者所答，而在印好的表格上打钩（√）或打叉即可。此种测试结果不能向受试者提供导致错误回答的原因，对分析结果和指导康复基本没有帮助。而记录音素、音位、拼写答案，则可以帮助测试者了解何种音素回答错误。采用分析式记分法可增加测试的灵敏度，其结果对后续康复训练有一定指导作用。

具体测试方法和反应方式要根据受试者的状态和测试要求选择。

影响记分准确性的因素有：受试者的方言、受试者患有发音障碍、测试者患有听力损失、测试者对受试者回答的主观看法和相互判断记分可靠性。

（张　华）

第二节　言语觉察阈测试

言语觉察阈（speech detection threshold，SDT）又称言语感知阈（speech awareness threshold，SAT）是指受试者正确感知到 50% 的言语声所需强度，单位以 dB HL 记录。SDT 常用于了解受试者对言语信号的最低感知能力。SDT 主要用于：①无法发音并复述测试词语的受试者；②低龄儿童发音不清或者不配合标准言语测听；③不能口语表达或者很难完成言语识别阈测试的成人；④讲外语者。

言语觉察阈既可以采用"降十升五"法测得，也可以通过 MLV 模式重复受试者姓名或其熟悉的词汇，最常用的是语句或连续语声。受试者只要感知到语声即可举手或者按钮，无需理解语义。SDT 通常比 SRT 低 10～13dB HL，纯音听力图为上升型者的 SDT 常在最佳听阈±5dB HL 范围内。

（张　华）

第三节　言语识别阈测试

言语识别阈（speech recognition threshold，SRT）又称言语接受阈或扬扬格词识别阈，是指受试者能正确识别 50% 扬扬格词（spondee words，即两个音节重音相同的双音节词）所需的最低给声强度，以 dB HL 记录，这一定义最初由 Carhart（1946年）提出。SRT 所选用的扬扬格词必须为受试者熟悉的，每张测试表内满足音位平衡且各词表间难度等价。普通话言语测听材料（MSTMs）除了符合这些条件外，还保证了汉语声调的大致平衡，即所谓声母、韵母和声调三维平衡。

一、测试方法

言语识别阈测试采用适应性测试步骤（adaptive procedure），即给声强度伴随着受试者反应的正确与否而变化。SRT 测试一般分为四步：①解释测试方法，告知受试者将要听到双音节词，音量可能很小，听到以后回答，鼓励猜测；②熟悉测试方法，推荐使用练习表进行预测试，熟悉以后再正式开始测试；③正式测试；④计算阈值。

测试的具体操作方法有多种，这里介绍几种普遍使用的、简单且快速的测试方法。

（一）"降十升五"法

1. 熟悉测试　在正式测试之前，应对受试者用能听清的足够高的强度播放一些测试练习内容，使其熟悉测试方法。通常选用受试者 500、1 000、2 000Hz 的平均纯音听阈以上 30～40dB HL 进行。

2. 正式测试

（1）起始给声强度为 30dB HL。播放一个扬扬格词。如果回答正确，表明此强度高于 SRT。

（2）如果回答不正确，将给声强度上调至 50dB HL。播放一个扬扬格词。如果回答仍然不正确，以 10dB 为步距增加给声强度，每增加一次强度播放一个扬扬格词。直至回答正确或达到听力计的最大输出。如达到听力计最大输出强度仍无正确反应则停止测试。

（3）得到正确回答以后，降低 10dB 并播放一个词。

（4）若回答不正确，升高 5dB 并播放一个词。如回答仍不正确，再升高 5dB 直到得到一个正确的回答。

（5）从此点开始，重复步骤（3）和（4），直到在一个确定的给声强度得到 3 次正确的回答。

（6）SRT 的定义为获得至少 50% 正确回答的最低声级，受试者在此声级的 3次给声中，能有最少 2 次的正确回答。

（二）固定步距的自适应测试法

根据 2012 年 ISO 推荐，固定步距的自适应测试法（adaptive procedure using fixed step sizes）较"降十升五"法更为精确，又不至过于耗时，测试方法详见《听力学实训教程》。

（三）美国言语语言听力协会推荐的测试方法

1. 摸索初始给声强度

（1）在预估 SRT 上 30～40dB HL 的强度播放一词。

（2）若受试者听错，则升 20dB HL 后再播放一词，重复该步骤，直至受试者听对。

（3）若受试者听对，则降 10dB HL 后再播放一词，重复该步骤，直至受试者听错。

（4）在刚刚听错的同一给声强度上再听一词，若听对则降 10dB HL，直至连续两词在同一声级均听错。

（5）在连续出现两次错误的给声强度升 10dB HL，即为起始级。

2. 正式测试

（1）在起始级强度上播放 5 个测试项，理论上受试者应对这 5 个测试项全部反应正确，如果不能全部反应正确，适当增加给声强度，直到全部反应正确。

（2）以 5dB HL 为步距降低给声强度，每降低 5dB HL 播放 5 个测试项，直到在某一强度上，受试者对这 5 个测试项全部反应错误，则测试结束。

3. 言语识别阈计算方法

$$SRT = 起始级 - 测试过程中正确反应的数量 + 2dB HL（校正因子） \qquad (6-3-1)$$

二、掩蔽方法

当测试耳未行掩蔽的 SRT 阈值与非测试耳 3 个频率（500、1 000、2 000Hz）纯音平均骨导听阈之差≥40dB 时，即需要掩蔽。且当两耳未行掩蔽的 SRT 阈值存在明显差别时，即使不知道骨导阈值，也需要掩蔽。

SRT 的掩蔽声常为言语噪声，即滤波后的白噪声。与纯音掩蔽的步骤相似，建议以非测试耳三频率的平均纯音气导阈上 30dB 为初始掩蔽强度，测试耳以未掩蔽的 SRT 为给声强度，播放 6 个测试词，若正确的词语低于 3 个，则升高给声强度。若测试耳的 SRT 阈值上升≤15dB，则无需进一步掩蔽，该阈值即为真实阈值；若测试耳的 SRT 阈值上升≥20dB 时，就需进一步增加噪声强度 20dB，但不要过度掩蔽。

三、临床意义

（一）与纯音听阈交叉验证

通常认为，若 SRT 和 500、1 000、2 000Hz 三频率平均纯音听阈差异在 ±6dB 以内，表示二者结果非常一致。如果差异在 ±（7～12）dB，表示二者一致性尚可，如果此差异≥±13dB，说明二者结果不一致。当出现不一致的结果，且不能以患者自身的原因（如不是患者的母语）或听力损失曲线来解释时，需复测纯音听阈或 SRT，或两者均需复测。若复测后仍不一致，则考虑可能存在蜗后性听力损失或伪聋等情况。

（二）作为言语听敏度的评估指标

尽管 PTA 可以代替 SRT 使用，但国际上普遍认为 SRT 是评价言语听敏度的唯一指标。若 SRT≤20dB HL，言语听敏感度正常；SRT 为 25～40dB HL，言语听敏感度为轻度损失；SRT 为 45～60dB HL，言语听敏感度为中度损失；SRT 为 65～90dB HL，言语听敏感度为重度损失；SRT≥90dB HL，言语听敏感度为极重度损失。

（三）用于确定阈上言语测听的给声强度

进行阈上言语识别测试时需要确定适当的给声强度，通常可以 SRT 为基础来确定。普遍认为听力正常成人在 SRT 上 30dB HL 可以达到最大的言语识别率（speech recognition score，SRS）。

（张　华）

第四节　言语识别率测试

言语识别率（speech recognition score，SRS）又称词语辨别率（word recognition score，WRS）、言语辨别率或言语分辨率，即每张词表中识别正确的词语的百分比。测试通常使用音素平衡单音节词，也称音位平衡单音节词。所谓音位平衡（phonemically balanced，PB），是指整张词表中各种音素的出现比率与该种言语日常生活会话中音素出现的比率基本一致。如英语 PB 单音节词表中的辅音和元音出现比率。我国普通话言语测听测试材料（MSTMs）中，单音节表除声母和韵母的比率外，同时兼顾了声调的出现比率与普通话日常生活会话中声调出现的比率基本一致，即形成声母、韵母、声调三者平衡。

最大言语识别率（maximum speech recognition score，SRS_{max}）是以指定的言语信号和指定的输出方式，分别以不同的输出强度进行测试得到一组言语识别率，其中数值最大者为最大言语识别率。因为一般都用音素平衡词表做言语识别率检查，因此，最大言语识率常用的缩写为 PB_{max}。研究显示，不同受试者使用不同测试材料，PB_{max} 值可能不同。如果 PB_{max} 接近 100%，通常可以排除蜗后听力损失的可能性。而如果使用听力计测试的 PB_{max} 好于助听以后的 PB_{max}，则表明其干预措施尚有改进的余地（比如需要调试助听器的放大参数等）。

最佳言语级（optimum speech level）：其对应于最大言语识别率的言语信号给声强度，此强度通常不是患者的最大舒适阈（most comfortable level，MCL），而且不一定是日常言语的声级强度。研究显示，使用 NU-6 单音节词表获得的最大言语识别率（PB_{max}）的平均强度约比 SRT 高 30dB HL。

言语识别 - 强度函数（performance-intensity function，P-I function）：又称 P-I 曲线，是一种心理测试曲线，在言语测听中，描述言语识别率与给声强度之间的关系，又称言语测听清晰度 - 强度函数。

一、测试方法

言语识别率的测试为阈上言语测听，测试通常采用单音节音素平衡词表。先测得受试者一侧的 SRT，以 SRT 阈上的某一强度作为测试给声强度，此强度在整张词表的测试过程中保持不变,测得这张词表中正确识别词语的百分比。其结果可以反映在特定阈上水平受试者对单音节词的识别情况。因此,在测试 SRS 时必须标明此次测试的输出强度。

(一)最大言语识别率测试

通常用言语识别阈上 25～30dB HL 作为初始测试强度,然后以 5dB HL 或 10dB HL 一挡增加输出强度,每个强度测试一张词表,直至测得最大识别率。有时受试者在测试过程中由于给声强度较大而感到不适或疲劳不能继续配合测试,需在测试结果中加以标注。

(二)言语识别 - 强度函数

门诊常规使用单音节词进行 P-I 曲线的测试。首先获得 SRT,或以受试者三频率纯音听阈替代 SRT。使用 SRT 阈上加 30dB HL 作为第一个测试强度,测试一张词表,得到该强度下的言语识别率。通常在这一强度测得的 SRS 接近 PB_{max}。以 10dB 步距降低给声强度,不同给声强度下,使用不同测试表格,直至言语识别率下降为 10%～20%。为了获得较精确的 P-I 曲线,通常要测得 5～6 个给声强度下的言语识别率,即要覆盖言语识别率范围为 10%～90%。若考虑到患者可能存在蜗后病变的可能性,则再以 SRT 值加 50dB HL 为给声强度,检测是否存在回跌(rollover)现象。

二、掩蔽方法

由于 SRS 测试给声强度较 SRT 高,属于阈上测试,更容易产生对侧耳的"偷听"问题,需要掩蔽的可能性更大。是否需要掩蔽取决于测试耳给声强度与非测试耳纯音骨导听阈平均之差,若大于等于最小耳间衰减(40dB HL)即需要掩蔽。常采用言语噪声作为掩蔽声。如何确定掩蔽的强度呢?让我们先熟悉两个概念:①最低言语识别率级(minimum discrimination score level, MDSL):选用一组耳科正常青年人进行某种言语测听材料的言语识别率测试,记录受试者的言语识别率 > 0% 而 ≤5% 时的给声强度,该组受试者中的最低给声强度值,为最低言语识别率级;②有效言语掩蔽级(effective speech masking level, ESML):选用一组耳科正常青年人进行某种言语测听材料的言语识别率测试,采用言语识别阈上 30dB HL 作为给声强度,在无掩蔽噪声时,其言语识别率可达 100%,保持该给声强度不变,在同一耳另施加言语噪声,起始言语噪声强度与言语信号给声强度相同,改变言语噪声强度,言语识别率随之变化,当言语识别率 > 0% 而 ≤5% 时,记录该言语噪声强度,用言语噪声强度减去言语信号强度,即是每耳的有效言语掩蔽级,计算全组受试耳的平均掩蔽级,为有效言语掩蔽级(ESML)。

即以非测试耳能否产生"偷听"作为判断是否需要掩蔽的标准:
测试耳的言语信号强度 - 40dB HL(耳间衰减)- 最低言语识别率级(MDSL)> 非测试耳平均骨导听阈(PTA 值)

不难得出,对言语信号的"偷听"量计算公式为:
言语偷听量 = 测试耳的言语信号强度 - 40dB HL - MDSL - 非测试耳平均骨导听阈(PTA 值)

通过下面的公式可以计算出,能够消除对侧耳对测试结果干扰的掩蔽噪声:

需要的掩蔽级＝非测试耳言语频率平均气导听阈＋有效言语掩蔽级(ESML)＋言语偷听量(交叉言语听力)

但由于多数言语测听材料未给出 ESML,为了便于临床操作可在非测试耳不存在传导性听力损失的前提下,非测试耳的掩蔽噪声强度等于测试耳给声强度减少 30dB。若非测试耳具有传导性听力损失,则掩蔽强度还需要加上气骨导阈值的差值。但同时应注意过度掩蔽的问题。

三、临床意义

(一)言语识别率的临床意义

1. 言语识别能力评估 安静状态下测试 SRS 可以评估受试者辨别言语的能力,以及在响度足够时言语辨别的最大能力(PB_{max})。同时,SRS 是选择不同听觉助听装置和编码策略的重要参考指标。我国《人工耳蜗植入工作指南(2013)》指出,在满足其他指标的情况下,对于语前聋者,满足助听后言语识别率(封闭式双音节词)≤70%;对于语后聋者,满足助听后听力较佳耳的开放短句识别率＜70%的重度听力损失;该两者均可进行人工耳蜗植入。而在助听器选配时,助听器验配师可通过比较言语识别率,确定最适合患者的验配策略(如助听器品牌、型号、处方公式等)。该测试简单便捷,为助听器验配策略的制订提供了直接、有效的评价标准。

2. 言语识别障碍的分级 根据 WHO(1980)的建议,根据安静状态下声场测听,以 MCL 强度输出的单音节词识别率将言语识别障碍(impairment of speech discrimination)分级(表6-4-1)。

表6-4-1 WHO关于言语识别障碍的分级

分级	言语识别率
双耳极重度言语识别障碍	＜40%
双耳重度言语识别障碍	40%～49%
双耳中重度言语识别障碍	50%～59%
双耳中度言语识别障碍	60%～79%
双耳轻度言语识别障碍	80%～90%

听力残疾分级可作为听力损失者就业时选择适当职业时的参考,例如听力残疾 2 级不适宜在噪声环境大的场所工作。同时分级也可作为享受福利待遇的参考。我国听力残疾的分级标准尚未按照此标准进行言语识别的定量分级。

3. 指导康复策略的制订 对听力损失者交流能力的评估是制订言语康复策略的前提。而通过言语识别率测试,并记录声母、韵母、声调的实际回答情况,则可以帮助测试者了解哪一部分回答错了,这样就增加了测试的灵敏度,并指导康复训练,按照该音素、语句的正确发声模式,以提高语言训练的强度。

（二）言语识别 – 强度函数的临床意义

对于听力正常人来说，无论使用何种测试材料，当输出强度在 SRT 以上 30dB HL 或更高时，言语识别率可以达到 90% 以上。而对于听力损失者来说，当中等输出强度时，SRT 可处于 0%～100% 的任何位置。正是由于听力损失者言语识别率的这一巨大个体差异，如果仅仅测试某一强度下的言语识别率很难对听力诊断有所帮助。而在不同输出强度下测试得到的言语识别率则可以较好地鉴别听力损失的类型及程度。

1. 用于听力损失类型和程度的鉴别 临床上通常使用单音节词表测试 P-I 曲线。将每一个受试者的 P-I 曲线与听力正常的 P-I 曲线进行对比，可以为听力损失类型的鉴别提供依据。若 P-I 曲线整体右移，形状基本保持不变，PB_{max} 与听力正常人接近，此曲线代表传导性听力损失（图 6-4-1 中 B 曲线），右移的强度数值即为听力损失程度；若 P-I 曲线整体右移，且曲线的坡度变缓，PB_{max} 不能达到接近听力正常人的水平，那么此曲线代表感音性听力损失（图 6-4-1 中 C 曲线）；若 P-I 曲线走行与感音性听力损失的 P-I 曲线走行相似，但是在给声强度继续增大的情况下，出现了言语识别率的显著降低（图 6-4-1 中 D 曲线），即曲线回跌现象，此时考虑是否存在蜗后病变。

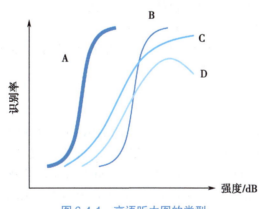

图 6-4-1 言语听力图的类型
A—正常型；B—平移型；C—平缓型；D—回跌型

通过计算回跌指数（rollover index，RI）可以大致判断听力损失的类型。一般讲，使用单音节词测试的 RI 超过 0.25，可以高度怀疑蜗后病变。RI 的计算公式为：

$$RI = (PB_{max} - PB_{min})/PB_{min}$$

2. 人工助听装置的选配 感音性听力损失的最大特点即可能出现言语辨别能力与纯音测听结果不符的情况。即使同一听力损失者双耳具有相同的纯音听力曲线，但是可能具有不同的言语识别能力。因此，通过测试获取每侧耳的 P-I 曲线，听力师可以了解听力损失者哪侧耳具有更好的言语识别能力。若听力损失者只希望选配一台助听器，则可以优先选择言语识别能力较好侧。

（张 华）

第五节　噪声下言语识别测试

噪声下的言语交流是人类一项基本的生存技能。而对于听力损失者而言,尤其是感音神经性听力损失者,常存在噪声中言语感知困难的现象。目前最常用的干预措施,如人工耳蜗植入和助听器验配尚不能完全解决这一问题。尽管 73% 的听力损失者在安静状态下言语识别率可以达到≥80%,但其噪声下的辨别能力可能会很差,而且无法通过前者预估后者。因此,准确评估听力损失者噪声下言语感知能力以及人工听觉技术的效果很重要。噪声下言语测听是在实验室条件下,尽量模拟人们日常的交流环境,考察受试者噪声下的言语识别能力,它能更好地反映听力损失者的社会交流能力。

噪声的形式多种多样,如白噪声、言语声、环境噪声、多人谈话的语言噪声(babble)或单个谈话者的背景噪声。

信号和噪声的强度差被称为信噪比(signal-to-noise ratio,SNR)。信噪比实际上并不是一个比值,而是信号强度(希望听到的声音)和噪声强度(不希望听到的声音)之间的差值。如信号为 50dB HL,噪声为 40dB HL,则 SNR 为 +10dB;如信号强度为 40dB HL,噪声强度为 50dB HL,则 SNR 为 −10dB。

噪声下言语识别测试通常也包括言语识别阈和言语识别率测试。但由于不同言语测听材料自身的特点,测试方法略有不同。

近年来,噪声下言语测听受到越来越多的重视,现就三种常用的噪声下言语测听材料及测试方法进行简要介绍。

一、噪声下语句测听

噪声下语句测听(hearing in noise test,HINT)是目前应用范围最广的噪声下语句测试,已被开发成十几个国家的语言,也出现了专门针对双语人群的版本。目前广泛应用于助听器选配、人工耳蜗植入术前术后及 BAHA 的评估中。HINT 测试最早由 Nilsson 在 1994 年报道,所用材料选自 Bamford-Kowal-Bench 语句(BKB),包含 25 张音位平衡句表,每张 10 个语句,语句较为简单,每句 6~8 个字。

HINT 使用短句作为测试材料,是因为短句更能代表日常交流。传统的言语测听材料一般使用单音节词,但是单音节词材料不能预测日常生活中的交流能力,因为材料中缺少冗余度,言语幅度的变化也比较小。短句材料具有日常交流言语的动态特点,与助听器的特性更具交互作用(如可满足数字化助听器对声音的处理有起始和释放时间的特点)。

HINT 使用的评价方式也与传统的言语可懂度的测试方法不同,传统的测试均为在固定信噪比下评价言语可懂度,用百分数表示正确率,容易出现天花板效应或地板效应。HINT 采用自适应的方法,将噪声级别固定,根据受试者的表现通过调整言语声强度来改变信噪比,直到找出言语接受阈(speech reception threshold,SRT),即受试者能听懂 50% 言语测听材料时的信噪比。

因为其他语言和汉语之间存在的语言文化差异,不能直接翻译成汉语材料。2005 年,北京同仁医院、北京市耳鼻咽喉科研究所刘莎等与香港大学、美国 House 耳科研究所合作,根据 HINT 的编制方法,编写了汉语普通话版噪声下言语测听材料(Mandarin HINT,M-HINT)。M-HINT 测试材料由 1 张练习表(含 10 个短句)和 12 张测试表(每表 20 句)组成。测试材料经录音后合成到 HINT 专用测试系统中,可使用耳机或在声场中测试受试者在安静环境、噪声来自前方、噪声来自左侧耳、噪声来自右侧耳这四种环境中的语句识别阈,并进行了母语为普通话的成人 M-HINT 正常值的标准化,为临床评估汉语人工耳蜗植入者术后效果提供了一种有效方法。

二、快速噪声下言语测试

快速噪声下言语测试(quick speech in noise test,Quick SIN)由最初的噪声下言语测听(speech in noise test,SIN)逐步发展而来,包含 9 张句表测试材料。Quick SIN 的语句材料来自电气和电子工程师协会(Institute of Electrical and Electronic Engineers,IEEE)语句的后 360 句,主要针对高中文化水平成人。测试噪声采用四人 babble 噪声,将语句与噪声进行匹配,从而获得不同信噪比之下的测试材料。

与传统言语测听的计分方式不同的是,Quick SIN 采用信噪比损失(signal to noise ratio loss,SNR Loss)来评估受试者的噪声下言语识别能力。信噪比损失指的是与正常人噪声下言语识别能力相比,听力损失者能够获得 50% 的言语识别率所需额外增加的分贝数。测试采用听说复述方式进行。测试语句起始强度根据受试者听力损失情况而定,纯音听阈小于等于 45dB HL 者将 70dB HL 作为测试语句起始强度;纯音听阈≥50dB HL 者选用"声音大并且合适(loud but OK)"强度;以 5dB 为步距,应用 25、20、15、10、5 和 0dB SNR 的 6 个信噪比进行测试。其中每张测试句表包含 6 个句子,每个句子包含 5 个关键词,答对每个关键词记 1 分,测试总分记为"信噪比损失 = 25.5 − 答对词数"。Killion 等为了使测试结果更便于应用,提出了信噪比损失程度的分级标准:①信噪比损失在 2dB 以下为正常;②3~7dB 为轻度损失;③7~15dB 为中度损失;④15dB 以上为重度损失。

参照英文版 Quick SIN 的形式结合汉语声调语言的特点,获得了由 13 组(78 句)等价语句组成的普通话快速噪声下言语测听材料(Mandarin Quick Speech in Noise Test,M-Quick SIN)。测试言语声按照受试者听力情况分为:听力正常者固定为 65dB SPL;有听力损失者采用"大声音并且合适"的强度;测试以 5dB 为步距,应用 20、15、10、5、0 和 −5dB SNR 的 6 个信噪比进行测试,每张测试句表包含 6 个句子,每个句子包含 5 个关键词,结果采用"全"或"无"的方式计分,并确定计分公式为:

$$信噪比损失 = 24.5 − 答对词数 \tag{6-5-1}$$

由于噪声下的言语测听材料接近日常口语,具有自然动态特征,并且能够使得受试者在较短时间内测试多个目标词汇,测试的结果能够较好地反映和评估受试者在真实(噪声)环境中的言语交流能力。Quick SIN 语句提供语义信息较少,可预测性低,使得受试者需要更多地依据听到的声音信息来判断内容;测试采用的四人 babble 噪声,由于强度变化多样和录音者自然的发音,很好地模拟了真实的社交环境,更能突出在噪声环境下"选择性聆听"的测试目的;该项测试测试时间短,其计分所采用的信噪比损失尤其适于临床应用,在助听器验配效果评估、BAHA 效果评估、人工耳蜗植入后效果评估以及言语感知判断等领域均有较高的应用价值。

三、可接受噪声级测试

可接受噪声级测试由美国田纳西大学的 Nabelek 教授开发,该测试可用于预估助听器选配成功率。可接受噪声级(acceptable noise level,ANL)定义为聆听言语声最大舒适阈(most comfortable level,MCL)与在此聆听条件下能接受的最大背景噪声级(background noise level,BNL)之间的差值。ANL 值较大者很难接受背景噪声,很可能会拒绝使用助听器。ANL 值小于 7dB SNR,其助听器使用的效果将很好,若裸耳 ANL 值大于 13dB SNR,其助听器使用的效果将非常差,而 ANL 值在两者之间预估助听器使用成功和失败的概率将各达 50%。ANL 不受听力损失者性别、年龄、听觉功能、裸耳或助听装置的影响,能在不同语种环境中应用,并广泛地应用于助听器新技术的临床评估。

噪声下言语测听可以更好地评估受试者的真实言语感知情况,更全面地了解其言语能力,评价其日常社会言语交流的胜任情况。获知听力损失者噪声下的言语理解能力,可帮助其建立正确的期望值,有助于耳科学和听力学工作者选择合适的干预方案,为助听器的选配提供参考,还可应用于人工耳蜗及其他人工听觉装置的使用效果评估,同时可为康复训练策略的制订提供信息。但目前国内噪声下言语测听的研究相对较少,统一规范的标准化测试材料也较少,仍需进一步完善。

(张 华)

第六节 声调识别测试

声调(tone)是调式语言所特有的言语特征,汉语是一种声调语言,其声调的变化可以反映词义的变化,声调变化具有表意的重要特性。每个声调都有一定的时长,汉语普通话声调时长由长至短依次为上声、阴平、阳平和去声。

一、特点与意义

人工耳蜗是目前唯一能使极重度听力损失者获得或重建听力的假体装置,随着人工耳蜗技术的完善与普及,人工耳蜗植入(cochlear implant,CI)者的言语识别和言语发育获得了明显进步,但大多数使用声调语言的 CI 者在语言的学习中仍有不足之处。由于汉语与拉丁语系的语言特征存在明显差异,因此基于西方语系开发的人工耳蜗语言编码策略是否能准确反映汉语发音的特点,是否能有效地识别和产生汉语普通话声调已成为众多学者关注和研究的热点。因此建立适宜的声调评价方法极其重要。

二、测试材料与测试参数

(一)汉语声调识别能力测试材料

1. 适用于儿童的测试材料　目前临床工作中较常用的儿童版测试材料包括普通话早期言语感知测试(Mandarin Early Speech Perception Test,MESP),噪声下儿童普通话声调和双音节词汇图片识别测试(Mandarin Pediatric Lexical Tone and Disyllabic-Word Picture Identification Test in Noise,MAPPID-N),普通话声调识别测试(Mandarin Tone Recognition Test),听力损失儿童听觉、语言能力评估标准及方法和普通话声调识别测试(Mandarin Tone Identification Test,MTIT)等。

2. 适用于成人的测试材料　目前临床工作中较常用的成人版测试材料包括汉语最低听觉功能测试系统(the Minimal Auditory Capabilities in Chinese,MACC)的第6项声调辨别测试表、汉语普通话声调识别测试材料(Tone Identification Test,Tone ID test)等。

(二)测试参数

1. 测试环境　测试可以在安静和噪声环境下进行。与安静环境相比,正常听力人群在噪声环境下的声调识别能力变差并且随着信噪比数值的降低而下降,为了有效地反映受试者的声调感知能力,测试人员应慎重选择信噪比,应避免选择产生地板效应的低数值信噪比和产生天花板效应的高数值信噪比。Dillon 推荐使用处于言语识别 - 强度函数(P-I 曲线)的线性位置(linear portion)的信噪比,因为 P-I 曲线中最陡处的言语识别具有最大的敏感度和信度。所选噪声的类型也是影响测试的一个重要因素。可选频谱言语噪声(speech spectrum-shaped noise)和竞争性言语作为掩蔽噪声。为了顾及测试难度,推荐使用频谱言语噪声。

2. 测试项　多为单音节字,每个测试项包含四个字,他们具有相同音节但是不同声调。

3. 测试信号的表现形式　①监控口声给声,适合低龄儿童,但要把握给声的一致性;②录制声,适用于 4 岁以上儿童及成人,可更好的控制给声强度的一致性、降低发音人口音的影响。

4. 反应模式　声调测试的反应模式包括复述、声调符号、汉字、声调数字、图片。

(1)复述刺激声:受试者复述他们所听到的刺激声,但要注意受试者发音不准确的问题。

(2)声调符号:普通话的四声由四个符号来表示,1、2、3、4 声分别是阴平(ˉ)、阳平(ˊ)、上声(ˇ)、去声(ˋ),低龄儿童不适用,其难以识别声调符号且整体而言较为枯燥。

(3)汉字:单纯使用汉字或汉字加拼音、汉字加声调符号、汉字加拼音加图片等,对于识字量较少的低龄儿童,单纯使用汉字的可行性较低。

(4)声调数字:使用声调数字 1、2、3、4,该方式适用于成人。

(5)图片:使用生动形象的图片,并借助电脑软件、触摸屏等以使儿童更好的选择正确的答案。

(张　华)

第七节　言语测听的影响因素

在研发和使用言语测听时，应该考虑到以下影响因素：受试者反应的方式、记分方法、可供选择的测试形式、测试所需的时间和方法学变异。这些因素有可能影响到测试的敏感性和精确度。

（一）反应方式

言语感知测试受试者的反应方式主要有两种：开放项和封闭项。在选择采用和改变反应方式前充分了解其优点和局限性是非常重要的，这样才能保证其灵敏度并得到正确的期望结果。

1. 开放项（open-set） 其又称自由选择模式（free-response format），即呈现刺激信号的同时不提供任何可供选择的备选项。

（1）优点：①没有书面表格，使用比较灵活；②对测试词的回答选择是无限的，受试者可以充分使用语言学和听觉感知测试词；③没有可以猜测的底线（guessing floor），这样就避免机会值得分。

（2）局限性：通过开放项很难确定辨别测试中的某些特别因素的错误。例如，若开放项测试时的测试词是"cat"，而受试者的回答是"cats"，那么对这一现象的解释就会各有不同。而封闭项由于每组使用相同数目的衬托词而且是书面形式，所以易于操作和打分。可以使用记分单（scoring templates）记分，既客观又省时。另外，这样对于发音困难或不准、非第一母语、地方方言的受试者也会有所帮助，因为这些人常常不适于口头回答。

开放项测试的打分常常比较费时，判断也较主观，而且需要测试者对语音学有一定的了解。封闭项测试的操作和回答时间则相对较短。

2. 封闭项（close-set） 其又称多选择模式（multiple-choice，forced-choice task），即呈现刺激信号的同时提供可供选择的几个答案（衬托词，foils）。此时受试者需要在提供的几个备选答案中选择一个认为正确的答案。在任一测试中使用何种格式要考虑几个因素，比如测试信号的上下文和对刺激信号的了解程度等。

（1）优点

1）可以通过变动反应排列方式改变测试项目的难度和灵敏度；通过变更反应排列方式，可以变动封闭项测试的难度和灵敏度。也就是说，选择反应的替换词可以将一个特定的音素或刺激信号较好地区别开来。如将刺激词"cat"放在衬托词"bat""pat"和"sat"之间，测试者可以评估受试者辨别词首辅音的能力。若将"cat"放在"kit""cot"和"cut"中间，则可评估词中间元音的能力。以此类推。

2）每个测试项具有相等数目的衬托词。

3）使用书写的多选题形式，故较容易打分。

4）受试者可使用电脑自行记录答案，即自我测定（self-paced）：使用电脑进行封闭项测试，受试者可以自己记录。这对于测试远距离的受试者或当时间和人手受限时会有所帮助。家庭录像设备、电脑的普及使得家庭听力康复成为可能。

（2）局限性：由于封闭项存在有机会猜测因素（chance factor，guessing floor）

限制了其可使用的得分范围。例如,若测试词位于三个衬托词之中(四选一),猜测因素为 25%,即无论受试者是否正确感知到了测试词,他仍然有 25% 的机会答对。这样,可使用得分范围是 25%~100%(75%)。而开放项的可使用得分范围为 0~100%(100%)。由于机会值的存在,封闭项得分会高于开放项得分。正是因为如此,当代研究人员在发表文章时,常常要表明机会值。同时,在参考以往研究成果时,要注意此点以免对某些受试者反应结果的误解。

(二)记分方式

在实施任何言语感知测试和解释测试结果时,记分方式(scoring method)都是需考虑的重要因素。记分方式取决于测试的方式。如开放项主要要求受试者回答或重复所听到的测试词汇,因此其得分既是受试者反应的得分,又是测试者的听感知能力和解释能力。如果受试者有言语障碍、发音障碍(如听力损失者),则判断其得分困难。

我们可以通过各种方法减少这些误差,这要求测试者一方需仔细、注意,而且要具有监听设备,但是为了获取精确的测试结果必须这样去做。若测试者在进行开放项测试记录时视听结合观测,会改善记录的准确度。即测试者要面对受试者(看清其面部和唇部),而且要用耳机监听受试者的口头回答。另外,受试者可以通过口述、笔写、手势等回答形式,以增加测试者记录的准确性。

测试者对受试者回答记录的可靠性也是重要的变量。由于受试者的得分取决于测试者记录的精确能力,所以同时需要另一位测试者也要做记录来相互印证。其他的鉴定可以予以抄写(transcribe)并联机(online)记录得分,即主测试者同时记录得分;或脱机(offline)记录,即使用录音或录像记录受试者的回答。这种方法被称之为内在判断可靠性(intrajudge scoring reliability),这可以在主测试者通过录音/录像再次记录得分时完成。无论是相互、还是内在判断,记分可靠性都是很重要的,而且后二者比单独一人一次记录要更准确。

测试者的任务是精确测定受试者的言语感知能力,无论如何不能奖励得分(如受试者是一个可爱的孩子),也不能判罚得分(如你不喜欢受试者的发音)。

尽管以上所述相互、内在记分可靠性很重要,但是由于实施机构的测试人员、时间、技术条件的限制,仍然会出现这些问题。这时,就需要测试者和临床工作者更加仔细记录,而不能人为地干预记分。

影响记分准确性的因素总结如下:受试者的发音障碍、测试者的听力损失、测试者对受试者回答的主观看法和内在/相互判断记分可靠性。

测试时,也可以采用分析式记分法(analytic-type),比如音素记分法(phoneme scoring),只要受试者答对词汇其中一部分即可得分。如受试者听到"下(xià)"一字时,听懂一部分音素即给得分,如听成"架(jià)",给予元音和声调(ia 和去声)得分,而不给辅音得分(将 x 错听成为 j)。这样可以帮助测试者了解何种音素回答错了,这样就增加了测试的灵敏度,并可用于指导康复训练。

(三)测试的替换词表

当使用言语感知测试评估受试者的表现时,常常对一个受试者多次使用同一种测试材料。有些听力损失者(如人工耳蜗植入术后)需要常常接受言语测听,这样有可能造成熟知测试形式和测试的词汇。这就要求必须有几套可以替换的测试表格，因为我们测试的目的是受试者的言语感知能力，而不是记忆能力。这些可替换的词表或句表相互间必须具有等价性，即使用一个表格的得分要相等于其他表格的得分。

使用多选题（封闭项）或可替换表格过少均可导致学习作用的发生。因此测试中应将学习作用（learning effect）和实践作用（practice effect）减少到最低程度。使用无意义刺激词汇可以做到这一点，因为无意义音节没有语义信息，受试者不熟悉而难以记忆。

（四）测试时间

测试、打分所需时间也是我们应该考虑的重要问题。许多测试，尤其是测试组，常常需要较长的测试时间。影响测试时间的因素有：测试词汇的数量、测试词汇的长度、测试词之间的间隙、受试者反应的时间、测试词汇的难度、疲劳与受挫、测试者熟练程度和短时间内要测试大量受试者（large numbers of patients seen in a short period of time）。

其中受试者对测试词的辨别越不明确，测试时间越长。如英文的 /bid/ 与 /did/ 的区别（相似的词汇）就比 /lid/ 和 /stitkar/（不相似的词汇）的区别需要更长的时间。测试词与衬托词的相似性越大、受试者的听力损失越重以及背景噪声越大，受试者就越难以做出判断。观察受试者的反应快慢，也常常说明一些问题。比如，在比较两种助听器时，若受试者很快比较出测试词汇的不同，通常表明两种助听器有较大的差异；若受试者比较困难，则常常意味着两种助听器之间差异很小。

【知识链接】

言语测听新进展之声调测试材料的发展

20 世纪中叶后，以美国为代表的英语国家在言语测听材料的开发上做了大量的工作，推动了言语测听技术逐渐走向规范化。近年来随着助听器和人工耳蜗植入的发展，为了更好地指导助听装置的选配及评估人工耳蜗植入后的效果并进一步制订切实有效的听力康复计划，具有汉语特色的声调识别能力测试材料应运而生。2010 年首都医科大学附属北京同仁医院与奥地利 Innsbruck 大学合作编制汉语普通话声调识别测试材料（Tone Identification in Noise Test，TINT），可进行安静或噪声条件下的闭合式声调识别测试，用来评估助听装置使用者的汉语普通话声调识别能力。2011 年香港中文大学医学院开发了香港粤语版声调辨别测试（HK Cantonese Tone Identification Test），该材料为覆盖六声中十五对粤语声调对比的测试材料，适用于儿童至成人各年龄研究对象；其中 CANTIT-30 版本包括 30 条测试题，提供一种快速评估工具；CANTIT-75 版本包括 75 余条测试题，可取得详细资料供研究使用。

【知识链接】

言语测听新进展之言语测听材料的计算机化

计算机技术的飞速发展推动了言语测听材料的计算机化发展，缩短测试时间、降低测试成本，进一步促进言语测听的科学化和标准化。2009 年解放军总医院编制汉语普通话单音节测听表并制成国内第一张标准化的测听 CD。2010 年首都医科大学、首都医科大学附属北京同仁医院开发了汉语言语计算机测听系统。同年，解放军总医院、清华大学联合开发计算机辅助中文言语测听平台，内置标准化的普通话言语测听材料，可完成各种词表、句表的言语识别阈及言语识别率测试。

　　近年来基于计算机系统听力计的问世。多款听力计可以直接进行言语测听并自动计算出 SRT 和 SRS，极大程度上简化言语测听流程，使得言语测听的广泛临床应用成为可能。

（张　华）

扫一扫，测一测

第七章　儿童听力评估

知识要点

听力是学习语言的先决条件，婴幼儿早期即使轻微的听力损失亦可对儿童心理和行为发育产生负面影响，因此早期发现听力损失极其重要。但是受儿童发育水平、表达能力、文化程度以及配合状况等诸多因素的限制，进行儿童听力筛查和评估时应遵守儿童身心特点选取针对性的检测方法。本章将简要介绍儿童行为测听和儿童言语测听，儿童听力筛查部分内容详见第十章。

第一节　儿童行为测听

儿童听力损失是一种寂静隐蔽的残疾障碍，它表现为在儿童尤其婴幼儿牙牙学语时不能清楚表达其听力问题，如果听力损失没有及时察觉和及时诊治，将可以导致儿童言语语言发育迟缓，出现社交障碍、精神发育迟缓和学习困难等问题。但是，由听力损失给儿童造成的负面影响，大多数是可以通过预防、早期发现或恰当处理降到最低程度。

儿童行为测听（pediatric behavioral audiometry）是一种主观听力测试方法。检查者通过儿童以行为（如将头转向声源或做出某种动作等）表现出来的对声音产生反应判断儿童的听阈。测试结果可表明听力损失程度、性质（传导性、感音神经性、混合性）和听力损失对孩子交流能力的影响。根据受试者的年龄阶段不同儿童行为测试技术可分为行为观察测听（behavioral observation audiometry，BOA）、视觉强化测听（visual reinforcement audiometry，VRA）以及游戏测听（play audiometry，PA），本节将对上述内容进行概括性介绍，详细内容见教材《儿童听力学》。

一、行为观察测听

行为观察测听（behavioral observation audiometry，BOA）是当刺激声出现时在时间锁相下诱导观察者决定婴幼儿是否出现可察觉的听觉行为改变，评估婴幼儿听力状况。

1. 适用年龄范围　多用于评估 6 月龄以内婴幼儿的听力状况，并且可作为 6 月龄以上儿童视觉强化测听和游戏测听的交叉验证手段，亦可帮助听力师对无法建立条件化的特殊病例进行基本听力评估。

2. 测试人员要求　一般 BOA 测试需要两名听力师合作完成。其中作为主测试者的听力师主要负责询问病史,控制测试进程,控制给出刺激声的强度和频率范围,判断受试者听性反应是否正确与可靠。作为诱导观察者的听力师主要负责管理儿童活动,向主测试者暗示给声时机,协助主测试者判断受试者听性反应是否可靠,记录受试者的反应活动。正式测试时两名听力师分工协作、互相配合以便在受试者注意力以及状态较好时获得尽量多的信息。

3. 测试环境和设备

(1)测试环境:测试在灯光明亮的隔声室中进行,室内应避免存在明显明暗分区以及镜子等反光物体。

(2)测试设备:主要使用声级计和发声玩具,也可以使用听力计和声场。

(3)测试布局:进行 BOA 时声源(发声玩具)应置于儿童耳后、与外耳道约成20°~30°夹角,高度与受试儿童耳部处于同一水平位并确保在儿童视野范围以外。声源(发声玩具)与测试耳的距离,以及与声级计麦克风的距离应相等,为30~45cm(图 7-1-1)。

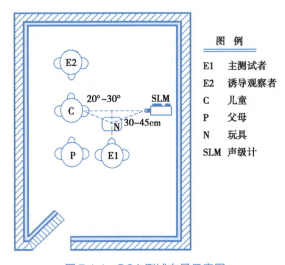

图 7-1-1　BOA 测试布局示意图

(4)刺激声:BOA 中所使用的刺激声应覆盖足够大的频率范围,并具备有效地引发婴幼儿做出听觉反应的特性,以保证通过测试可以全面了解婴幼儿听力情况并获得其听力图的形状。同时为了确定信号的强度和频率,要对刺激信号的声压级进行监测。

(5)反应方式:BOA 婴幼儿引出的行为活动是听性行为和听觉应答,可分为听觉行为反射和听觉行为注意两类。

4. 测试过程

(1)测试前:测试者采集病史,并向家长讲解测试目的和方法。诱导观察者要利用这段时间与儿童建立起亲近的关系,同时迅速对受试儿童的发育成熟程度做出判断。

(2)正式测试:正式测试时先选择刺激声顺序,然后进行正式测试,最后用强度最大的信号来引出惊跳反应。

（3）反应方式判断：多数情况下受试儿童对刺激声可做出重复反应即可确认听到，即受试儿童对同一发声玩具的刺激声的重复给声可持续做出反应。

（4）测试结果书写和解释：听觉能力评价报告应包括听力测试的结果、可靠性和有效性的解释、声阻抗测试的结果、最后结论的解释以及对后续随访安排的解释。

二、视觉强化测听

视觉强化测听（visual reinforcement audiometry，VRA）是使儿童建立对刺激声的操控性条件化，是将听觉声信号与视觉强化奖励器结合起来，从而获得婴幼儿听阈的测试方法，是最常用的行为测试方法。

1. 适用年龄范围　VRA 适用于 6 月龄～2.5 岁儿童。对于早产儿和发育迟缓儿，必须待其运动和认知年龄达到 6 月龄以上，再进行测试更为合理。

2. 测试人员要求　VRA 可由两位听力师（一名为主测试者，一名为诱导观察者）配合实施，或由一名听力师独立完成（同时作为主测试者和诱导观察者）。其中主测试者负责询问病史，控制测试进程；诱导观察者负责吸引受试儿童注意力，控制受试儿童安静等待下一次声刺激出现，为主测试者提示最佳给声时机，与主测试者共同分析受试儿童对声刺激做出反应的可靠性。

3. 测试环境和设备

（1）测试室：测试在隔声室进行，房间温度适宜、光线略暗且无过多吸引受试儿童注意力的装饰。

（2）测试设备：包括电耳镜、声级计、纯音听力计、视觉强化奖励器、换能器（包括压耳式耳机、插入式耳机、骨振器和扬声器）以及适合分散和吸引 6 月龄～2.5 岁受试儿童注意力的安抚玩具。

（3）测试布局：在进行 VRA 测试时应考虑以下几方面。①受试儿童与家长座次；②主测试者和诱导观察者位置；③扬声器位置；④视觉奖励器位置（图 7-1-2）。

4. 测试过程

（1）讲解测试要求：测试前向家长认真并简明解释测听内容及注意事项。

（2）建立条件化：建立条件化的过程中，刺激声和奖励玩具要配对给出，直到受试儿童自愿做出期望的反应，可认定为条件化建立成功。对于重度或极重度听力损失受试儿童等条件化建立困难者，可以采用听觉 - 振触觉 - 视觉强化的训练方法或者利用助听器进行多次测试前训练（详见《儿童听力学》）。

（3）正式测试：正式测试可使用纯音测听法（Hughson-Westlake 法）或筛选法进行。测试顺序可根据测试目的和受试儿童实际配合状态，采用"填图游戏"的方法完成所有频率的测试练。

5. 测试技巧

（1）掌握受试儿童能力：了解受试儿童的运动、发育等能力是顺利完成 VRA 测试的前提条件。

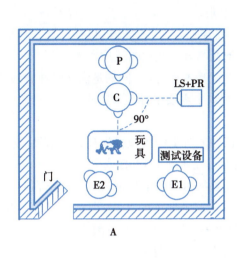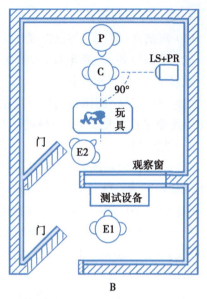

图 7-1-2 VRA 测试布局示意图

A. 同室 VRA 测试 B. 分室 VRA 测试

P，家长；C，受试儿童；E1，主测试者；E2，诱导观察者；LS＋PR，扬声器和视觉强化灯箱

（2）合理摆放玩具：合理摆放玩具对于顺利完成测试十分重要，如当玩具置于小桌中央时更易于观察到受试儿童明确转头寻找视觉奖励器。

（3）控制受试儿童注意力：有效能控制受试儿童注意力，防止其不停地环视房间、追寻奖励玩具或过度关注玩具。

（4）测试人员配合：诱导观察者应避免出现暗示性动作。

（5）儿童不能做出反应时：应及时加大给声的强度，避免在同一强度反复给声而浪费时间，也可回到已出现成功反应结果的频率和强度重新条件化，或休息后再重新测试，或改用 BOA，或安排再次复诊。

三、游戏测听

游戏测听（play audiometry，PA）是指让受试儿童参与某种简单有趣的游戏，教会受试儿童对所给的刺激声做出明确可靠的反应。受试儿童必须能理解和执行这项游戏，并且在行为反应之前可以等待刺激声的出现，从而获得受试儿童每侧耳的各频率气导和骨导的阈值。

1. 适用年龄范围 PA 测试适用于 2.5～6 岁儿童。部分听力损失较重或多重残疾的儿童，在测试中无法进行有效的言语交流而不能理解纯音测听要求时，亦可使用此方法进行听力测试。

2. 测试人员要求 测试人员分工与视觉强化测试的人员相同，分为主测试者和诱导观察者。不同的是，主测试者在游戏测试中不再需要给出视觉奖励，只需要把控好给声的时机。诱导观察者在游戏测试中需要引导儿童完成游戏。在训练儿童建立条件化的过程中，诱导观察者需演示游戏过程并帮助儿童学会游戏。在测试的整个过程中需帮助儿童保持安静状态，协助主测试者判断儿童反应的可靠性。

3. 测试环境和设备

（1）测试室：测试室与视觉强化测试相同。

（2）测试设备：包括电耳镜、声级计、纯音听力计、换能器（包括压耳式耳机、插入式耳机、骨导耳机和扬声器）以及适合2.5～6岁儿童的玩具。

（3）测试布局：测试布局与视觉强化测试基本相同，不同的是测试者在游戏测听中不需要给出视觉奖励，诱导观察者在游戏中需要引导儿童完成游戏。

4. 测试过程

（1）选择初始刺激声强度：充分利用已知的听觉结果或行为观察的结果，选择恰当的初始刺激强度，所给条件化刺激强度必须在阈上15dB或更高。

（2）建立条件化：训练目的是让受试儿童尽可能戴上耳机，确立其能否独立完成所给定的游戏。训练前首先要给受试儿童演示训练的方法，即演示这种游戏，所使用的演示方法完全取决于受试儿童的年龄。训练时要十分耐心仔细地观察受试儿童的行为反应，检查所给刺激声受试儿童是否能听到。

（3）正式测试：通常采用的测听方式为纯音测听法，采用"降十升五"法确定某频率的反应阈值。给声时间要保证在1～2s，给声的时间要足够引起听性反应。隔声间隔时间为3～5s。每个频率给声次数要保证受试儿童能够连续两次在同一强度准确反应。

5. 测试的成功技巧

（1）假阳性的处理：一旦出现假阳性则需重新条件化，此时可以放慢测试速度停顿片刻，然后重新给予引出明确反应的刺激频率和强度，重复1～2次反应结果，确保条件化仍可建立。

（2）疲劳信号出现：若受试儿童出现行动缓慢、东张西望、其他动作增多、故意改变反应方式等表现提示受试儿童已疲劳，此时应改变游戏方式并观察上述情况是否改善，若无改善应停止测试适当休息后再开始或择期补查。

四、儿童行为测听注意事项

在儿童听力测试过程中与家长和受试儿童建立轻松、友好、信任、配合的交往模式是十分必要的。正式测试前与家长进行有效的问诊有助于准确获取儿童测听结果，问诊内容应包括：受试儿童的现病史、出生史、生长发育史，其母亲的妊娠史，家族史等，了解受试儿童对日常声音的反应能力、言语语言能力、认知能力、注意目标能力、肢体活动能力、生理发育状况等。听力师与父母之间轻松友好的关系亦可使受试儿童感觉放松。同时听力师应使用肯定愉快的语气告知受试儿童需要做什么，并在受试儿童做出正确反应后给予坚定热情的鼓励等。

此外，在进行儿童主观听力检测时多需要家长的积极参与，因此首先让家长了解儿童行为测听的测试目的和测试过程以配合测试人员使受试儿童处于良好的测试状态，其次请家长做好前期准备，使受试儿童进入测试室时身体状况保持良好，进入测试室后在指定位置就座并保持安静、避免暗示等。

（董瑞娟）

第二节 儿童言语测听

儿童言语测听（pediatric speech audiometry）是用言语信号作为刺激声检查儿童言语识别能力的听力学测试方法。与成人言语测听不同，儿童的言语测听受到儿童认知、语言水平等动态发展的因素影响。因此没有一种方法能够完全准确地测试出所有年龄儿童的言语识别能力，而是需要一套层级式的测试工具。在临床工作中言语测听技术可用于：①判断听力损失对患者言语识别能力的影响；②诊断和鉴别诊断；③助听效果评估；④验证助听设备对提高言语识别的效果；⑤评估助听设备使用者的言语识别能力进步情况；⑥监测不同时期听力损失儿童听觉言语能力进步过程（详见《儿童听力学》）。

（一）0～3岁婴幼儿言语测听方法

0～3岁婴幼儿的言语测听方法及刺激音的选择要以婴幼儿的听觉言语发育指标为重要依据，选择与各听觉言语发育阶段相适应的语音及词汇作为测试音。其中：①1岁以内的婴儿可利用婴儿熟悉的语音或Ling六音（/m/, /a/, /u/, /i/, /sh/, /s/）进行测试，通过观察其有无寻找声源的听性行为来判断其听觉能力；②1～3岁幼儿可依据每个年龄阶段应掌握的词汇量，配合程度和认知水平选择测试词汇，回避看话，通过听说复述法来判断其听觉能力，或采用对熟悉的物体命名指认的方法，如经常玩的玩具、小动物模型、玩偶的五官及身体部位、各种水果等。

（二）3岁以上儿童言语测听方法

3岁以上儿童词汇量已比较丰富，制订并使用规范的言语测听词表是必要的，儿童的言语测听词表与成人不同，因无论声母还是韵母词频的出现率有显著差异，以图代词又是一大特点，游戏是幼儿言语测听的主要方法。儿童言语测听材料的编写是以幼儿"学说话"及儿童日常使用最多的词汇为文字资料，以听说复述（开放项测试）或听话识图（封闭项式测试）两种方法之一进行测试，在与儿童的游戏中获得测听结果。言语测听分为声母识别、韵母识别、单音节识别、双音节识别、三音节识别、声调识别、安静条件下句子测试和噪声条件下句子测试等，可依据儿童言语水平选择使用。

（董瑞娟）

扫一扫，测一测

前庭功能检查

知识要点

前庭功能检查是现代神经耳科学中不可或缺的技术。近年来，随着眩晕诊治水平的不断发展，前庭功能检查的新技术、新方法层出不穷。临床医师能够借此判断受试者前庭系统功能是否正常，并为前庭系统病变提供定位、定性的诊断依据。通过本章的学习，要求了解测试前准备，掌握自发性眼震检查、平衡功能检查、眼震电图和视频眼震图描记法、静态 - 动态姿势描记图、耳石器功能检查、前庭诱发肌源性电位检查，熟悉儿童前庭功能评估方法。

第一节 前庭功能检查概述

前庭功能检查是一组特定测试，用于评估前庭 - 眼反射功能、前庭脊髓反射、本体感觉、小脑平衡及协调功能障碍，以及病变的性质、部位和程度。为了得到准确而可靠的测试结果，首先需要从检查室和受试者两方面着手，做好测试前准备，同时也要严格掌握禁忌证。

一、检查室选址与布局

检查室要注意远离 X 线或 CT、MRI 等其他大型电磁设备，室内面积应大于 2.5m×3.5m。检查室需设置为避光暗室，通风良好，室温为 20～24℃，湿度为 20%～80%。除检查设备外，还应配备必要的家具，如眼震视图检查室除了眼震视图仪还应配备检查床或检查椅（可调式）等基本设施。

二、测试前准备

（一）受试者准备

受试者在接受前庭功能检查前，要注意以下几点。

1. 药物 有些药物对前庭功能测试结果有影响。例如镇静剂会在脑干水平抑制前庭反应，干扰双温试验、位置性眼震的测试结果；前庭毒性药物会永久性影响周围前庭系统结构和功能；服用中枢神经系统作用药物，测试时会出现类似于前庭中枢性病变的表现，如凝视性眼震、扫视异常、平稳跟踪试验异常等。考虑到上述药物在体内的半衰期约为 24h，要求受试者应在测试前 48h 停用上述药物，以避免药物影响前庭功能检查结果。其他如降压药、心脏病用药、抗癫痫药和糖尿病用药等,以及服用慢性病药物达 6 个月以上,均无需停用。

2. 酒精　考虑到酒精在体内的半衰期约为 24h,检查前 48h 应禁止饮酒,避免产生位置性酒精性眼震、终极性眼震(end point nystagmus)。

3. 化妆　眼部不要化妆。

4. 饮食　检查前 2h 禁食,以免检查时呕吐误吸。

5. 穿着　穿着舒适服装,便于进行变换体位的操作。

【知识链接】

终极性眼震

终极性眼震(end point nystagmus):当靶点偏离中心 45° 以上,受试者注视靶点时会产生微弱眼震,主要特点:①出现于极度凝视位;②通常眼震强度 SPV$<6°$/s;③对称性较好;④多见于老年人;⑤饮酒后明显。终极性眼震是生理性的。

(二)测试者准备

1. 禁忌证　有下列情况之一者严禁进行眼震电图和视频眼震图测试:①眩晕急性发作期;②颅内压增高;③脑血管意外的急性期;④严重的心血管系统疾病;⑤严重中枢神经系统病变;⑥精神障碍、智力障碍。

2. 测试前交流　测试者在测试开始前,通过与受试者短暂交流,向其简要地说明检查意义、目的及要求,并获取受试者的以下信息:①循环系统情况:对心脏病、高血压患者要做好急救准备;②癫痫:有癫痫病史者,除做好癫痫发作的急救准备外,还应注意抗癫痫药可能会影响测试结果;③听力损失情况;④耳科手术史;⑤视觉障碍;⑥头部外伤史;⑦对声音和压力敏感:排除外淋巴漏和前半规管裂(superior semicircular canal dehiscence,SCD)。

(李晓璐)

第二节　自发性眼震检查

自发性眼球震颤(spontaneous nystagmus,SN),简称自发性眼震,是指一种无视 - 前庭刺激时存在的前庭性眼震,由双侧周围性或中枢性前庭传导通路不对称所致,通常为水平性或是水平 - 旋转性,但是,如果伤及前、后半规管,也可出现垂直 - 旋转性眼震。

眼球震颤(nystagmus)简称眼震,是一种不受主观意志控制的眼球节律性运动,可以是生理性的,也可以是病理性的。前者如双温试验和旋转运动,后者主要见于周围性和中枢性前庭系统病变(前庭性眼震)以及某些眼病。

前庭性眼震的特征是有交替出现的慢相和快相。慢相(slow component)指眼球向某一方向做相对缓慢运动,由前庭刺激所致;快相(quick component)则为眼球的快速回位运动,是中枢自发性矫正运动。眼震的慢相一般朝向前庭兴奋性较低的一侧,而快相则正好相反。所以,前庭性眼震患者在向快相侧凝视时,眼震将会更为明显,这被称为亚历山大定律(Alexander's law)。

一、检查方法

检查前了解受试者有无视觉异常以及其他神经系统病变，是否服用某些影响前庭系统功能的药物。此外，还要注意观察受试者有无眼球运动异常（如斜视）。

检查时，测试者和受试者面对面，测试者以自己示指作为靶点，置于受试者前方约 0.4m 处，按正中、左、右、上、下的顺序移动，注意偏离中线的角度不超过 45°。嘱受试者保持头部不动，眼部跟随示指移动，观察其睁眼时是否有眼震（图 8-2-1）。然后，再闭眼重复上述测试。除裸眼检查外，还可以给受试者佩戴 Frenzel 眼镜进行自发性眼震的检查。

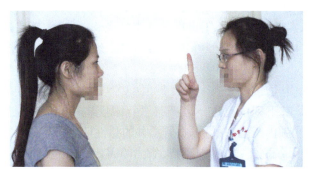

图 8-2-1　自发性眼震裸眼检查图示

———————————【知识链接】———————————
Frenzel 眼镜

Frenzel 眼镜是一种屈光度为 +15D～+20D 的凸透镜，可以放大瞳孔，在眼镜两侧还装有小灯泡，用于照亮受试者的瞳孔（图 8-2-2）。

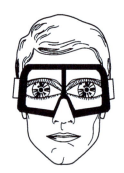

图 8-2-2　Frenzel 眼镜示意图

二、测试结果和临床意义

前庭功能正常者，闭眼时无自发性眼震，或者仅有微弱眼震。若自发性眼震的慢相角速度（slow phase velocity，SPV）超过一定阈值，则提示周围性或中枢性前庭功能损伤。

（李晓璐）

第三节 平衡及协调功能检查

平衡试验、协调试验主要用于定性评估前庭脊髓反射、本体感觉和小脑功能状态，操作简便灵活，适合医师门诊或床边检查。

一、平衡试验

（一）闭目直立试验

闭目直立试验（Romberg test）亦称龙贝格试验。测试时受试者直立，双臂前伸，双脚并拢，头位保持正位，先睁眼直视前方，站稳后闭眼，睁眼、闭眼测试各观察 30s，观察受试者有无摇晃和倾倒。正常人无倾倒，前庭系统病变者可有向眼震慢相侧倾倒。

（二）Mann 试验

Mann 试验（Mann test）为 Romberg 试验的一种加强试验（Tandem Romberg），学龄期儿童即可配合。检查时，受试者双足前后踵趾相接，头位正位，直立，双臂前伸，先睁眼直视前方，站稳后闭眼；然后再更换双脚位置；各观察 30s，观察方法同上。

（三）单脚直立试验

单脚直立试验（Trendelenburg test）是单脚站立，另一脚抬起，闭目站立；然后再交换使用另一脚站立，各观察 30s，观察方法同上。

（四）踏步试验

踏步试验（stepping test）时，受试者闭目站立，双臂前伸，原地踏步 1min，50～100 步，观察受试者踏步结束时的位置和偏离圆心的距离与偏斜角度，身体旋转＞30°，以及向前或向后位移超过 1m 者为异常。

（五）福田步进试验

福田步进试验（Fukuda stepping task），测试时受试者双臂向前平举，与躯干成 90° 角，闭眼，以 110 步 /min 的速度，向前行走 50 步，记录偏离角度、方向、距离。正常人终点和起点的偏离角度≤30°，偏离距离不超过 50cm。前庭功能低下者步行偏向患侧。此外，行走过程中，如有明显摇摆、步履蹒跚、跌倒都可视为异常，提示周围前庭病变。

（六）过指试验

过指试验（past pointing test）是受试者与检查者相对而坐，向前伸直上肢，示指相接触，嘱受试者抬高伸直的上肢，再恢复水平接触检查者的示指，动作要迅速，上臂活动应在肩关节矢状面运动，避免内收外展，正常人在睁眼和闭眼时均无过指现象，单侧迷路病变者表现为向前庭功能减弱的一侧过指。此检查适用于有一定理解能力的大龄儿童和成人。

二、协调试验

（一）指鼻试验

指鼻试验（finger nose test）是受试者前臂伸直，伸出示指，以示指接触自己的鼻尖,反复动作,先慢后快,不同方向,先睁眼后闭眼,左右两侧分别测试,如果动作笨拙、不准确、不协调提示小脑病变。

(二)对指试验

对指试验(finger-to-finger test)是受试者以拇指在示指、中指、环指和小指顺序做对指动作,然后再顺序与小指、无名指、中指和示指对指。如此快速反复来回对指活动3次,不能快速灵活地完成此动作者为阳性,提示小脑病变。

(三)轮替动作试验

轮替动作试验(alternate motion test)是一种共济运动的检查方法,观察患者做快速、反复的往复动作的情况,如前臂旋前和旋后,或以一侧手的手掌、手背交替快速拍打对侧手掌。注意动作的速度和节律,阳性提示小脑病变。

(李晓璐)

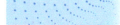

第四节　诱发性眼震检查

一、位置试验

位置试验是主要有静态位置试验(positional test)和变位试验(positioning test)两种,前者指体位改变或测试条件变化时出现的眼震,后者指迅速改变头位及体位时激发的短暂眼震。

位置性眼震是前庭功能障碍的重要临床表现之一,如果受试者有与头位变化有关的眩晕时,且能够配合检查,应该进行诱发性眼震的检查,主要观察不同头位是否可以诱发眼震,以及眼震的方向和持续时间等。但要注意如果受试者配合得较差,最好将该项检查放到所有检查项目之后。

测试步骤和临床意义详见本章第五节。

二、摇头试验

摇头试验(head shaking test)是诊断单侧周围性前庭功能损伤的有效手段。测试时,嘱受试者先闭眼,检查者以2Hz的频率,在水平方向上来回摇动其头部20次,停止摇动后,嘱受试者睁眼,观察其眼震情况。

前庭功能正常者无摇头性眼震(head-shaking induced nystagmus,HSN)。典型的单侧前庭功能低下患者,会出现水平向HSN,其眼震快相朝向健侧,慢相朝向患侧。需要注意的是,并非所有的单侧前庭功能低下患者都会有HSN。双侧前庭功能完全丧失的患者,因为前庭中枢接收不到来自任何一侧周围前庭系统传来的不对称输入信号,所以也不会出现HSN。水平向或垂直向摇头后,出现垂直性HSN,提示中枢前庭传导通路损伤。

三、动态视敏度试验

视敏度(visual acuity)是人的视觉器官辨认外界物体的敏锐程度。在临床医学中又叫视力,它表示视觉分辨物体细节的能力。动态视敏度(dynamic visual acuity,

DVA）是指刺激前庭系统，通过前庭 - 眼反射（vestibulo-ocular reflex，VOR）系统，使双侧眼动幅度相同、方向相反，从而使目标稳定成像于视网膜黄斑。DVA 的功能是当人在头部运动时仍能保持视物清晰。

DVA 试验测试时，要求受试者视物清晰，可以佩戴助视器。将 Snellen 视力表置于受试者前方，距离为保证受试者至少能从第二行开始，到底部最后一行都可以看清楚。测试其最佳矫正视力，以少于 3 个错误的那一行为阈值。测试者双手置于受试者颞隆凸下方和顶区，轻握受试者头部，随机来回摆动，偏航角平面偏离在 20° 以内，频率 2～7Hz。比较头部转动时和头部固定时的最佳矫正视力，转动时视力下降不超过 1 行为 DVA 试验正常，超过 2 行以上为 DVA 试验异常，提示 VOR 异常。

【知识链接】
Snellen 视力表

1862 年 Snellen 提出由笔画粗细相似的字母组成测试视力的表格，即字母视力表。目前最常用的是 E 字母视力表，视标笔画宽度约为 1′ 视角，字母高度、水平宽度均为 5′ 视角，水平字母之间的宽度为 4′～6′ 视角。

四、瘘管试验

瘘管试验（fistula test）又称压力（瘘管）试验（pressure fistula test），是外淋巴漏的特异性诊断试验。利用按压耳屏或 Siegle 鼓气耳镜，改变外耳道内空气压力，或使用声阻抗仪使得外耳道压力发生变化，观察是否引起受试者一过性眩晕和眼震。当骨迷路由于各种病变而形成瘘管时，会出现眼球偏斜或眼震，伴眩晕感，为瘘管征（fistular sign）阳性；仅感眩晕而无眼球偏斜或眼震者为弱阳性，提示有可疑瘘管；无任何反应为阴性。

由于瘘管可被肉芽、胆脂瘤等病变组织堵塞或为机化物所局限而不与外淋巴隙相通，以及在"死"迷路（dead labyrinth）时，瘘管虽然存在，却不激发阳性反应，故瘘管试验阴性者不能排除瘘管存在的可能，应结合病史及临床检查结果判断。外耳道压力改变时导致眩晕症状，称 Hennebert 征（Hennebert sign）阳性，可见于膜迷路积水、球囊与镫骨足板有粘连时。受试者在强声刺激下可有头晕或眩晕，这种因声音刺激引起的眩晕症状称为 Tullio 现象（Tullio phenomenon），可见于外淋巴漏患者，亦可见于正常人。

五、头脉冲试验

头脉冲试验（head impulse test，HIT），也被称为甩头试验（head thrust test），最早由 Halmgyi 和 Curthuoys 提出，是一种简单、快速的生理性检查，采用短暂、被动、不被受试者预测到的快速低幅度转头，观察受试者眼动情况。

在对外半规管功能进行检测时，要求受试者头部前倾约 30°，保持外半规管成水平面，检查者将患者头部快速向左或向右转动约 20°，同时要求受试者保持正前方凝视。如果受试者的一侧半规管存在病变，其前庭 - 眼反射（vestibule-ocular reflex，VOR）增益降低，则在向该侧甩头过程中会出现朝向原始凝视点的补偿性扫视。如果半规管功能正常，则 VOR 增益也正常，就不会产生这种扫视眼动。因此 HIT 可快速对双侧半规管的不对称度作出评价。

也可进行两对后半规管的 HIT 评价。受试者头部相对矢状面向左或向右旋转 45°后，即维持 LARP（左前右后）、RALP（右前左后）半规管与矢状面平行，将其头部向前或向后甩动，即可刺激到后半规管，同样观测患者是否出现补偿性扫视。

上述检查方法作为床旁项目常规开展，如果采用视频记录，利用计算机分析 VOR 增益和眼动情况，即视频头脉冲试验（video head impulse test，vHIT），可增加该检查方法的敏感性。通过视频记录，还可发现床旁 HIT 检查无法观察到的隐蔽性扫视波。

与温度试验和转椅试验相比，vHIT 可评估包括水平和垂直在内的三对半规管，极大扩展了评估领域，是前庭检查领域的一项新技术，目前已在临床应用。

（李晓璐）

第五节　眼震电图和视频眼震图检查

利用特殊设备将眼震采集和记录下来，进行定性、定量分析，称为眼震电图或视频眼震图描记。眼震电图（electronystagmography，ENG）描记法是通过记录眶周电极间电位差，即角膜 - 视网膜电位（corneo-retinal potential，CRP），间接反映眼动轨迹。视频眼震图（videonystagmusgraphy，VNG），或称眼震视图，是通过摄像头直接记录眼动轨迹。

ENG 和 VNG 均为前庭系统的功能性检查，在临床上主要用于头晕 / 眩晕和平衡障碍的诊断和评估，是现代神经耳科学中不可或缺的前庭功能评估技术。通过 ENG 和 VNG，临床医师可以记录到裸眼无法察觉的微弱眼震，并分析其强度、方向等重要参数。此外，借助 ENG 和 VNG，临床医师可以记录和分析受试者在睁眼、闭眼条件下眼震是否有改变，为前庭系统病变提供定位诊断依据。

一、基本概念

（一）眼震电图描记法

1894 年 Du Bois-Reymond 提出，从生物电角度来看，可以将眼球视为一带电的偶极子，角膜带正电荷，视网膜带负电荷，而巩膜具有绝缘特性，其电轴与视轴方向一致，并形成电场。正常情况下，角膜和视网膜之间存在着静息电位。当眼球运动时，由角膜和视网膜间电位差形成的电场在空间相位发生改变，眶周电极区的电位差亦随之改变，从而产生角膜 - 视网膜电位（corneo-retinal potential，CRP）。当瞳孔位于中央时，$CRP \approx 1mV$。瞳孔每转动 1°，CRP 就随之改变 15～20μV。

眼震电图描记仪通过放大和记录装置，能将此微弱的电位变化描绘成特定的图形，即 ENG，又称为眼电描记图（electrooculography，EOG）（图 8-5-1）。

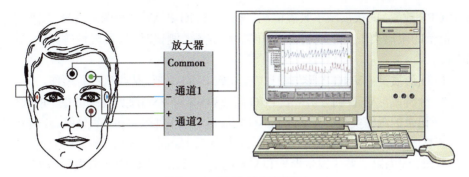

图 8-5-1　ENG 检查示意图

ENG 虽不失为分析眼震的好方法，但难免存在不足之处，如：①无法记录没有 CRP 改变的眼震（例如 BPPV 的旋转性眼震）；②采集时易受各种电信号干扰；③在生理状态下，随着测试时间延长，同一个体的 CRP 会发生改变，因此在 ENG 测试过程中需要多次定标，耗费时间；④图形分辨率较低；⑤存在个体差异。

（二）视频眼震图

视频眼震图通过红外摄像头直接记录眼动轨迹，再将视觉图像传入电子计算机系统，自动分析瞳孔运动轨迹（图 8-5-2），也被称为眼震视图。

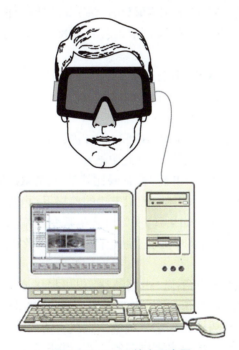

图 8-5-2　VNG 检查示意图

二、ENG 和 VNG 的比较及影响因素

（一）ENG 和 VNG 比较

ENG 和 VNG 最本质的区别在于：VNG 直接记录眼震，而 ENG 则是通过电极

记录 CRP 改变，间接反映了眼震情况。此外，ENG 和 VNG 在图形质量、图形分辨率、记录的眼震类型、测量范围、采样频率、定标、测试时间、局限性等方面，也有不同。

1. 图形质量　VNG 图形信噪比较好，较 ENG 清晰，基线也不易漂移。

2. 分辨率　VNG 的分辨率较 ENG 高，这意味着 VNG 能测得幅度更小的眼震。

3. 记录的眼震类型　VNG 和 ENG 均能记录水平性眼震和垂直性眼震，但 ENG 对垂直性眼震的记录效果较 VNG 差。此外，Dix-Hallpike 试验的旋转性眼震，ENG 无法记录，因为眼球并未发生上下和左右向的位移，即其 CRP 没有发生改变。

4. 测量范围　VNG 可记录水平方向 ±30° 范围、垂直方向 ±20° 范围的眼震；ENG 可记录水平方向上 ±30° 范围和垂直方向上 ±45° 范围的眼动。所以，ENG 的测量范围比 VNG 大，且 VNG 无法准确测量终极性眼震。

5. 采样频率　受摄像头限制，VNG 的采样频率比 ENG 低，因此，记录快速眼震时，ENG 较 VNG 准确。

6. 定标　VNG 测试时，一次定标完成后，只要视频眼罩位置不变，就无需再次定标。而在 ENG 测试时，由于 CRP 会随时间而改变，常需要多次定标。

7. 测试所需准备时间　VNG 测试完成后，需清理视频眼罩；而 ENG 测试前都需要贴电极，所以在准备阶段，ENG 和 VNG 在耗时上无明显差别。

8. 受试者舒适度　VNG 测试需佩戴视频眼罩，时间一长，患者会感到眼罩沉重不适，严重者甚至产生幽闭恐惧。相比之下，ENG 则较为舒适，仅在去除皮肤电极时略感疼痛。

9. 局限性　ENG 和 VNG 各有局限：VNG 不能用于检测上睑下垂及有类似症状者；而 ENG 不能用于 CRP 缺失和电极过敏。

（二）ENG 和 VNG 测试的影响因素

1. 眨眼　眨眼是常见的影响 ENG 和 VNG 测试的因素之一，通常表现为在水平通道和垂直通道同步记录到的尖波（眨眼波）。

2. CRP　一般情况下，CRP 越大，信噪比就越高，ENG 的图形质量也就越好。正常人 CRP 存在个体差异。在排除眨眼干扰的前提下，电极粘贴部位离外眦越近，CRP 越大。此外，测试时如果开、关灯会产生瞬变电流，导致 CRP 改变。

3. 皮肤电阻　ENG 记录时要求皮肤电阻 <40kΩ，最好低于 10kΩ，否则影响图形质量。

4. 电极　电极放置位置不当、电极漂移、电极损坏或接触不良等，均会影响 ENG 记录的图形质量，产生伪迹：①电极放置位置不当，即本应水平或垂直放置的两个电极实际并没有放置在一水平线或垂直线上所致；②电极漂移，即电极放置部位离外眦过近或局部导电膏过多等所致；③电极接触不良或损坏，即电极接触不良时产生类似眨眼波干扰的伪迹，电极损坏时，呈"断路"状态。

5. 其他信号干扰　50Hz 交流电、瞬变电流、肌电、心电等多种电信号均能干扰 ENG 记录。

6. 视频眼罩位移　VNG 记录时，如果视频眼罩位置发生移动又没有及时重新定标，会影响测试结果。

三、测试项目及其临床意义

ENG 和 VNG 的常规测试项目包括：扫视试验、平稳跟踪试验、视动性眼震试验、凝视试验、静态位置试验、变位试验（Dix-Hallpike 试验和滚转试验）、双温试验、冰水试验等。不同试验测试的功能不同：睁眼条件下进行的扫视试验、平稳跟踪试验、视动性眼震试验，主要测试眼动功能（oculomotor function）；在睁眼和闭眼两种条件下进行的凝视试验、静态位置试验，主要反映凝视稳定系统（gaze stabilization）功能；双温试验可反映半规管功能。此外，变位试验是良性阵发性位置性眩晕（benign paroxysmal positional vertigo, BPPV）的特异性检查。

（一）扫视试验

1. 目的 扫视试验（saccade test）又称视辨距不良试验（ocular dysmetria test），用于测试在视野中有物体突然出现时，受试者能否将其在黄斑部位迅速、准确地成像，主要评估眼动系统快速跟踪目标的能力。测试时，受试者注视来回随机跳动的靶点。正常情况下，当视线由一个注视目标快速移至下一个靶点时，眼球也会随之迅速准确地跟随至新的眼位。眼肌运动障碍或中枢性病变，会影响眼球的快速跟踪能力。

2. 方法 受试者取坐位，头部固定于正中位，双眼距离视靶约 1.2m，嘱其双眼跟随靶点，但不要预估靶点的运动轨迹，同时避免头部位置移动，记录其眼动轨迹，每次测试至少需持续 1min，以便收集到足够数据进行分析。测试在水平向和垂直向上均可进行，测试时靶点出现的幅度和方向都是随机的，如果记录到异常眼动，且持续存在，需要重复测试。

3. 结果和临床意义

（1）分析参数：首先总体观察所有扫视波的幅度和靶点移动幅度是否一致，再针对每一个扫视波，从以下 3 个方面进行定量分析：①准确度（accuracy）指受试者的眼动轨迹和靶点移动轨迹两者之间的一致程度，计算时以实际眼动幅度与靶点移动幅度的百分比表示，正常为 70%～115%，低于 70% 为欠冲，高于 115% 为过冲；②峰速度（peak velocity）指眼球从一个靶点移动到下一个靶点的最大速度，单位为°/s，峰速度和眼动幅度有关，眼动幅度越大（即眼球位置越靠近两侧），峰速度越高；③潜伏期（latency）指从靶点出现到眼动开始之间的时间，单位为毫秒（ms），扫视实验的潜伏期通常不超过 250ms，如果测试时受试者预估靶点移动的位置，会使潜伏期缩短，远远小于 200ms。

（2）正常值：准确度、峰速度、潜伏期三个指标均在正常范围内，表示受试者眼动迅速、准确，眼动轨迹和靶点移动轨迹一致，为扫视试验之正常结果（图 8-5-3）。

（3）异常结果：扫视试验常见的异常表现主要有：慢扫视、反应延迟、视辨距不良、失共轭性眼震和眼球扑动等。

1）慢扫视（saccadic slowing）：表现为扫视试验峰速度降低，而潜伏期、准确度正常（图 8-5-4）。最严重的慢扫视为扫视麻痹（saccadic palsy），表现为患者不能产生快相眼动，由于眼动的快相成分缺乏，双温试验和 OPK 反应缺失。慢扫视提示基底核、脑干、小脑等中枢部位以及动眼神经或眼肌病变。临床上可见于药物中

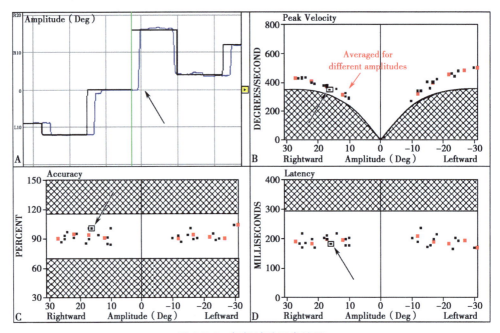

图 8-5-3　扫视试验正常结果

A. 眼动轨迹和靶点移动轨迹一致　B. 各扫视波峰速度在正常范围
C. 各扫视波准确度在正常范围　D. 各扫视波潜伏期正常范围
B、C、D 中灰色网格标记区域为异常值,红点为同一角度下采集的黑点幅度的均值

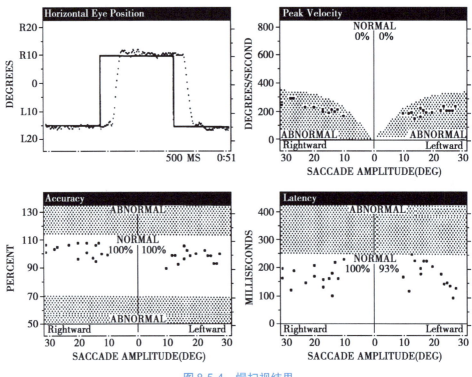

图 8-5-4　慢扫视结果
可见峰速度降低

毒和神经退行性变,后者包括橄榄脑桥小脑萎缩、脊髓小脑退行性变、遗传性慢性进行性亨廷顿病(Huntington 病)、进行性核上性麻痹、帕金森病等。

2)反应延迟(delayed):受试者跟踪靶点的反应时间延长,表现为扫视试验潜伏期延长,但峰速度、准确度正常(图 8-5-5),常提示额叶或额顶叶大脑皮质、基底核等中枢部位病变。单侧反应延迟提示上丘、顶叶或枕叶皮质病变,但尚需排除药物、注意力分散、视力下降等因素的影响,谨慎判断结果。

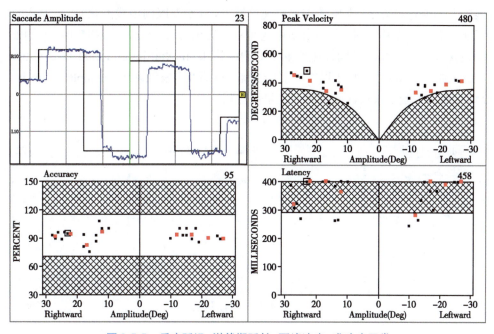

图 8-5-5　反应延迟:潜伏期延长,而峰速度、准确度正常

3)视辨距不良(dysmetria):视辨距不良是指当眼注视某一目标时,不能准确地在黄斑部位成像,因此眼球运动总是超过或落后于视标,眼球运动过度称为过冲(Hypermetria, overshoot),眼球运动不足称为欠冲(Hypometria, undershoot)。视辨距不良多提示中枢性病变,过冲多提示小脑蚓部病变;欠冲常提示小脑绒球病变,也可能由于视力低下所致。扫视试验还可表现为另一种特殊的视辨距不良——侧冲(lateropulsion),即向某一侧扫视时有过冲,而向对侧扫视时则出现欠冲。侧冲还常常会合并其他临床表现:身体向一侧倾倒,视物倾斜或上下颠倒,同侧痛觉和温度觉丧失,喉肌无力,同侧 Horner 综合征等。侧冲常提示外侧延髓或小脑病变,临床多见于同侧小脑后下动脉(posterior inferior cerebellar artery, PICA)闭塞,病变定位于过冲侧(Wallenberg 综合征);少见于对侧小脑上动脉(superior cerebellar artery, SCA)闭塞,病变定位于欠冲侧。

4)失共轭性眼震:失共轭性眼震是指双侧眼动不同步,主要表现为斜视和核间性眼肌麻痹两种情况。斜视:单侧眼内直肌麻痹患者,扫视试验可出现斜视。它是由于患侧眼内直肌麻痹所致,但此时患侧眼外直肌、健侧眼内直肌和眼外直肌收缩功能尚正常，加之健侧通路也是正常的，因此造成眼动失共轭。测试时记录健侧眼动即可。核间性眼肌麻痹（internuclear ophthalmoplegia，INO）的临床表现为眼球震颤分离，即一眼的振幅明显地较另一眼大，当目标向患侧移动时，对侧眼的振幅较大。如右后核间眼肌麻痹，靶点自患者左侧向右移动时，向右注视时双眼正常，向左注视时则右眼内直肌落后，左眼有外展性眼球震颤。当双侧 INO 时，目标自受试者左侧向右移动，则左眼震显著；自右侧向左移动，则右眼震显著。测试时必须分别记录左、右眼的眼动，记录到的眼震图形如图 8-5-6 所示，可见右眼的左向峰速度降低，左眼的右向峰速度降低，提示双眼向中线汇聚时，均有内收迟缓。靶点向左移动时，左侧眼动迅速而右侧迟缓；反之靶点向右移动时，右侧眼动迅速而左侧迟缓。核间性眼肌麻痹是内侧纵束（medial longitudinal fasciculus，MLF）损害引起的特殊临床现象。常见于脑血管病及多发性硬化（multiple sclerosis，MS），偶尔为脑干或第四脑室肿瘤的早期症状。

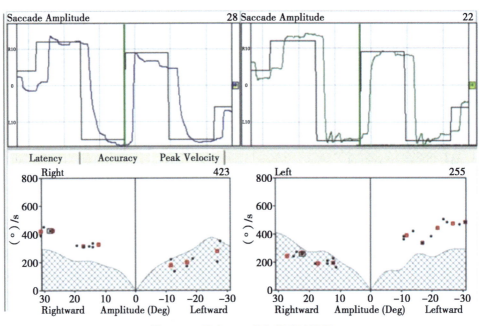

图 8-5-6 双向 INO 的扫视试验结果

5）眼球扑动：为不自主的眼球快速运动，眼动多为水平性，亦可发生于固视条件下的凝视试验。眼球扑动提示脑干或小脑功能障碍，临床多见于病毒性脑炎、神经母细胞瘤、副肿瘤效应、头部外伤、脑膜炎和颅内肿瘤等。

（二）平滑跟踪试验

1. 目的 平滑跟踪试验（smooth pursuit test）或视跟踪试验，主要测试眼动系统追视慢速持续移动的物体，使其在黄斑部位准确成像的能力，从而评估视跟踪系统神经传导通路（smooth pursuit pathways）的功能。

2. 方法 受试者头部固定于正中位，视线追视正前方的视靶，靶点通常在水平或垂直方向上以正弦波(峰 - 峰幅度为30°,频率为0.2~0.7Hz)或三角波的形式来回摆动,速度由慢至快,描记眼动轨迹,记录时间至少是两个完整周期。记录时要求受试者配合,并避免头动。

3. 结果和临床意义

(1)参数:平滑跟踪试验的分析参数是速度增益(gain),即眼动和靶点移动的峰速度之比,不同频率对应的速度增益不同。

(2)正常值:①眼动轨迹和靶点移动轨迹相吻合、且光滑平稳;②各频率的增益值均在正常范围;③可以偶有扫视波(图8-5-7)。

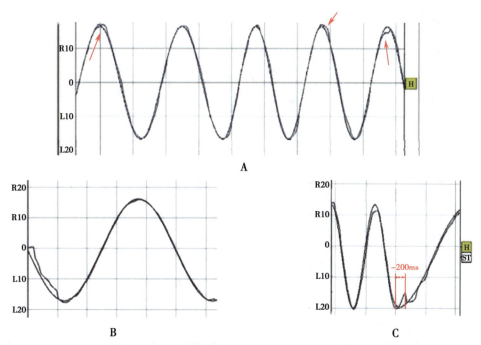

图8-5-7　平稳跟踪试验正常(黑线为靶点移动,蓝线为眼动)

A. 在幅度最大处两者吻合度略差　B. 两者吻合度很好,且眼动曲线光滑　C. 靶点快速移动时,有扫视波出现,潜伏期不超过200ms,结果仍可视为正常

临床上平滑跟踪试验记录的眼动曲线可分为四型(图8-5-8),即:①Ⅰ型为正常型,为光滑正弦曲线(图8-5-8A);②Ⅱ型为正常型,为光滑正弦曲线上附加少量阶梯状扫视波(图8-5-8B);③Ⅲ型为异常型,曲线不光滑,呈阶梯状,为多个扫视波叠加于跟踪曲线之上所致(图8-5-8C);④Ⅳ型为异常型,曲线波形完全紊乱。

(3)异常结果:主要为视跟踪不良,即Ⅲ型、Ⅳ型曲线。

1)单向跟踪不良:或称为非对称性跟踪不良,仅向某一方向眼动正常,向另一方向眼动有阶梯状波形,类似扫视波。提示中枢性病变,病变部位多集中在同侧小脑半球、脑干或顶枕叶。

2)双向跟踪不良:或称为对称性跟踪异常,向两个方向的眼动均出现阶梯状波形，比单向跟踪不良更多见。提示中枢性病变，病变部位在皮质（弥漫性）、基底核或小脑病变。

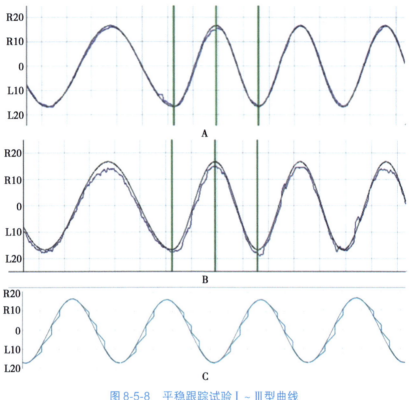

图 8-5-8 平稳跟踪试验 Ⅰ~Ⅲ型曲线
A.Ⅰ型曲线 B.Ⅱ型曲线 C.Ⅲ型曲线

（三）视动性眼震试验

1. 目的 当成串靶点连续向某一方向做快速移动时，其将在视网膜周边部位成像，为了使靶点重新在黄斑成像，眼球会反射性地向移动的相反方向反跳，形成眼震。这种快慢交替、双侧对称、且与物体移动方向相反的眼震，即为视动性眼震（optokinetic nystagmus），而检测这种视功能的试验就称为视动性眼震试验（optokinetic test，OPK）。

2. 方法 受试者坐位，头部固定，正视前方水平视靶，靶点为成串、连续移动的光点，速度为 20（°）/s 或 40（°）/s，也可以是匀加速、匀减速运动的黑白格，测试时，可以要求受试者追视其中任意一个靶点，从视靶的一端一直移动到另一端记录；也可以要求其只盯住视靶中点，默数经过此点的靶点数目，在两个相反方向上，分别记录 3~5 个完整的眼震波即可。

3. 结果和临床意义

（1）参数：OPK 的参数主要有眼震方向、幅度和双向眼震幅度是否对称等。

1）OPK 眼震方向：正常人均可引出水平性视动性眼震，其方向与靶点运动方向相反，例如：如果靶点向右连续移动，引出快相向左的左跳性 OPK 眼震；反之，如果靶点向左连续移动,则引出的 OPK 眼震方向向右。如果眼震方向发生逆反,为异常表现,通常提示前庭中枢性病变。

2)眼震幅度、双向振幅的对称性:和平稳跟踪试验不同,OPK 的正常值与年龄无关,分析结果时,在每个方向上找到 3 个连续的、有代表性的 OPK 波形,取其 SPV 的平均值。

(2)正常结果:平均 $SPV_{眼震}/V_{靶点}>75\%$,双向对称,即为正常(图 8-5-9)。OPK 中偶有散在大幅或小幅眼震亦为正常。自发性眼震时,OPK 会有双向不对称。

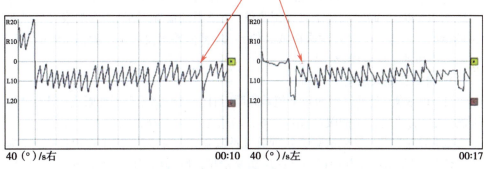

图 8-5-9　OPK 测试正常结果

(3)异常结果:OPK 异常主要表现是因某一侧眼震强度减弱,而导致双向视动不对称,平均 $SPV_{眼震}/V_{靶点}<50\%$。眼震强度减弱可以为单向或双向(图 8-5-10)。

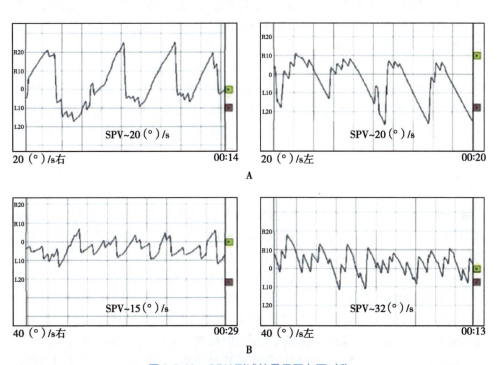

图 8-5-10　OPK 测试结果示双向不对称

A. 靶点以 20(°)/s 速度移动时,双向 OPK 对称,SPV 均为 20(°)/s　B. 靶点以 40(°)/s 移动时,右向眼震强度小于对侧的 50% 以上

（四）凝视试验

1. 目的　凝视试验（gaze test）主要测试在不同条件下眼位维持系统的功能，通常将靶点置于眼球的非中央位，如上、下、左、右，观察受试者注视靶点时，其眼位是否能保持稳定。如果凝视系统功能障碍，眼球位置偏离中心位时，就会导致眼位无法稳定，出现凝视性眼震。凝视性眼震快相的方向与眼球偏移方向一致，其强度随偏转角度增大而加强。固视时测得凝视性眼震，往往提示前庭中枢性病变，但需要排除终极性眼震和强度较大的周围性眼震干扰。

2. 方法　受试者分别注视上、下、左、右各 25°~30° 位置的靶点，每个位置至少注视 20s 以上，睁眼和闭眼时分别测试，记录眼动情况，特别注意观察有无微弱的眼震。任何眼位一旦发现眼震或其他异常，都需要重复测试。凝视试验的检查结果应该和裸眼检查结果一致。

3. 结果和临床意义

（1）正常值：凝视试验的正常值是睁眼时任何眼位都无凝视性眼震；闭眼时无眼震，或仅有强度较小的眼震[SPV<6(°)/s]，表示为凝视试验（-）。

（2）异常结果：凝视试验记录到凝视性眼震，即为异常，提示中枢性病变，损伤定位于小脑、脑干，其中以小脑绒球病变常见。解释结果时，要注意排除终极性眼震和自发性眼震。有些新生儿一般在出生时或其后不久，家长或监护人就会注意到患儿会有先天性凝视眼震，其主要特点为：①眼震快、慢相不明显，呈摆动性；②双眼共轭；③眼震为水平性或旋转性；④固视时眼震增强，会聚时减弱；⑤有零点，即当双眼共聚在水平方向上某一特定位置时，眼震会消失，这个位置即为零点，但零点通常不在正中位。在计算评估其眼震强度时，要注意去除其原有的先天性眼震部分，以免误判测试结果。

（五）静态位置试验

1. 目的　静态位置试验（positional test）是检测受试者头部处于不同位置时，是否能够诱发眼震。这种由某种特定头位所引起的眼震是前庭功能紊乱的重要表现之一，见于多种周围性和中枢性前庭病变，所以静态位置试验虽然不能定位，但通常可用于支持诊断。

2. 方法　位置试验时主要采取如下体位：①坐位；②仰卧位；③仰卧位，头向右转，右耳向下；④仰卧位，头向左转，左耳向下。每次变换位置时均应缓慢进行，在每一头位至少记录 30s。若在仰卧位头向左、右扭转时诱发出位置性眼震，则需将头部和躯干同时转动，加做侧卧位静态位置试验，以排除颈性因素对测试结果的影响。和凝视试验相同，位置试验也需要分别在睁眼和闭眼状态下测试，测试时要求受试者双眼直视正前方，同时操作者注意尽量避免迅速变换头位。

3. 结果和临床意义

（1）正常值：正常情况下，在任何头位，无论是睁眼还是闭眼测试，应均无位置性眼震。有时仅在闭眼时出现轻度眼震，但其 SPV<4(°)/s，亦可视为正常。

（2）异常结果：位置试验如果诱发出位置性眼震，则需要进一步明确其方向、类型、强度（SPV）、潜伏期和持续时间，以及睁眼和闭眼对眼震的影响。

1）位置性眼震：位置试验的异常结果是记录到位置性眼震，可以是生理性的，也可以是病理性的。病理性的位置性眼震提示周围性或中枢性前庭损伤,但无确切定位,其临床意义在于提供支持诊断,需结合其他临床信息进行综合分析。

2)位置性酒精性眼震:酒精能对前庭系统的功能产生影响,位置试验可记录到特定的眼震——位置性酒精性眼震(positional alcohol nystagmus,PAN)(图8-5-11)。饮酒后2~6h,体内酒精浓度达到最高峰,此时右耳向下时眼动向右,左耳向下时眼动向左,即眼动方向与头偏的方向相同,称为位置性酒精性眼震Ⅰ(PAN Ⅰ)。随着时间的延长,至饮酒后12~48h,体内酒精浓度逐渐降低,可观察到与 PAN Ⅰ方向相反的眼震——位置性酒精性眼震Ⅱ(PAN Ⅱ)。两种位置性酒精性眼震均是酒精对前庭系统作用的结果,除此之外,酒精还可导致水平向凝视性眼震。

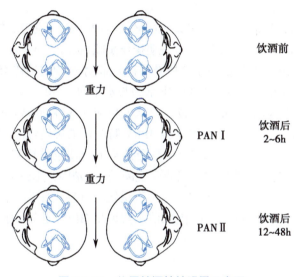

图 8-5-11 位置性酒精性眼震示意图

3)方向改变性眼震:指只在一种头位出现的方向改变性眼震,常提示中枢性前庭病变。

4)垂直性眼震:位置试验记录到的垂直性眼震有上跳性眼震和下跳性眼震,固视抑制(+)。睁眼测试时,记录到垂直性眼震即可视为异常,提示中枢病变。闭眼时记录到的垂直性眼震,要做具体分析,排除正常的上跳性眼震和伪迹。

(六)变位试验

1. 目的 主要检测受试者在头位迅速改变过程中或其后短时间内出现的眼震,即是否存在变位性眼震。变位性眼震与位置性眼震的主要区别在于:前者是在头位变换过程中,由于重力作用而产生的眼震;而后者是由于头部处于某一特定位置所产生的眼震。变位试验是诊断良性阵发性位置性眩晕(benign paroxysmal positional vertigo,BPPV)的特异性试验。

BPPV 是头部移动到某一特定位置时出现的短暂眩晕,患者眩晕症状明显,但一般不会伴有听力下降、耳鸣等其他耳部症状。BPPV 发病率较高,约占门诊眩晕患者的 20%~25%,常见于老年人、头部外伤、内耳疾病和偏头痛等因素,也可以为特发性。BPPV 是由于椭圆囊斑耳石膜上的耳石颗粒脱落,进入半规管,干扰内淋巴的正常流动所致。1969 年 Schuknecht 认为 BPPV 产生的原因是颗粒（耳石碎片）黏附在后半规管壶腹嵴顶，称嵴帽结石症（cupulolithiasis）。1980 年 Epley 提出管结石症（canalithiasis）理论，认为半规管腔内也可有颗粒漂浮，并且后、外、前三个半规管均可受累。目前已认识到嵴帽结石症和管结石症均可在后、外、前半规管发生，但主要以后半规管型 BPPV 最常见，且管结石症的发生率高于嵴帽结石症。

2. 方法　常用 Dix-Hallpike 试验和滚转试验（roll test）两种方法，其中 Dix-Hallpike 试验主要用于诊断后半规管型 BPPV 或前半规管型 BPPV；滚转试验主要用于诊断外半规管型 BPPV。

（1）Dix-Hallpike 试验：有仰卧位 Dix-Hallpike 试验和侧卧位 Dix-Hallpike 试验（side lying test）两种方法。

1）仰卧位 Dix-Hallpike 试验：受试者取坐位，双眼平视正前方。检查者立于受试者之后。开始测试前，先向受试者简要说明操作步骤，提醒受试者在测试过程中可能会诱发出一过性眩晕。检查者双手扶持受试者头部，水平向右偏转 45°（图 8-5-12A），迅速平卧（图 8-5-12B），呈头悬垂位，下垂约与水平面呈 30°（图 8-5-12C），观察有无诱发出旋转性眼震，再恢复到坐位。每次变位应在 3s 内完成，每次变位后观察眼震和眩晕 20s 以上。注意有无诱发出 BPPV 特征性的旋转性眼震，如有眼震，应保持该体位持续观察，直至眼震消失，再变换至下一体位进行测试。在重复测试时，原有的眼震可能不再被诱发出来或强度减弱，这是因为 BPPV 具有"疲劳性"。以同法观察受试者头向左侧偏转 45° 时是否诱发出旋转性眼震。注意该测试体位也可使前半规管处于悬垂的位置，因此前半规管型 BPPV 也可由此试验诱发出眩晕和眼震。

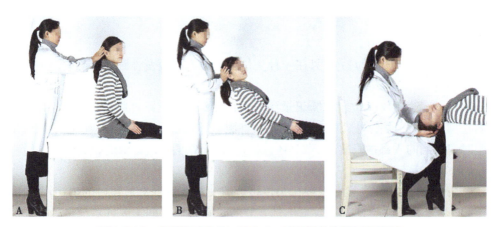

图 8-5-12　右侧仰卧位 Dix-Hallpike 试验操作步骤（侧面观）

2）侧卧位 Dix-Hallpike 试验：图 8-5-13 所示为右侧卧位 Dix-Hallpike 试验。患者坐于检查床上，头向左侧水平旋转 45°（图 8-5-13A），然后快速向右侧卧（图 8-5-13B，C），观察眼震情况后，再请受试者恢复到坐位，观察有无旋转性眼震和眩晕感。以同法检查头位转向右侧时的表现。其他注意事项同仰卧位 Dix-Hallpike 试验。

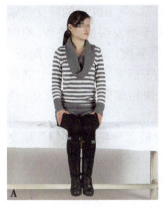
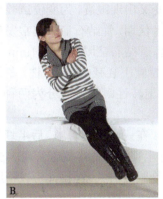
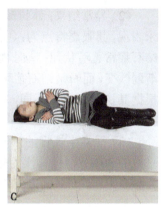

图 8-5-13　右侧卧位 Dix-Hallpike 试验操作步骤

（2）滚转试验：当疑为水平半规管型 BPPV，或 Dix-Hallpike 试验诱发出的眼震呈水平性，需要进行滚转试验（roll test）。滚转试验测试体位和操作步骤如图 8-5-14：①开始测试前，先向受试者简要说明操作步骤，提醒受试者测试过程中可能会有一过性眩晕；②受试者取仰卧位，头前倾 30°（图 8-5-14A），有些检查室也采用全仰卧位；③头向右侧快速转动，保持头位 1min，观察是否有眼震和眩晕（图 8-5-14B）；④眼震停止后，缓慢恢复头正中位（图 8-5-14C）；⑤头向左侧快速转动，保持头位 1min，观察是否有眼震和眩晕（图 8-5-14D）。如有眼震，需重复测试，观察眼震和眩晕是否减弱或消退——判断是否有"疲劳性"。

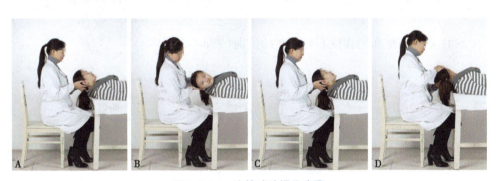

图 8-5-14　滚转试验操作步骤

（3）禁忌证：受试者如有以下情况，应避免进行动态位置试验：①有严重的颈部和背部疾病；②动脉血供异常；③进展期心脏病；④活动受限，无法配合。

3. 结果和临床意义

（1）正常值：前庭功能正常的受试者在进行 Dix-Hallpike 试验和滚转试验时，任何体位均不能诱发出旋转性眼震。如观察到旋转性眼震，需要进一步分析：①眼震的方向、类型、强度（SPV）、潜伏期、持续时间和疲劳性；②眼震与眩晕的潜伏期、持续时间和强度是否一致；③仰卧头偏位与恢复坐位时，Dix-Hallpike 试验的眼震方向、强度和眩晕程度有无变化；④头位改变时，滚转试验的眼震方向、强度和眩晕程度有无变化。

（2）异常结果：体位改变又出现眼震，为变位试验异常，是 BPPV 的特征性临床表现，其眼震特点为：①潜伏期，管结石症眼震常发生于激发头位后数秒，嵴帽结石症常无潜伏期；②时程，管结石症眼震短于 1min；③强度，管结石症呈渐强-渐弱改变，而嵴帽结石症可持续不衰减；④疲劳性，多见于后半规管 BPPV。通常根据其快相的方向不同，将旋转性眼震方向分为两种：快相朝向受试者左耳、快相朝向受试者右耳。

（3）受累半规管的判断：在三组半规管中，后半规管最常受累，占半规管病变总数的 90% 以上，其次为外半规管和前半规管。表 8-5-1，表 8-5-2 表示受累半规管与 Dix-Hallpike 试验旋转性眼震的关系，据此可以帮助定位病变半规管。

表 8-5-1　根据右侧 Dix-Hallpike 判断受累半规管

受累半规管	坐位→仰卧位时的眼震	仰卧位→坐位时的眼震
右后半规管	上跳-右转	下跳-左转
左前半规管	下跳-左转	上跳-右转

表 8-5-2　根据左侧 Dix-Hallpike 结果判断受累半规管

受累半规管	坐位→仰卧位时的眼震	仰卧位→坐位时的眼震
左后半规管	上跳-左转	下跳-右转
右前半规管	下跳-右转	上跳-左转

（4）管结石症和嵴帽结石症眼震的区别（表 8-5-3）。

表 8-5-3　管结石症眼震和嵴帽结石症眼震的区别

比较项目	管结石症	嵴帽结石症
潜伏期	有	少
持续时间	短	长

（5）外半规管型 BPPV 侧别判断：外半规管型 BPPV 可以根据以下三种方法判断侧别：①眼震强度，水平向地性眼震中，诱发眼震强度大、持续时间长的一侧为患侧。水平离地性眼震中，诱发眼震强度小、持续时间短的一侧为患侧；②"坐位至仰卧位"测试时，受试者的眼震有助于我们判断损伤侧（表 8-5-4）；③大约 70% 的外半规管型 BPPV 患者在头位向上时，有自发性眼震，方向偏向健侧。

表 8-5-4　外半规管损伤侧别判断

滚转试验	坐位至仰卧位
向地性眼震（管石症）	眼震偏向健侧
离地性眼震（嵴石症）	眼震偏向患侧

（七）双温试验

1. 目的 双温试验（caloric test）是评估周围性前庭功能的重要指标。分别用冷、热刺激双侧的外半规管，兴奋或抑制性前庭反应，从而分别评估左、右侧外半规管功能。双温试验的前提条件是左、右耳实际接受的冷、热刺激强度相等。测试时，双耳的刺激强度取决于多种因素，其中可控因素有温度、灌注量、持续时间、受试者的警觉状态和外耳道耵聍；不可控因素有受试者耳解剖变异、体温等，最终通过计算各反应的比值得出定量结果。注意存在鼓膜穿孔时，可能出现冷、热刺激后的异常反应。

2. 方法

（1）受试者取仰卧位，头前屈30°，使外半规管呈垂直位（图8-5-15）。

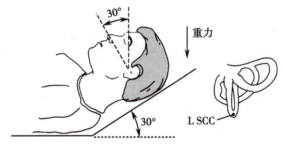

图8-5-15 双温试验的标准体位

（2）开始灌注前，向受试者简要介绍操作过程及可能发生的不适反应。

（3）进行第一次灌注：若用VNG记录，嘱受试者睁眼，同时盖上视频眼罩镜盖（固视消除）；若用ENG记录，嘱受试者睁眼→向外耳道分别注入水或空气（参数详见表8-5-5），持续40～60s→灌注结束后，嘱受试者开始心算，以保持警醒状态→眼震强度达到最大后10s左右，要求受试者注视固定视标（固视抑制）→有抑制反应后，大约10s左右移开视标→记录眼震直到反应消失（通常需要2min左右）。

表8-5-5 双温试验水灌注和气灌注参数

项目	水灌注	气灌注
流量	250mL	8L
灌注时间	30s	60s
温度	44℃（热刺激） 30℃（冷刺激）	50℃（热刺激） 24℃（冷刺激）

（4）测试对侧耳，重复步骤（3）操作。

（5）改变灌注温度，重复步骤（3）和步骤（4）直至完成四次冷热灌注。

3. 结果及临床意义 下图为一侧耳单次冷灌注后所诱发眼震反应的全过程（图8-5-16），其中需重点分析三个时间段：①灌注开始后第一个10～15s间隔：观察有无自发性眼震；②灌注后60～90s：观察眼震峰反应；③固视抑制试验开始后即刻：观察是否有固视抑制。

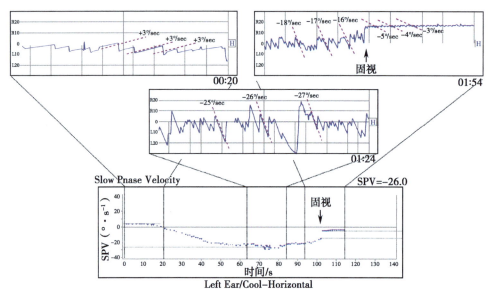

图 8-5-16　双温试验的眼震图表现

灌注开始后第一个 10~15s 无自发性眼震,灌注后 60s 时眼震强度达到最大,120s 时眼震减弱,180s 时眼震消失

（1）分析参数:主要有单侧半规管轻瘫、优势偏向和固视指数,一般以慢相角速度（SPV）来评价。其中 UW 指反应弱的那一侧耳,双温试验的 SPV 比值,以左、右侧半规管对冷热灌注的反应之差与双耳双侧总反应之和的百分比表示,Jongkees 计算公式如下:

$$UW = \frac{(RW+RC)-(LW+LC)}{RW+RC+LW+LC} \times 100\% \qquad (8\text{-}5\text{-}1)$$

优势偏向（direction preponderance,DP）指左右向眼震强度的相对差别,得出的是反应较强的那一侧耳的百分比,即冷热灌注后左、右向总反应之差与双向双侧总反应之和的百分比,计算公式下:

$$DP = \frac{(RW+LC)-(LW+RC)}{RW+RC+LW+LC} \times 100\% \qquad (8\text{-}5\text{-}2)$$

如果左、右耳在冷灌注或热灌注中总反应均 $<12°/s$,即 $RC+RW<12°/s$ 且 $LC+LW<12°/s$,考虑为双侧外半规管反应减弱。

FI 分别在固视前、后 5s 的眼震波中选择 3 个典型眼震波,计算平均 SPV（式 8-5-3）,即 $SPV_{无}$ 和 SPV_{Fix},但要注意避开固视前、后 1s 内的眼震波,以免造成误差。

$$FI = \frac{SPV_{固视}}{SPV_{无固视}} \times 100\% \qquad (8\text{-}5\text{-}3)$$

（2）正常值:正常情况下,双侧外半规管对冷热刺激的反应适当,并且双侧反应大致相等、对称,无 UW 和 DP（图 8-5-17）。以下正常值可供参考:UW$<25\%$,DP$<30\%$,FI$<60\%$,固视抑制（+）（图 8-5-18）。

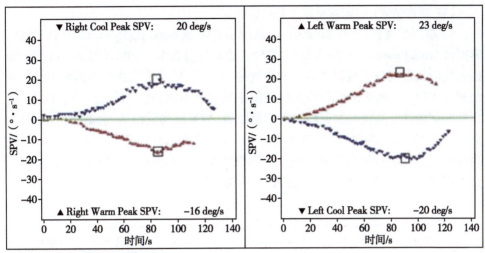

Caloric Weakness 9% in the right ear
Directional Preponderance 9% to the left

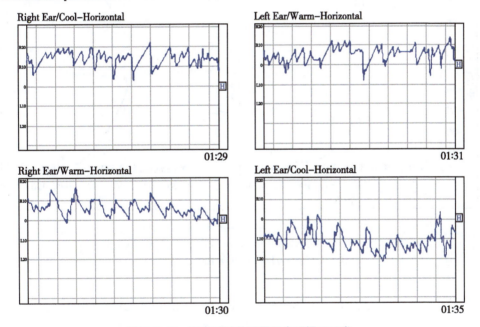

图 8-5-17 双温试验的眼震图表现提示正常

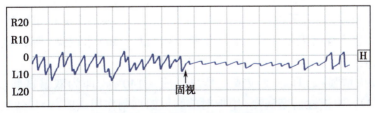

图 8-5-18 固视抑制(+)的眼震图表现

$$FI\% = (2/18) \times 100\% = 11\%$$

（3）异常结果：临床常见以下几种情况。

1）单侧半规管轻瘫（unilateral weakness，UW 或 canal paralysis，CP）：称单侧管麻痹或（canal paresis，CP），UW%＞25%（动态范围20%～30%）（图8-5-19）。UW提示反应减弱侧外半规管或传入通路病变，后者包括从末端感受器到脑干前庭神经根传入区域，此处急性和慢性损伤的常见病因不同：①急性前庭功能损伤：病毒性或细菌性迷路炎和前庭神经炎的急性期、梅尼埃病发作期、前庭震荡、前庭缺血；②慢性前庭功能损伤：病毒性或细菌性迷路炎和前庭神经炎的慢性期、梅尼埃病进行期、前庭神经瘤、听神经瘤。中枢性病变如多发性硬化，影响单侧前庭神经传入区域，也会导致UW，但同时会伴有其他中枢症状。

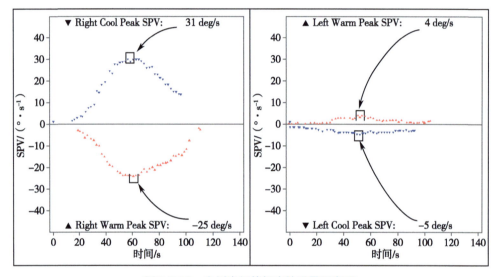

图 8-5-19　左侧半规管轻瘫的眼震图表现
右侧总反应＝RC－RW＝56°/s，左侧总反应＝LW－LC＝9°/s
UW%＝(56－9)/(56＋9)×100%＝72%（左）

2）优势偏向（direction preponderance，DP）：异常值为 |DP%|＞30%（动态范围25%～50%）（图8-5-20）。DP提示周围性或中枢性前庭病变，但无确切定位。

3）双侧半规管轻瘫（bilateral weakness，BW）：表现为左、右耳总反应均＜6°/s，即 RC＋RW＜6°/s 且 LC＋LW＜6°/s（此时 RC、RW、LC、LW 的 SPV 均取绝对值）（图8-5-21），多提示双侧周围性前庭病变或中枢性前庭病变，主要见于耳毒性药物、双侧梅尼埃病、先天性畸形、小脑萎缩和肿瘤。需要注意的是如果双温试验结果为BW，建议继续采用视频头脉冲试验、转椅试验或冰水试验，判断是否有残余的前庭功能。

4）反应增强：右耳总反应或左耳总反应＞140°/s，即为双温试验反应增强（图8-5-22）。中枢性前庭病变，中枢对前庭核的抑制作用减弱，会导致反应增强，见于小脑萎缩或因其他病变影响小脑功能。鼓膜穿孔时，穿孔耳的单侧反应也会增强。

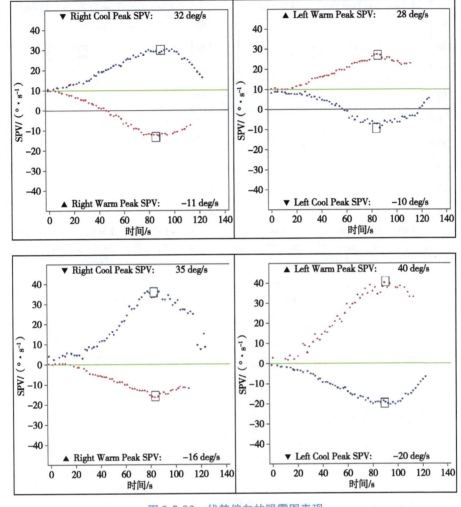

图 8-5-20 优势偏向的眼震图表现

上图 DP%＝48%（偏左），下图 DP%＝35%（偏左）

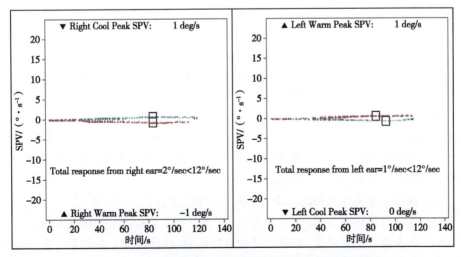

图 8-5-21 双温试验的眼震图表现提示双侧半规管轻瘫

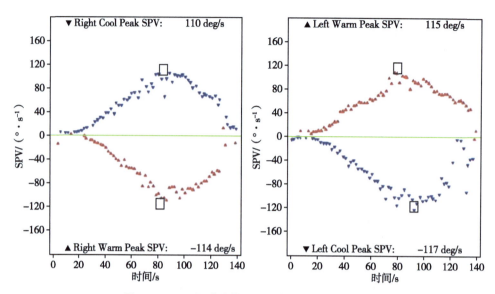

图 8-5-22 双温试验的眼震图表现提示反应增强

右侧总反应＝RC－RW＝224°/s，左侧总反应＝LW－LC＝232°/s

5）固视抑制（fixation index，FI）（－）：FI＞60%（动态范围25%～50%），表现为固视后眼震强度无明显降低（图8-5-23），提示顶枕叶皮层、脑桥或小脑等中枢性病变，特别是小脑中线部位病变。

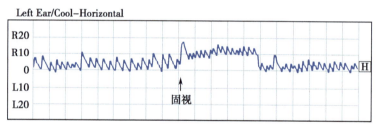

图 8-5-23 固视抑制（－）的眼震图表现

FI%＝（－25/－21）×100%＝119%

（八）微量冰水试验

1. 目的 当双温试验中，冷热刺激均未能诱发出眼震时，可以加做微量冰水试验（ice water test），判断患者有无残存的前庭功能。

2. 方法 受试者取仰卧位，头前屈30°，如图所示双温试验标准体位（见图8-5-15）；也可取正坐位、头后仰60°，使外半规管呈垂直位。具体操作步骤如下：

（1）转动受试者头部，使其被灌注耳朝上，闭眼→开始记录眼动→从外耳道向鼓膜处注入4℃水0.2mL，保留10s。

（2）转动患者头部至相反方向，使水从外耳道流出。

（3）再转动受试者头部，使其鼻尖朝上，开始心算，记录眼震1min以上。

（4）如未能诱发出眼震，则每次递增0.2mL的4℃水试之，当水量增至2mL仍不出现反应时，提示该侧前庭无反应。

（5）一侧耳测试完毕,休息数分钟,再测试对侧耳。

3. 结果和临床意义

（1）正常值:正常情况下 4℃水 0.4mL 灌注即可引出水平性眼震,方向偏向对侧（图 8-5-24）。

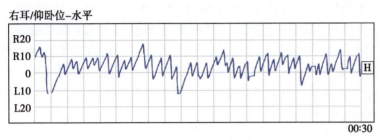

图 8-5-24 微量冰水试验的眼震图结果提示正常

（2）异常值:4℃水 2mL 灌注后仍然未能引出眼震,为异常,提示周围或中枢前庭系统病变。

（九）前倾位冰水试验

1. 目的 当微量冰水试验产生的眼震与自发性眼震无法鉴别时,可加做前倾位冰水试验,以判断受试者周围前庭功能是否存在。

2. 方法 在微量冰水试验 4℃水 2mL 灌注后,记录仰卧位眼震 30~40s →将受试者转至前倾位,记录眼震 30~40s →返回仰卧位。

3. 结果和临床意义 若体位从仰卧位改变为前倾位时,眼震方向或强度也随之改变,则为前倾位冰水试验（+）（图 8-5-25）,说明所诱发出的眼震为前庭反应,提示前庭功能尚存。反之,冰水试验诱发出的眼震,不因体位改变其方向或者强度,则为自发性眼震（图 8-5-26）。

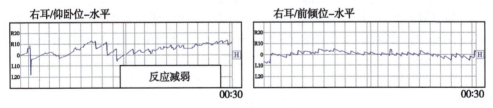

图 8-5-25 前倾位冰水试验（＋）的眼震图表现
仰卧位时有左跳性眼震,前倾位时眼震方向变为右跳性,且强度减弱,提示为前庭反应

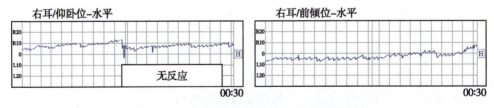

图 8-5-26 前倾位冰水试验（－）的眼震图表现
眼震的方向和强度不随体位改变而发生改变

（李晓璐）

第六节　静态 - 动态姿势描记法

人体能够保持平衡，是前庭系统、视觉系统、躯体本体感觉系统、大脑平衡反射调节系统、小脑共济协调系统以及肢体肌群共同作用的结果，对平衡功能进行精确评估具有重要的临床意义，而静态 - 动态姿势图描记正是目前临床常用的方法之一。

受试者闭目直立于平台上，压力通过平台下方的压力感受器传入测试系统，自动计算出施加在平台表面垂直作用力的中心点，并描记其随时间变化的轨迹，从而间接反映人体重心摆动的数据，评估受试者的平衡功能，此为静态姿势图描记（static posturography，SPG）。

当受试者的身高和体重已知时，通过计算机动态模式，在多种更为复杂的测试条件下，相对分离视觉、前庭觉和本体觉信息，利用平台的垂直力中心来间接测定受试者重心的摇摆角度，客观评估受试者综合运用感觉、运动和生物力学控制平衡的能力，测试前庭、视觉、躯体感觉的不同形式对姿势控制的影响，以及自主姿势反应和运动协调能力，此为动态姿势图描记（computerized dynamic posturography，CDP）。

静态 - 动态姿势图描记法是平衡障碍患者的重要测试手段，注意在分析结果时，须结合其他前庭功能检查如视频眼震图、神经学检查和影像学检查之结果，进行综合评估。

一、静态姿势描记

（一）测试原理

人体直立时，则实际上在前后、左右方向都有不停地晃动（生理性姿势动摇），因此其重心在冠状面、矢状面都有持续小幅位移，如果前庭感受器和传导系统功能异常，位移就会超过正常状态，导致直立障碍。

描记静态姿势图时，人直立于静态姿势平衡台上，使其重心力点和平衡台基准点一致，当人体摇动重心移动时，平台上力点也随之发生位移，该信号被平衡台下的传感器收集，经分析处理后，可获得瞬间力点与平台中心的距离，绘制出人体重心移动的图形，并计算出人体重心晃动的外周面积、轨迹长度、角速度和动摇的频率等。

（二）测试方法

1. 受试者脱鞋直立于静态姿势平衡台上，足底中心与台上基准点保持一致，两足靠拢，有困难者可采取足尖略分开而足跟靠拢姿势，双手抱胸或自然下垂，双眼平视前方视点。

2. 先睁眼，注视视点 60s，再保持同样姿势，闭眼测试 60s，闭眼时双眼前视，盯住想象中的视点，计算睁闭眼比值（Romberg 商）。

测试时注意每次都要从平台动摇稳定后开始测试。

（三）结果和临床意义

1. 静态姿势描记图的分析参数

（1）定性参数：从图形移动方向、范围广度、集中趋势，可分为中心、前后、左右、多中心、弥散 5 种类型（图 8-6-1）。中心型多见于正常人及周围前庭系统损伤代偿后。中枢前庭系统病变及双侧前庭受损可表现为前后、多中心或弥散型，但是目前尚不能仅根据图形作鉴别诊断。

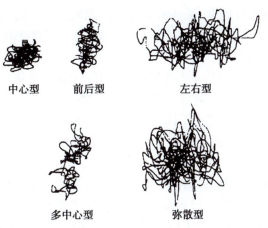

图 8-6-1　5 种常见的静态姿势描记图结果

（2）定量参数：静态姿势描记图的定量分析参数包括人体重心晃动的轨迹、长度、外周面积、加速度、动摇的频率和睁闭眼比值等，下图所示为平衡台各参数归纳而成的雷达图（图 8-6-2）。分析结果时，建议首先综合分析闭眼时的外周面积、动摇类型、单位面积轨迹长度、动摇中心偏位、Romberg 睁闭眼比值，如有必要，再行动摇力学波谱及矢量检查。

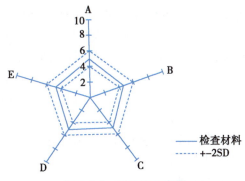

图 8-6-2　雷达图示意图

雷达图包含 5 轴，分别代表不同的变量：A 轴. 为外周面积，体现重心动摇大小；B 轴. 为单位面积轨迹长度，即总轨迹长度 / 外周面积，表示本体觉反射性的微小姿势控制机能；C 轴. 为冠状面（X 轴）重心动摇的中心偏位，可评估因迷路障碍导致的双侧肢体肌张力的差别；D 轴. 为矢状轴（Y 轴）重心动摇的中心偏位，用于评估抗引力肌张力的亢进和低下；E 轴. 为 Romberg 商，即静、闭眼 60s 的外周面积之比，检查视觉造成直立姿势控制及后索通路、脊髓小脑通路、迷路病变程度

2. 正常值　各轴的最大刻度为10，健康者各年龄组均值约在5±2SD，即在轴刻度4～6之间，在正常范围的95%可信区间范围内属正常。

二、动态姿势描记

前庭系统经前庭脊髓束，维持躯干和下肢肌肉的兴奋性，和视觉、足踝本体感觉的输入信息一起，共同参与控制姿势。三者之中，前庭反馈系统对姿势摆动调节具有主导性和先导性。

机体对运动性干扰的基本姿势控制模式有：①踝关节策略，见于干扰小且支撑面较硬时，需要踝关节活动度和力量的完整性；②髋关节策略，常见于干扰较大、较快时；③迈步策略，见于干扰力使重心位移超过双足支撑平面时。此外，颈部活动、肩、膝、臀部关节的运动均可使重心移动，参与姿势反应调节。

（一）基本原理

CDP设计的原理是认为人体在一定时间内，重心前后晃动幅度越小，人体姿态平衡能力就越强。正常人的重心位于下腹部，踝关节前部，当人向前或向后偏移时，人体重心的垂线在足的支持区域内移动，重心偏移的最大角度为12.5°，超过这一限度，人就会摔倒。

（二）测试方法

受试者双足分别站立于2块可移动的压力传感器平板上，平板活动由计算机进行控制。受试者前方和两侧有活动框，用于提供视觉信息。支撑面和活动框可参照身体摆动方向一致活动，且可以通过调节增益减少测试时视觉和下肢本体感觉对姿势反应的影响。压力传感器将信息输入计算机处理，自动计算出各种参数并输出图形。

CDP测试包含多个维度，此处重点介绍感觉整合测试和运动协调能力测试。感觉整合测试（sensory organization test，SOT）测定视觉、前庭和本体感觉对平衡的影响。MCT则是通过各项干扰性运动，测定姿势反应和运动的总体协调性。运动协调能力测试（motor control test，MCT）结合踝部肌电图，为姿势诱发反应（posture-evoked response，PER），可直接反映踝部、腿、躯干等下肢肌肉在保持姿势中的作用。

1. 感觉整合测试　感觉整合测试（sensory organization test，SOT）通过6种状态（表8-6-1），评估当感觉性失衡情况逐渐加重时，人体持续保持平衡的能力。其优势为：①与受试者的日常生活状态密切相关；②反复练习能提高测试，有助于临床医师为患者选择合适的康复方法。

SOT测试的六种状态分别为：

（1）睁眼站立：测试视、前庭、本体三种感受器协同作用，维持平衡的能力。

（2）闭眼站立：去除视觉定向，测定前庭系统和本体协同作用能力。

（3）视景随重心偏移而晃动：测试视觉输入发生改变时，前庭系统和本体共同维持平衡的能力。

（4）睁眼，平台随重心晃动而移动：测试视、前庭系统共同维持平衡的能力。

（5）闭眼，平台随重心晃动而移动：单独测试前庭系统维持平衡的能力。

（6）视景和平台都随重心晃动而移动：测试依赖于正确的前庭系统信息来维持

平衡的能力。每次测试时间为 20s，SOT1、SOT2（标准 Romberg 试验）测试 1 次，SOT3～SOT6 测试 3 次。根据重心移动图的峰 - 峰值，分别计算出摆幅、摆速和平衡得分。分值为 0～100，分值越高，表明平衡功能越好。如果测试时从支撑面上摔下，为 0 分。平衡得分低于年龄标化后正常值 95% 可信区间判定为异常。

表 8-6-1　SOT 测试的六种状态

状态	眼睛	活动框	支撑面	系统
1	睁眼	固定	固定	视、前庭、本体
2	闭眼	固定	固定	前庭、本体
3	睁眼	晃动	固定	前庭、本体
4	睁眼	固定	移动	视、前庭
5	闭眼	固定	移动	前庭
6	睁眼	晃动	移动	前庭

2. 运动协调能力测试　运动协调能力测试（motor control test，MCT）支撑面随机移动，如不同方向（足趾向上或向下）、水平移动（前或后）或旋转，测试自主姿势反应和运动协调能力。分为运动控制测试（motor control test）和运动适应性（motor adaptive test）测试。MCT 的优势是：①类似于传统的临床"反射"，所以较容易被临床医师所掌握；②不受主观意识的影响。

（三）参数

1. 感觉整合测试　测试指标有平衡分、综合平衡分、感觉分和策略分等。

（1）平衡分：分别计算 6 种状态的分值（SOT1～SOT6），表示各种状态下的平衡能力。

（2）综合平衡分（CMOP）：SOT1～SOT6 加权平均，表示综合平衡能力。

（3）感觉分：根据 SOT1～SOT6，计算视、前庭系统、本体在维持平衡作用中的相对贡献，详见表 8-6-2。

表 8-6-2　感觉分的比率、配对比率及临床意义

比率	配对比率	临床意义
本体感（SOM）	状态 1 / 状态 2	选用本体信息，维持平衡能力
视觉（VIS）	状态 4 / 状态 1	选用视觉信息，维持平衡能力
前庭（VEST）	状态 5 / 状态 2	选用视觉信息，维持平衡能力
视优势（PREF）	状态 3+6 / 状态 2+5	依赖于视信息，甚至当视信息不正确时，维持平衡能力
动态本体觉（DSOM）	状态 4+5+6 / 状态 1+2+3	本体信息不正确时，维持平衡能力

（4）策略分：指人体维持平衡过程中采取的运动策略。计算 6 种状态的平衡策略，可以确定人体维持平衡的策略类型，如式（8-6-1）。策略分接近 100，表示平衡维持以踝关节策略为主；接近 0 表示以髋关节策略为主。髋关节策略为主容易摔倒。

2. 运动协调能力测试　该测试的记录参数包括姿势反应潜伏时和姿势反应协调性。

（1）姿势反应潜伏时：指受试者站立于平台，平台开始移动（向前或后），到受试者重心开始移动之间的时程。60 岁以下正常人潜伏时为 38～151ms，超过年龄标准化值 95% 可信区间为异常。

（2）姿势反应协调性：指两侧姿势反应程度的对称性。两侧姿势反应程度相差 >25% 为协调性异常。

（四）结果分析

1. 感觉整合测试　根据其条件组合模式，初步判断病损类型。

（1）正常：SOT1～SOT6 正常。

（2）前庭功能异常：SOT5 异常或 SOT5、SOT6 均异常。

（3）视觉和前庭功能异常 / 躯体感觉依赖模式：SOT4～SOT6 异常。

（4）躯体感觉和前庭感觉异常 / 视觉依赖模式：①SOT2、SOT3、SOT5、SOT6 异常；②SOT3、SOT6 异常，伴或不伴随 SOT5 异常。

（5）中枢感觉整合障碍或合并周围性损伤：SOT3～SOT6 异常。

（6）非生理性模式：如 SOT4 得分高于 SOT1，SOT5 得分高于 SOT2，SOT6 得分高于 SOT3，SOT4 异常但 SOT5、SOT6 正常等。

2. 运动协调能力测试　姿势反应潜伏时延长或两侧反应协调性异常提示前庭系统或姿势反应通路受损。

（李晓璐）

第七节　耳石器功能检查

前庭耳石器功能检查技术是指对球囊和椭圆囊功能进行评估的方法，耳石器主要感受直线加速度，针对耳石器功能的评估目前临床应用相对较少，本节重点介绍主观视觉垂直线（subjective visual vertical，SVV）或主观视觉水平线（subjective visual horizontal，SVH），以及前庭诱发肌源性电位（vestibular evoked myogenic potential，VEMP）。

一、耳石器的解剖与生理

前庭耳石器由球囊和椭圆囊组成，椭圆囊大致与外半规管平行，球囊与椭圆囊互相垂直。每个囊中都含有感受器毛细胞结构，即囊斑。两种耳石器的毛细胞纤毛都植入耳石膜中，耳石膜是一种密度较大的碳酸钙胶质膜。当头部产生直线加速度运动时，由于惯性作用，纤毛和耳石膜发生相对位移，促使纤毛发生偏斜，从而引起动作电位。根据两种耳石器空间位置的不同，椭圆囊感受水平面的直线加速度,球囊感受矢状面的直线加速度。

人体椭圆囊斑和球囊斑的表面积分别约为 4.2mm^2 和 2.2mm^2。椭圆囊斑约有 33 000 个感受器毛细胞,球囊斑内约含有 19 000 个感受器毛细胞。这些感受器毛细胞融合成为初级传入神经,连接椭圆囊大约有 6 000 条传入神经纤维,球囊约有 4 000 条传入神经纤维。

二、耳石器功能实验室检查项目

(一)偏轴心与偏垂直线旋转试验

偏轴心旋转试验又称单侧离心试验,是指人体中心在水平方向偏离垂直旋转轴一定距离,并绕此垂直轴做旋转运动。偏垂直线旋转试验,是指人体偏离旋转轴,并向一侧倾斜或形成俯仰角度,但不离开旋转轴心。目前检查椭圆囊功能的离心力模式主要是这两种测试,测试设备昂贵,受试者耐受性较差。

(二)反滚转眼动

眼滚转是指眼球绕某一固定视线转动,反滚转眼动属于耳石眼动反射(otolith ocular reflex)。静态下,头向身体一侧倾斜会引起扭转性眼动;动态下,绕矢状线向左滚转引起眼球向反方向选择。采用偏轴心单侧离心力作用于耳石器时,可引发反滚转眼动。但这种记录方式需要偏轴心旋转椅,以及 3D 视频眼动跟踪系统。

(三)主观视觉垂直线试验

SVV 或 SVH 试验,是指在无任何视觉参考的暗室中,要求受试者将与地面垂直或平行的微弱光线调整到“主观认为”的垂直或平行。正常受试者的偏差不超过 2°。无论是周围性还是中枢性前庭功能损伤,都会导致 SVV 或 SVH 的偏移角度超过上述正常范围。根据该范围作为单侧前庭丧失患者的评价指标,敏感度为 43%,特异度为 100%。

发生急性单侧周围性前庭功能下降时,SVV 将向患侧倾斜。可能的机制是眼倾斜反应导致的眼球扭转造成。动物实验也表明,眼球扭转引起视觉定向匹配的变化,进一步证实了眼球扭转位置与 SVV 的关系。

中枢性前庭损伤也会导致 SVV 偏移:低位脑干损伤导致前庭核受影响时,SVV 偏向损伤侧,而高位脑干损伤或小脑损伤时,SVV 偏向健侧。多数患者还会出现与 SVV 偏移同向的眼球扭转位偏移,但两者之间的联系不像外周前庭损伤情况下那么紧密。

实验室研究和临床验证都表明,SVV 或 SVH 试验便于标准化,可对单侧外周或中枢型的前庭耳石器功能损伤进行快速判断。SVV 或 SVH 的偏移角度越大,说明损伤的急性程度和病变范围越大。但是,正如转椅试验对双侧半规管功能损伤的评价不敏感一样,如果双侧耳石器存在对称性损伤,SVV 或 SVH 的有效性会下降。

(四)前庭诱发肌源性电位

在临床开展较多的耳石器功能评价工具是前庭诱发肌源性电位,该部分内容在下一节进行专题描述。

（李晓璐）

前庭诱发肌源性电位（vestibular evoked myogenic potential，VEMP），是由高强度声信号刺激前庭系统的耳石器官后记录到的肌源性电位。VEMP 是一种评价前庭系统中球囊和椭圆囊等耳石器官的客观检查方法，可联合 VNG、HIT 等评估半规管的检查，完整地对前庭系统的感受器进行全面的评价。根据记录部位的不同，VEMP 可分为颈性前庭诱发肌源性电位（cervical vestibular evoked myogenic potential，cVEMP）和眼性前庭诱发肌源性电位（ocular vestibular evoked myogenic potential，oVEMP）两种主要类型。

一、概述

Bickford 在 1964 年发现气导强声刺激时，在受试者颈部可以记录到短潜伏期电位，由于该电位幅度与肌紧张程度相关，推测其属于肌源性电位。1992 年，Colebatch 对单侧前庭神经切断后，同侧的 cVEMP 消失，进而证实了 VEMP 的来源是前庭系统。同期的研究表明，在极重度感音神经性听力损失者中，也可记录到 cVEMP，进一步证实 cVEMP 的来源是前庭，而不是耳蜗。1994 年，Colebatch 进一步完善了 VEMP 的记录方式，将表面电极置于胸锁乳突肌，采用了高质量的肌电记录技术，获取了稳定的反应，自此 cVEMP 开始在临床大规模推广应用。

2005 年，Jombic 和 Bahyl 研究发现，在眼部肌肉也可记录到类似的短潜伏期电位，被称为 oVEMP。目前认为，cVEMP 可能与球囊功能相关，而 oVEMP 可能与椭圆囊功能相关。因此结合 cVEMP 和 oVEMP 可对耳石器官进行综合评估。

二、神经通路

VEMP 是由声信号诱发前庭 - 丘脑或前庭 - 眼反射通路产生的肌源性电位。

声音刺激球囊后，沿前庭神经（以前庭下神经为主）和螺旋神经节到达位于脑干的前庭核，形成了 cVEMP 的传入神经通路。神经冲动进一步通过内侧前庭脊髓束（medial vestibulospinal track，MVST）和副神经投射到颈部肌肉，即胸锁乳突肌，这就构成了 cVEMP 的传出神经通路。

oVEMP 的传导通路更为复杂，并且在研究领域尚存争议。但多项动物实验的证据表明，oVEMP 的感受器之一为椭圆囊。沿前庭上神经传入，神经冲动通过前庭 - 眼反射（vestibule-ocular reflex，VOR）通路，投射到对侧眼部肌肉，通常认为 oVEMP 的效应器主要是眼外肌。

三、波形特点

典型的 cVEMP 波形如图所示（图 8-8-1），为双向波形，正向波潜伏期在 13ms 附近，标记为 p13 或 p1，负向波出现在 23ms 附近，标记为 n23 或 n1。cVEMP 属于抑制性肌源性电位，其幅度与胸锁乳突肌的肌紧张程度直接相关，并随着刺激强度的增大而增高。cVEMP 的潜伏期比较稳定，不受刺激强度和肌紧张程度的影响。

需注意,声刺激有时也会记录到另一个潜伏期稍长的双向复合波,潜伏期在34ms和44ms附近,通常被认为是耳蜗参与了反应,因此cVEMP的波形分析主要是p13和n23。

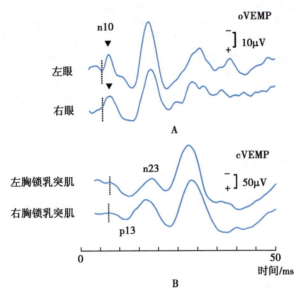

图 8-8-1 cVEMP 和 oVEMP 波形
A. oVEMP 波形 B. cVEMP 波形

与cVEMP不同,oVEMP的第一个波形为负向波,潜伏期约10ms,标记为n1,后续跟随有一个正向波,潜伏期通常在15ms附近,标记为p1。两者区别在于,cVEMP是同侧、抑制性反应,而oVEMP是交叉、兴奋性反应。

四、记录方式

临床使用的听觉诱发电位设备均可用于记录VEMP,由于反应幅度与肌紧张程度相关,推荐对双侧胸锁乳突肌进行肌电监测。

(一)刺激参数

1. 换能器的类型 气导或骨导振动甚至敲击头部均可诱发出VEMP,因此其换能器可选择插入式耳机、压耳式耳机、骨导振子等。由于插入式耳机的特殊设置可降低记录系统中电极对刺激伪迹的拾取,推荐被常规采用。

2. 刺激声类型 引出VEMP的声信号为高强度的瞬态声,强度可高达100dB nHL。刺激声可选择短声(click)或短纯音(tone burst),500~1 000Hz之间的频率信号可引出更高的幅度,推荐临床采用500Hz短纯音作为刺激声,上升、平台和下降期分别为2-1-2周期。刺激声的极性方面,建议采用单一极性,疏波或密波均可。

3. 刺激速率和叠加次数 推荐采用的刺激速率为4.9~5.1次/s,由于VEMP属于肌源性电位,幅度可达数十微伏,因此进行100~200次叠加即可记录到稳定的波形。

(二)记录参数

记录设置包括电极导联方式、滤波器设置、开窗时间等。

1. 电极导联　cVEMP 和 oVEMP 的电极导联方式如表 8-8-1 所示,注意按照上述电极导联方式,记录到的 cVEMP 波形为 p13 向上。

表 8-8-1　cVEMP 和 oVEMP 的电极导联方式

	cVEMP	cVEMP
非反转电极(non-inverting)	置于胸锁乳突肌的上三分之一段,距乳突约 10cm 处	置于眼部下方,注意存在左右交叉
反转电极(inverting)	置于胸锁连接处	置于非反转电极下方 1～2cm 处
共用电极(common)	置于前额	置于前额

2. 滤波器设置　高通和低通截止频率可分别设置为 10Hz 和 1 000Hz。

3. 分析时长　由于需要对胸锁乳突肌的肌紧张程度进行监测,除刺激声给出后的 50～60ms 外,还需对刺激前(pre-stimulus)的 20ms 进行记录,因此推荐的开窗时间范围是 −20～60ms。

（三）患者准备

由于 VEMP 需要较高强度的声音才能记录到,如果受试者存在传导性听力损失,将无法记录到波形。但应注意,如果骨 - 气导差不是中耳源性的,典型病变在内耳第三窗异常开放,可记录到 VEMP,如前半规管裂(superior semi-circular canal dehiscence,SSCD)或大前庭水管综合征(large vestibular aqueduct syndrome,LVAS)。VEMP 的感受器是内耳的前庭器官,所以感音神经性听力损失不会影响其记录。

肌源性电位与 ABR、ASSR 等 AEP 不同,需要保持一定的肌紧张程度,临床测试中可选用不同的方式保持肌紧张。以下是两种 cVEMP 记录中保持胸锁乳突肌肌紧张的方法。

1. 坐位记录　患者处于坐位,头部转向两侧至少 45°。采用这种方式时,通常进行单侧刺激,其优点是容易保持,尤其是针对老人或儿童进行测试时,其缺点是难以保证双侧转头时肌紧张程度同样(图 8-8-2)。

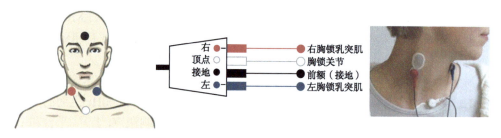

图 8-8-2　cVEMP 电极导联与坐位测试

2. 仰卧位记录　另一种方式是患者处于温度试验体位(头部与水平面成 30°),并保持头部抬起(图 8-8-3)。采用这种方式时,通常进行双侧刺激,其优点是双侧肌紧张程度一致,其缺点是容易引起过度疲劳,部分患者无法保持足够的记录时间。在进行 oVEMP 测试时,要求患者处于坐位,眼睛向上凝视,约 30° 即可。

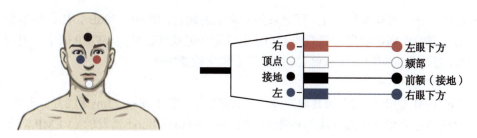

图 8-8-3　oVEMP 电极导联

五、分析和解释

（一）正常范围

VEMP 的测试结果和刺激参数相关，建议测试机构根据自身设定的测试方案收集正常值范围。

（二）VEMP 幅度比和幅度不对称度

VEMP 的绝对幅度受肌紧张程度影响，临床应用更多的是其相对幅度，包括双侧幅度比和双侧不对称度。与温度试验中半规管麻痹（canal paresis，CP）的概念类似，在 cVEMP 分析中，也可引出"球囊麻痹"的概念，具体计算方式为，双侧幅度之差除以双侧幅度之和。如双侧幅度分别表示为 AL 和 AS（AL 表示幅度较高者，AS 表示幅度较低者），幅度比为 AL/AS，双侧幅度不对称度为（AL−AS）/（AL＋AS）。上述两个指标的正常范围，在文献报道中存在差异，精确的数据还需要进一步的研究工作进行完善。

为了消除肌紧张程度的差异对不对称度造成的影响，除了在测试过程中尽量保持双侧肌肉紧张对称外，VEMP 系统还可针对肌紧张程度的差异进行校正。下图示肌紧张程度校正对 cVEMP 不对称度的影响。左侧为进行校正前的波形，不对称度较高；右侧为进行校正后的波形，不对称度在正常范围内（图 8-8-4）。

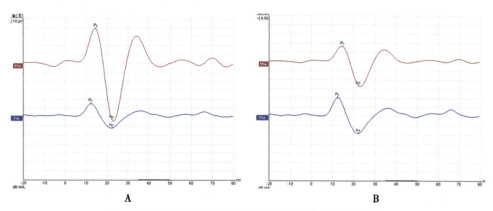

图 8-8-4　肌紧张程度校正对 cVEMP 不对称度的影响

A. 校正前的波形，不对称度较高　B. 校正后的波形，不对称度在正常范围内

（三）VEMP 阈值

通常情况 VEMP 的引出都需要很高的刺激强度，其阈值分析主要应用于 SSCD

的评估。在这种病变情况下,可记录到异常低的阈值,如 60～70dB nHL。其他影响第三窗的疾病如后半规管裂或 LVAS 也可能会记录到较低的 VEMP 阈值。但应注意,对这些疾病的确诊需要 CT 扫描等影像学检查的证实。

(四)VEMP 潜伏期

cVEMP 的潜伏期正如其双向波的名称所示,一般出现在 13ms 和 23ms 附近,但潜伏期还会受到刺激声类型的影响,如 click 和 tone burst 诱发的 cVEMP 潜伏期会有差异。不像 ABR 等听觉诱发电位,随着刺激强度的降低,潜伏期会逐渐延长,VEMP 的潜伏期几乎不受刺激强度影响。此外,多数前庭外周疾病都不会造成 VEMP 的潜伏期改变,只有少数中枢病变会造成潜伏期延长。

(五)调谐曲线

使用 tone burst 作为刺激声的研究发现,cVEMP 存在"频率调谐"特性,500Hz 可引出最高强度的反应,使用更低或更高频率时,反应幅度都会降低。Rauch 等针对梅尼埃病患者的研究表明,相比听力正常者,这种频率调谐特性存在变化。

六、临床应用

在临床工作中 VEMP 主要用于评估球囊、椭圆囊、前庭上神经和前庭下神经的功能。

1. 前半规管裂 前半规管裂(superior semi-circular canal dehiscence,SSCD)综合征是一种内耳第三窗疾病,其临床特点为颅内压升高或者听较强声可造成眩晕或振动幻视,可出现 Tullio 现象(前庭系统对声音敏感度出现病理性升高)。cVEMP 检查对内耳第三窗疾病的诊断具有一定价值,主要表现为异常低的阈值,通常为 60～70dB nHL。其他影响内耳第三窗的内耳疾病还包括后半规管裂、大前庭水管综合征等,也可记录到较低的 cVEMP 阈值。如图 8-8-5 所示,右侧 SSCD 综合征患者的 cVEMP 阈值降低明显,为 60dB nHL,明显低于左耳阈值 95dB nHL。

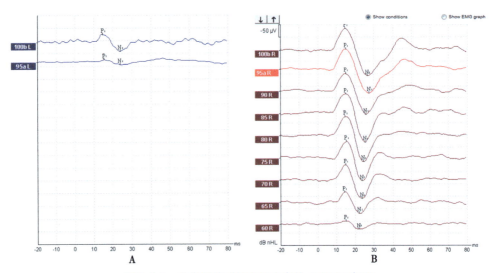

图 8-8-5 前半规管裂综合征患者的 cVEMP 表现
A. 左耳阈值为 95dB nHL B. 右耳 SSCD,cVEMP 阈值明显降低

2. 梅尼埃病　梅尼埃病（Ménière disease，MD）是常见的耳内科疾病，常表现为反复发作的眩晕、波动性听力损失以及耳鸣和耳闷胀感。通过 MD 患者的颞骨尸检证实，其存在内淋巴积水症状。研究表明，在 MD 早期，内淋巴积水在耳蜗导水管和球囊中形成。因此，可以利用 cVEMP 对该类患者的球囊功能进行评估。针对 MD 患者的 cVEMP 研究表明，cVEMP 异常在该患者群体中的发生率达 58%。这种波形异常主要表现为幅度降低或未记录到反应，很少出现潜伏期延迟。

在针对 MD 患者的 cVEMP 频率调谐研究中发现，MD 患者的最佳调谐频率从正常受试者的 500Hz 变为 1 000Hz。这种频率的改变可能是由于球囊结构中的共振频率变化导致的。因此，比较 MD 患者在 500Hz 和 1 000Hz 刺激声诱发的 cVEMP，有助于提高疾病的诊断率。但目前没有证据表明，这种频率调谐的改变只有在 MD 或膜迷路积水的病理情况下发生。

cVEMP 在 MD 的分期中也有应用。研究结果表明，MD 分期越高，其 cVEMP 幅度降低或无反应的比例也越高。

3. 前庭神经炎　前庭神经炎（vestibular neuronitis，VN）表现为一次急性眩晕发作后的持续性严重眩晕，不伴有耳蜗症状或其他神经科症状。

对 VN 患者进行温度试验和 cVEMP 测试，如患者的患侧无温度试验反应，说明外半规管功能受损。由于支配外半规管的是前庭上神经，而支配 cVEMP 的是前庭下神经，推测 cVEMP 正常的患者，属于前庭上神经炎，而 cVEMP 也异常的患者，属于前庭下神经炎。因此可结合 cVEMP 与温度试验，对 VN 的病变部位进行评估。

4. 听神经瘤　听神经瘤诊断的金标准是 MRI 检查，ABR 也经常被用于对其进行诊断。但多位学者的研究证实，听神经瘤患者会出现 VEMP 结果异常，包括幅度降低或反应消失。因此 VEMP 测试可以为听神经瘤的诊断提供有价值的信息，但并不适合单独使用以确认其病变部位。但研究表明，肿瘤尺寸与 VEMP 的异常情况无明显的相关性。

5. 中枢神经系统病变　除了上述提到的外周神经系统病变之外，由于 VEMP 的传导通路包括位于脑干的前庭脊髓束，因此 VEMP 还可对一些中枢神经系统的病变提供诊断依据。包括多发性硬化、脊髓小脑退行性改变、脑干梗死等。其中在多发性硬化中，VEMP 的潜伏期会延长，或者到时波形消失。表 8-8-2 所示为不同类型疾病在 cVEMP 中的表现不同。

表 8-8-2　不同类型疾病在 cVEMP 中的表现

病变类型	病变名称	cVEMP 记录结果			
		缺失	减弱	扩大	延迟
耳科病变	梅尼埃病	×	×	×	
	前半规管裂综合征			×	
	迷路神经炎	×	×		
	前庭神经炎	×	×		
	良性阵发性位置性眩晕	×	×		

续表

病变类型	病变名称	cVEMP 记录结果			
		缺失	减弱	扩大	延迟
神经科病变	偏头痛	×	×		×
	退化/变性	×			×
	脊髓小脑性共济失调				
	多发性硬化症	×			×
	颈部扭伤	×			×

（李晓璐）

第九节　前庭功能检查新进展

一、头脉冲试验

头脉冲试验（head impulse test，HIT），也称为甩头试验（head thrust test），最早由 Halmgyi 和 Curthuoys 提出，是一种简单、快速的生理性检查，采用短暂、被动、不被受试者预测到的快速低幅度转头，观察受试者眼动情况。HIT 可在不借助设备的情况下，通过肉眼观察，作为床旁项目常规开展。

在对外半规管功能进行检测时，要求受试者头部前倾约 30°，保持外半规管呈水平面，检查者将患者头部快速向左或向右转动约 20°，同时要求受试者保持正前方凝视。如果受试者的一侧半规管存在病变，其 VOR 增益降低，则在向该侧甩头过程中会出现朝向原始凝视点的补偿性扫视。如果半规管功能正常，则 VOR 增益也正常，就不会产生这种扫视眼动。因此 HIT 可快速对双侧半规管的不对称度做出评价。

HIT 的评价范围也可扩展到两对上半规管，受试者头部相对矢状面向左或向右旋转 45° 后，即维持 LARP（左前右后）、RALP（右前左后）半规管与矢状面平行，将其头部向前或向后甩动，即可刺激到上半规管，同样观测患者是否出现补偿性扫视。

随着技术进步，通过高速摄像记录眼动情况，并利用计算机分析 VOR 增益和扫视波潜伏期，这种测试技术称为视频头脉冲试验（video head impulse test，vHIT），可增加 HIT 的敏感性。此外，通过视频记录和数字分析，还可发现床旁 HIT 检查无法观察到的隐蔽性扫视波。如图 8-9-1 所示为 vHIT 正常受试者波形，图 8-9-1A 为外半规管甩头结果，图 8-9-1B 为左前和右后半规管甩头结果，图 8-9-1C 为左后和右前半规管甩头结果。正常受试者未记录到扫视波，并且所有方向的增益均正常。

与温度试验和转椅试验相比，vHIT 可评估包括水平和垂直在内的三对半规管，极大扩展了评估领域，是前庭检查领域的一项新技术，已经逐步走出实验室，得到商业化推广，并在临床开展应用。

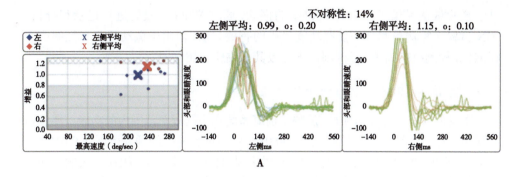

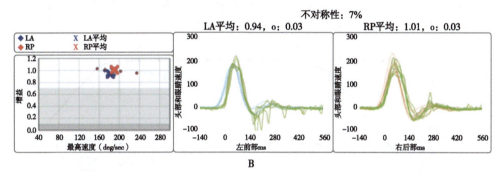

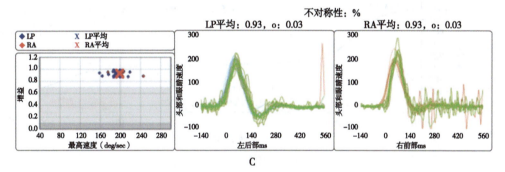

图 8-9-1　vHIT 正常结果

A. 外半规管甩头结果　B. 左前和右后半规管甩头结果　C. 左后和右前半规管甩头结果

二、前庭自旋转试验

前庭自旋转试验（vestibular autorotation，VAT），是指受试者按照一定频率，左右水平转头或上下垂直抬头，并用 VNG 记录眼动情况，头部传感器记录头动情况。计算不同频率下头动和眼动之间的增益以及相位差，还可进一步计算双侧的不对称度。

通过增益分析，可判断病变在中枢还是外周，不对称度用于评价前庭损伤的侧别。由于 VAT 选用的测试频率为 2~6Hz，接近人体日常活动的频率范围，非常便于在临床开展。

三、振动诱发眼震试验

振动诱发眼震试验（vibration induced nystagmus，VIN）属于超高频检查，在受试者乳突或前额给予频率为100Hz的振动，通过VNG对眼震进行记录和分析。VIN试验是检测单侧外周前庭功能障碍的有效方法，但由于振动强度和频率尚未标准化，检测机制尚未完全明确，也导致其在临床应用受限。

四、前庭功能检查的频率特异性

不同的前庭功能评估项目，反映了前庭系统在不同频率范围内的功能。温度试验属于极低频率范围内的反应，约0.003Hz；转椅试验覆盖的频率范围在0.012 5～1Hz，属于低频范围；摇头试验测试的频率约为1Hz，属于中频范围；甩头试验和前庭自旋转试验测试的频率范围在2～5Hz，属于高频范围；而振动诱发眼震试验可测试高达100Hz的范围，属于超高频范围（图8-9-2）。

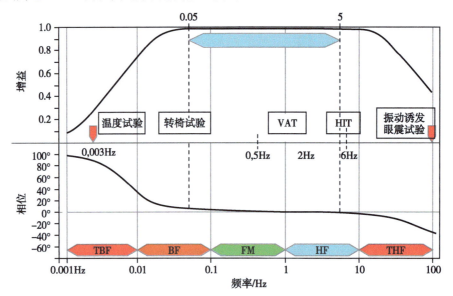

图 8-9-2　不同前庭功能测试与频率的关系

（李晓璐）

第十节　儿童前庭功能评估

临床上常见儿童眩晕患者，但因患儿往往不能准确描述眩晕的感觉及配合前庭功能检查，因此影响临床正确诊断与鉴别诊断，常给临床治疗带来困难。儿童眩晕多以周围性眩晕为主，其发作时间短，易反复出现，可伴耳鸣和听力损失，多伴有自主神经症状，而无意识障碍。因此在诊断儿童眩晕患者时，除了需要了解儿童的生理发育与儿童眩晕的特点外，还要掌握采集儿童眩晕病史的技巧，注意观察患儿的阳性体征，进行综合评估，并积极与儿科（儿童神经内科）合作，共同查找原因。

一、儿童前庭系统发育特点

从发育与进化角度而言，前庭器官较听觉器官发育得更早。前庭终末器官在早期发育较快，在母亲妊娠期第17～19周时胎儿迷路的形态大小就已达到成人的水平,而半规管和耳石器在出生时即已分化良好。外半规管和后半规管的生长发育主要集中于母亲妊娠期的前 7 个月,前半规管则在出生时才发育完全。从胚胎时期,胎儿在宫内发育的各个时期,胎儿的体位变化均刺激着前庭神经并使其早期形成。在整个胎儿时期,前庭发育大小始终超出耳蜗的发育。前庭器官就是对胎儿开始起作用的第一批感受器之一。

前庭感觉系统也是儿童所有感觉系统中发育最早的。而这种发育则一直延续到性成熟期。一些学者认为,出生之后的前庭发育主要表现为中枢和末梢神经系统结构的复杂性增加,前庭、间脑和其他神经系统间相互关系的联系也显著加强。

幼儿的前庭敏感性和反应性最低,而这种反应随着年龄增长呈现增加趋势,资料显示,在 10 岁之前儿童前庭器官的活动由于受到大脑皮层及皮层下结构控制,皮质和皮质下部分处于抑制状态,而 15～16 岁的青春期儿童前庭反应的参数值则已发育接近成人。由于青春期内分泌腺的活动变化,青春期儿童中枢神经系统兴奋性增高,抑制过程减弱,因此形成了青春期前庭功能变化的特点,青春期后这种抑制作用又重新增强。

眩晕在儿童中的发生率虽然不如在成人那么高,但却是很多疾病的症状之一。儿童眩晕可在各个年龄阶段出现。此阶段眩晕发病率增高可能与儿童前庭系统不稳定有关。7～15 岁是一个比较集中的年龄区域。15 岁以下男性患儿居多。儿童的前庭兴奋性是否与年龄相关尚存在不同意见。

二、儿童常用的前庭功能检查

儿童表达能力有限,3～4 岁以前很难准确表达眩晕的感觉。因此应客观地掌握和分析儿童的眩晕症状,听力师应主动向患儿本人或家长询问病史,询问中要注意沟通方法和技巧。相对于成人,儿童很难保持注意力集中,同时缺乏对试验的体验,眼球运动控制及维持凝视稳定性差,因此儿童前庭功能检查的操作均较成人困难。因此,在对儿童进行前庭功能评估时,应注意儿童的年龄、发育特点,根据患儿病症情况,有选择性地进行相关项目的检查。检查过程中要争取患儿的配合。由于儿童的发育特点,视动系统发育不成熟,平衡系统间的相互联系尚未完整建立,也是出现与成人前庭功能检查不同的原因。所有能够应用于成人的检查均可用于儿童检查,但需要调整操作方法。在分析时应根据实际情况综合判断其结果。

(一)神经系统检查

神经系统检查应作为重点,包括角膜反射、面肌运动、面部感觉。

(二)自发性体征检查

自发性眼震、平衡功能检查、协调试验等详见本章第二、三、四节。有眩晕主诉的儿童在初次就诊时,均应进行自发性眼震、凝视性眼震,观察眼球运动有无异常。眼震的观察一般要在患儿安静的情况下进行,避免引起患儿的惊恐而拒绝检查。儿童由于注意力难以较长时间集中,凝视稳定性不足,眼球运动控制机制不成熟,容易产生较小而方向多变的眼球的乱动。研究认为在黑暗的暗室或眼罩遮蔽光线时眼球乱动的情况会减轻。

（三）诱发性体征检查

1. 变位性眼震　如果患儿有与头位变化有关的眩晕时，对于能够合作的儿童，应该做此检查，事先需与患儿家长做好沟通，请家长配合，观察不同头位是否可以诱发眼震，以及眼震的方向和时间等。变位性眼震试验包括转颈和全身转动，均可用于儿童。变位性眼震检查时，由于患儿配合能力差，因此该项检查要放到所有检查项目之后。

2. 视动检查　视动检查是中枢前庭功能重要的测试项目，通常需要对刺激方式作简单的修改，使患儿能更好地配合检查。儿童的反应与成人也有区别，如儿童视跟踪图形通常具有明显的延时且多数为扫视图形，可能为儿童的小脑尚在发育过程中而造成。一般随着年龄增长，跟踪能力会增强。儿童视动性眼震检查通常需要全视野刺激，这样的刺激环境婴儿也较易接受。因为视动系统与许多其他系统共享中枢前庭系统，包括婴幼儿的速度存储机制，所以视动检查是探查婴幼儿这些功能的一个有效方法，一般 3 月龄以上的儿童即可出现视动反应。

3. 旋转试验　患儿坐在转椅上，闭目，头前倾 30°，使双侧外半规管处于水平位置，然后使转椅先后向右及向左旋转，观察不同阶段的眼震情况。儿童的旋转反应往往比成人明显而强烈。无法配合者，需要家长怀抱患儿进行。

4. 双温试验　一般 3 岁以上的儿童均可以接受此检查。详见本章第五节"眼震电图描记法和视频眼震图"。检查时，一般先用冷水/冷气灌注，再用热水/热气灌注较好，因为热水/热气可能引起耳部的疼痛，易造成患儿检查过程中出现不配合。此外，文献报道，温度反应在儿童与成人之间有频率差别，儿童眼震频率低于成人，可能是儿童网状结构通路不成熟造成的。而这种不成熟的前庭 - 眼反射机制比成人更容易造成温度反应的抑制，因而温度试验中儿童的眼震度数与成人不同，但优势偏向和半规管轻瘫的计算则与成人一致。儿童在检查中的眼球乱动也会影响检查的测量。

5. 瘘管试验　详见本章第四节。

6. 甩头试验　也可以用于儿童，其原理是利用了前庭 - 眼反射。文献认为，9～12 月龄大的婴儿即可观察到稳定的前庭 - 眼反射。检查时可以使用彩色的贴纸或卡通形象来帮助检查的顺利进行。一般认为，4 岁以上的儿童可以进行该项检查。转动头部的时候应注意动作轻柔并谨慎使用。

（四）前庭诱发肌源性电位检查

出生 5 天的新生儿可以引出 cVEMP，2 岁的幼儿在闭目时可以引出 oVEMP，年龄 >3 岁的学龄前期儿童睁眼可引出 oVEMP，并且其参数可达到成人水平。在青春期之前（即颈长 <15.3cm），cVEMP 潜伏期受到颈长的影响，与颈长呈现正相关。在分析儿童的检查结果时需给予综合考虑。

（五）听力检查

听力学检查可提供有价值的诊断资料，有助于鉴别诊断。常用的临床听力检查项目有：儿童行为测听、声导抗测试、听性脑干反应、事件相关电位、听性稳态反应、耳声发射测试等，大龄患儿还可进一步进行阈上测试或耳蜗电图检查。这些方法安全可靠、无创伤，有助于为诊断提供参考依据。

（六）眼的检查

1. 动态视敏度检查 详见本章第四节。

2. 其他 检查者也可以进行一些基本的眼球运动的检查，例如检查者使用一根手指、玩具或有趣图片引导患儿进行快速的眼扫视和平滑跟踪，以此观察眼球运动情况。

三、儿童前庭功能评估中的技巧与注意事项

由于儿童发育阶段的特殊性，在对有眩晕主诉的患儿进行检查时，应根据患儿的发育阶段和接受程度选择适当的检查方法。检查时应有足够的耐心和细心，多演示、多鼓励，同时尽量取得患儿家长的理解和配合，有助于检查的顺利完成。

儿童前庭评估所有检查方法与成人相同，但需要特殊的引导技巧和足够的经验。测试者可以借鉴儿童测听的方法和经验，将游戏引入测试。在眼震检查前的定标时，尤其是对于年龄＜4岁的小龄儿童，长时间凝视定标灯很困难，这时可以将视靶改为发光玩具或图画，以吸引儿童的注意。有些患儿由于注意力不能集中或凝视系统发育不完全，即便是反复说明和鼓励也很难准确定标。另外，强度可变的光源也能增加患儿的注意力。在实际操作中可根据具体情况选用。一些需要动作配合的检查，可在正式检查前对患儿进行一些简单的训练，使其理解检查的过程，以利于配合。但同时也应注意检查动作的细节，如频率、方向等的不规律性，以防止受试者在训练后形成对检查的预测而影响检查结果的准确性。

儿童前庭功能检查时需要考虑到儿童注意力差和眼球运动控制差的情况，分析图形时也要考虑到眼球乱动的干扰。不同年龄阶段的儿童的正常数据存在不同。应该综合考虑所有可能造成患儿前庭功能检查结果的干扰因素和可能原因。

儿童眩晕常见原因与成人不同，最常见的病理改变是前庭外周缺失和偏头痛。以儿童良性复发性眩晕和偏头痛相关的眩晕最为多见。对于眩晕主诉的儿童，完善详尽的主观和客观评价对诊断十分重要。

四、儿童眩晕常见的病因

儿童眩晕常见的病因有大前庭水管综合征、儿童良性阵发性眩晕、前庭神经炎、儿童注意缺陷多动障碍、自主神经功能紊乱、儿童肠道疾病、中枢神经系统病变（癫痫、肿瘤等），此外还应注意儿童偏头痛的问题。

儿童眩晕的诊断需要借助准确的病史调查和必要的辅助检查技术，同时考虑多学科交叉的病因与综合评估的价值，才有利于儿童眩晕的鉴别诊断，进而获得理想的诊疗方案。

（刘 博 张 祎）

扫一扫，测一测

耳鸣与非器质性听力损失的评估

第一节　耳鸣的评估

耳鸣（tinnitus）是指在周围环境中无相应声源或电刺激存在的情况下，患者自觉耳内或颅内有声音的一种症状。耳鸣可伴听力下降、睡眠障碍、心烦、易怒、注意力不集中等症状，严重者可出现焦虑、抑郁等不良心理反应。随着人们工作和生活节奏加快，耳鸣发病率整体上呈现快速上升、程度普遍加重的趋势，从而成为一种困扰患者身心健康的疾患。耳鸣的评估应在患者主诉的基础上，通过相应检查逐一排除已知与耳鸣有关的病因，寻找耳鸣可能产生的部位。但由于耳鸣病因及分类复杂，做出确切的病因和定位的诊断往往较为困难。

一、耳鸣的分类与命名

临床上通常将耳鸣分为主观性耳鸣和客观性耳鸣两类。前者只有患者自己能听到，占耳鸣的绝大多数；后者其他人也能听到，所占比例甚低。主观性耳鸣病因复杂，全身各系统疾患包括心理疾患都可能与耳鸣相关，部分可能找到较明确的病因，如耳硬化症、突发性聋、听神经瘤等，但大多数病因难以明确，称之为主观性特发性耳鸣。

客观性耳鸣应按病因或症状命名，如乙状窦憩室、搏动性耳鸣、肌阵挛性耳鸣等。主观性耳鸣如果可以找到相应病因，应按其病因命名，如梅尼埃病、突发性聋、听神经瘤等。病因不明的主观性耳鸣，可命名为"主观性特发性耳鸣"或"特发性耳鸣"。应避免使用"神经性耳鸣"的诊断，因多数主观性耳鸣通常无法确定是否由听神经病变所导致，可能造成误解。

二、耳鸣的评估流程

目前耳鸣尚未形成统一规范的检查流程，应依据耳鸣的不同类型、患者的临床特点和基本诊断等，有目的、有选择地进行个体化的检查，而没有针对所有的患者都必须进行的检查模式。耳鸣的评估通常应遵循一定流程进行。

耳鸣评估应尽量明确以下内容：

1. 可能的病因　结合病史、体格检查、听力和影像学检查，判断耳鸣是否源于临床已知疾病，如化脓性或分泌性中耳炎、咽鼓管功能障碍、耳硬化症、耳蜗或蜗后病变（如梅尼埃病、突发性聋、噪声性听力损失、中毒性聋、听神经瘤等）、颅脑外伤后遗症及其他系统的疾病,如颞颌关节病变、头颈部神经肌肉病变等。

2. 听力状况 评估患者听力及与耳鸣可能的关系,如高调或低调耳鸣可能分别与高频或低频感音神经性听力损失有关,传导性听力损失可能表现为低调耳鸣。

3. 心理状况 如性格特征、心理承受能力及抑郁、焦虑程度等。

因此,耳鸣诊断应力求达到:①病变部位诊断;②病因诊断;③严重程度诊断(包括心理学评价和耳鸣主观评估)等。

三、耳鸣相关检查

耳鸣迄今仍缺乏客观准确的检查方法,临床上也没有完全统一的检查、诊断和评估标准。由于耳鸣是一种声音的主观感觉,且绝大多数耳鸣患者有不同程度的听力损失,耳鸣发病与外周听觉剥夺导致中枢可塑性改变密切相关,因此耳鸣的听力学相关检查构成耳鸣检查的主要内容,包含一般听力学检查、心理声学检查以及特殊听力学检查。此外,耳鸣常带来情绪和心理上的不适,继而加重其主观症状,因此耳鸣检查还应包括总体严重程度和心理状况的评估。

(一)一般听力学检查

纯音听阈测试和声导抗测试是耳鸣患者常规的听力学检查项目,对于了解患者听力状况和中耳情况有重要意义,有助于病因诊断。对于单侧耳鸣或伴不对称性听力损失的耳鸣患者,可行听性脑干反应测试,以排除听神经瘤。怀疑与毛细胞受损有关,可做畸变产物耳声发射(distortion product otoacoustic emissions, DPOAE)测试。阈上听功能测试、言语测听等不是常规的耳鸣临床检查项目。相关检查方法在有关章节中已详述。

(二)心理声学检查

心理声学检查是耳鸣主要的检测项目之一,它用于对耳鸣性质、特点、严重程度进行综合评估,是基于患者对耳鸣物理特性(如音调、响度等)的主观感知和判断基础上进行的。由于耳鸣的感知复杂且多变,检查结果会存在较大的主观性和不确定性。尽管如此,心理声学检查仍然能部分反映耳鸣的状况,因此判读结果时应结合临床表现和其他检查项目综合分析。主要的耳鸣心理声学检查方法有音调匹配、响度匹配、最小掩蔽级测试、残余抑制测试等。

1. 音调匹配 耳鸣音调匹配(tinnitus pitch matching, PM)是采用纯音听力计,对耳鸣耳(亦可为耳鸣对侧耳)发出与耳鸣强度相似的纯音,频率为125~8 000Hz。当患者感觉听到的频率与耳鸣频率相同或相近时,即为耳鸣的主调频率。若纯音无法匹配,则给予窄带噪声,其中心频率即为耳鸣的主调频率。耳鸣音调匹配结果有助于了解耳鸣的频率特性,有助于判断病因。例如主调频率为4 000Hz的耳鸣,如患者存在4 000Hz处的听力损失,可能提示耳鸣与噪声性听力损失有关。

2. 响度匹配 耳鸣响度匹配(tinnitus loudness matching, LM)是在测得耳鸣主调频率后,在该频率阈上10dB处以1dB为一挡上下调试,当患者感觉测试声与耳鸣响度相同或相近时,所测得的声音强度与该频率的听阈之差即为耳鸣响度,用感觉级表示。耳鸣响度匹配有助于对耳鸣程度进行近似定量分析,为判断耳鸣大小提供数据支持。一般而言,对同一个体,耳鸣响度越大代表耳鸣越严重,因此可用于粗略评价治疗前后耳鸣的变化。但应注意在很多情况下,尤其在不同个体之间,由于存在显著个体差异,耳鸣响度大小与耳鸣严重程度并无直接关联。

3. 最小掩蔽级测试 耳鸣最小掩蔽级(minimal masking level)测试是从某一频率纯音测听听阈开始,以 5dB 为一挡逐渐增加音量,刚好使患者耳鸣声消失的最小声刺激强度,即为该频率的最小掩蔽级。将各个频率测得的最小掩蔽级在听力图上记录下来并连成曲线,即为掩蔽曲线。掩蔽曲线按 Feldman 方法分为五型:重叠型(听力曲线与掩蔽曲线毗邻,几乎重叠或两曲线距离≤10dB)、间距型(两条曲线距离>10dB)、汇聚型(两条曲线从低频到高频距离逐渐靠拢)、分离型(两条曲线从低频到高频逐渐分开)和不能掩蔽型(任何强度的纯音或窄带噪声都不能掩蔽)等。图 9-1-1 显示了不同类型掩蔽曲线的特点。掩蔽曲线类型可为患者是否接受声治疗提供参考,重叠型和汇聚型曲线的患者进行声治疗效果较好。

4. 残余抑制试验 残余抑制试验是给予耳鸣耳最小掩蔽级阈上 5～10dB 的掩蔽音(通常选择根据 PM 得到的耳鸣主调的窄带噪声),持续 1min 后停止,观察并记录耳鸣被掩蔽的情况。如果耳鸣减轻或消失,则记为耳鸣残余抑制试验(residual inhibition,RI)阳性;若耳鸣无变化或者加重,则记为 RI 阴性。临床上 RI 多用于对耳鸣患者是否需要接受声治疗提供参考,RI 阳性提示患者可能对声治疗敏感。

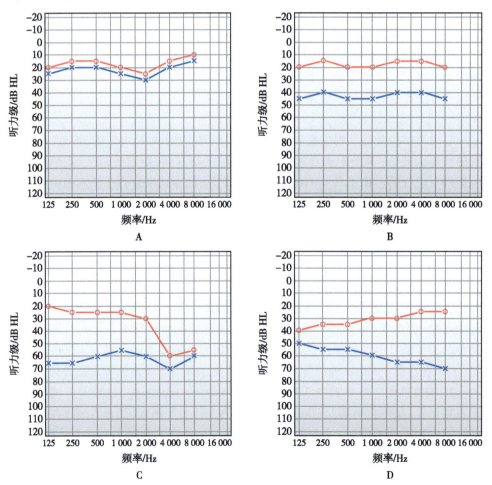

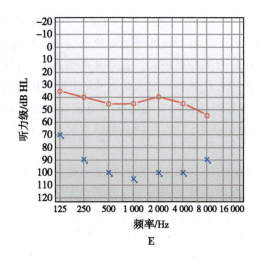

图 9-1-1　耳鸣掩蔽曲线分型（Feldman 分型）

A. 重叠型　B. 间距型　C. 汇聚型　D. 分离型　E. 不能掩蔽型

（三）特殊听力学检查

1. 响度不适级测试　耳鸣响度不适级（loudness discomfort level，LDL）用于测试患者对声音强度的耐受性。检测方法是在某一纯音频率从听阈开始，以 5dB 为步距逐渐加大音量，直至患者不能耐受，此时的强度即为该频率的 LDL。LDL 主要用于耳鸣伴听觉过敏的诊断，LDL≤90dB HL 即认为患者有听觉过敏。根据 LDL 值可将听觉过敏大致分为 4 个等级：正常（≥95dB HL）、轻度（2 个或以上频率为 80～90dB HL）、中度（2 个或以上频率为 65～75dB HL）、重度（≤60dB HL）。由于 LDL 测试对部分患者可能带来不适或加重症状，选择时应慎重。

2. 扩展高频测听　常规纯音测听结果正常的耳鸣患者，如怀疑更高频率纯音测听结果可能异常，可做 10 000、12 000、14 000、18 000、20 000Hz 等频率的扩展高频测听。扩展高频部分的听力损失可能与部分高调耳鸣的产生有关，但扩展高频部分听阈异常与耳鸣并无确切关联。

【知识链接】

耳鸣检查的新尝试

迄今尚未发现一种客观、可靠的耳鸣检测手段，一些检测方法被尝试用于耳鸣的客观检测，但结果和意义尚有待研究。

1. 事件相关电位 P_{300}　事件相关电位（ERP）是一种由视觉、听觉或其他体感刺激所诱发、在体表记录到的皮层电活动，其产生与识别、判断、记忆等心理活动有关。由于耳鸣被认为与中枢听觉皮层重组有关，对中枢听觉的分析可能有助于耳鸣研究。听觉诱发电位长潜伏期反应属于事件相关电位，其中潜伏期在 300ms 左右的正波 P_{300} 可反映患者上述功能状况，也可用于对耳鸣患者的认知功能状况进行客观评估。当 P_{300} 潜伏期延长时，可能提示患者存在认知功能障碍，从而间接反映耳鸣状况。但 P_{300} 还受到患者年龄、测试时状态等诸多因素的影响，分析时应注意。P_{300} 记录方法见第五章第五节。

2. DPOAE 对侧抑制 正常人在进行 DPOAE 测试时，对侧声刺激可使内侧橄榄耳蜗传出神经系统兴奋，抑制测试耳外毛细胞主动运动而引起测试耳 DPOAE 幅值的下降，称为 DPOAE 对侧抑制现象。在部分耳鸣患者，可能由于橄榄耳蜗传出通路的异常，导致 DPOAE 对侧抑制现象的消失。DPOAE 对侧抑制消失现象的临床意义尚不明确，有可能通过检测听觉通路上隐匿性病变而间接反映耳鸣是否存在。由于 DPOAE 的幅值并不稳定，分析其幅值变化时应注意。DPOAE 记录方法见第四章第五节。

3. 噪声中间隔察觉测试 噪声中间隔察觉测试（gap-in-noise detection，GIN）是用于检测听觉时间分辨率的测试方法，其阈值的大小反映听觉系统对在时间上快速变化的声音响应的灵敏度。测试时由发声装置每次给出三段刺激声（通常是白噪声），其中包括两段连续的刺激声和一段含有无声间隔（通常数毫秒）的刺激声，含无声间隔的刺激声随机出现，受试者需要从中分辨出哪一段刺激声中含有无声间隔。系统采用的是"降二升一"的自适应调节方式，即受试者如连续两次选择正确，则难度增加，无声间隔时间缩短；反之则难度降低，无声间隔时间延长。当受试者正确率达到 70.7% 时，所对应的无声间隔时长就是间隔觉察阈（gap detection threshold，GDT）。在耳鸣个体，可能由于耳鸣的干扰出现 GDT 延长，但 GDT 还受年龄、听力状况及检查时状态等多因素的影响，在应用中应注意分析。

四、耳鸣严重程度评估

目前尚无一种准确的耳鸣客观检查方法。临床上可以采用量表和问卷的形式间接反映耳鸣的严重程度，各种问卷量表是临床常用的综合评估耳鸣严重程度的方法。

（一）视觉模拟评分法

视觉模拟评分法（visual analogue scale，VAS）可用于对很多主观感觉（如疼痛）的程度进行简单评分。在用于耳鸣评估时，可以反映耳鸣响度或烦恼程度等特点。VAS 可用于 8 岁以上、能正确表达自身感受的患者。其方法是一条横线的一端标注数值为 0，代表无耳鸣，另一端为 10，代表难以忍受的耳鸣，中间数值代表不同程度的耳鸣（图 9-1-2）。患者根据自我感觉对耳鸣程度进行评分，数值越大代表耳鸣越严重。VAS 简单易行，临床上可用于对耳鸣严重程度及疗效进行快速评价。使用前应对评分方法进行解释和说明，使得患者充分理解。

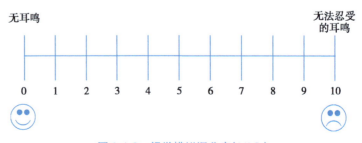

图 9-1-2 视觉模拟评分表（VAS）

（二）耳鸣障碍量表

耳鸣残疾量表（tinnitus handicap inventory，THI）是世界上使用最广泛的耳鸣严重程度综合评估量表，也译为耳鸣障碍量表。完整的 THI 量表包含 25 个问题，内容涉及功能、严重程度和情感 3 个方面。对于量表的每一项，患者选择"是"、"有时"或"否"时，分别计 4、2 和 0 分，总分为 0～100。分值越高，反映耳鸣的总体情况越严重。根据 THI 评分可对耳鸣严重程度进行分级：①得分为 0～16 分者为轻微耳鸣，生活基本不受影响；②得分为 18～36 分者为轻度；③得分为 38～56 分者为中度；④得分为 58～76 分者为重度；⑤得分为 78～100 分者为极重度。THI 还有包含 12 个问题的简化版，方便快速评估。THI 的主要优点是问题选项较少，且易于理解和科学合理，因此被临床广泛应用。但 THI 也只能近似地反映耳鸣严重程度。

（三）其他耳鸣量表

其他较少使用的量表还有耳鸣问卷（tinnitus questionnaire，TQ）、耳鸣残疾问卷（tinnitus handicap questionnaire，THQ）等，这些量表各有优缺点，有些因为过于复杂（如 TQ 包含 52 个问题）而主要供临床研究使用。

（张剑宁）

第二节　非器质性听力损失的评估

声音信号经过外耳、中耳、内耳以及听神经的传递才能由听觉中枢感知，这个听通路中任何部位出现病变会导致器质性听力损失，与之对应的是非器质性听力损失。非器质性听力损失（non-organic hearing loss）指无听觉系统器质性病变的假性听力障碍，或者原有一定程度器质性疾患，但患者表现的听觉障碍超过实际听觉水平。

在临床听力评估中有小部分受试者配合欠佳，可能源于：①不理解测试要求；②不愿意进行听力测试；③由于身体或智力原因无法做出正确反应；④试图掩盖身体的残疾；⑤为了个人利益或其他原因，故意伪装听力损失或夸大听力损失；⑥下意识地装聋或夸大听力损失。

一、分类

非器质性听力损失又称功能性听力损失（functional hearing loss）、心理性聋、癔症性聋、假性神经性聋、假性器质性聋、精神性聋等。学者们对非器质性听力损失的分类也有不同观点，Davis 把功能性聋分为癔症性聋（hysteria deafness）和抑郁性聋（depression deafness）；萧轼之将非器质性听力损失分为伪聋和功能性聋；Sohmer 认为非器质性听力损失包括精神性聋和伪聋（图 9-2-1）。

根据临床表现中是否存在主观故意将非器质性听力损失分为伪聋和功能性听力损失。伪聋（simulated deafness）或者夸大聋，指受试者自我认识完整、有自知力，自知听力正常或者一定损失，因有所企图而故意装聋或者夸大听力损失的程度，缺乏与受试者期望结果相匹配的病理基础。功能性听力损失常因精神受刺激，听神经通路内突触阻力增加，使得受试者"听而不闻"、"闻而不动"、"闻而乱动"。

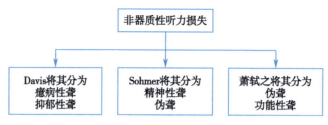

图 9-2-1　非器质性听力损失的分类

功能性聋包括分离障碍（dissociative disorders）、精神病等疾病所致的临床表现。其中分离障碍原称为癔症或"歇斯底里"，是指一种以分离症状和转换症状为主的精神障碍。分离症状是部分或完全丧失对自我身份识别和对过去的记忆；转换症状是在遭遇无法解决的问题和冲突时产生的不快心情，以转化成躯体症状的方式出现。这些症状没有可证实的器质性基础，患者可具有癔症性人格基础，起病常受心理社会或者环境因素影响，病程多反复迁延。表现为躯体感觉麻木、丧失、过敏或异常，或特殊感觉障碍，如听力突然丧失，可因暗示而发生、发展或维持，也可因暗示而减轻、改变或消失。精神病患者所表现出的听力障碍是因大脑功能活动发生紊乱，导致认知、情感、行为和意志等精神活动不同程度障碍，以致对外界声信号无反应或者呆滞。

二、临床表现

非器质性听力损失多表现为单纯性伪聋或者夸大聋，亦有情感幼稚、神经质等问题。非器质性听力损失的发生多存在一些诱因，成年患者可为获得赔偿、避免麻烦、摆脱窘境等原因表现为伪聋；儿童患者可能曾因听力筛查未通过或者中耳炎等原因备受关注或获得谅解而选择伪聋。成年患者讲述病情时易自相矛盾或有较多多余的解释，在测试中则表现比较沉默，对阈值以及阈上强度的测试信号反应慢且反应速度较一致，测试结果重复性差，相隔数小时或者数日差别会更大，言语识别阈和 500、1 000、2 000Hz 的纯音测听听阈平均值之间存在无法解释的差别，耳间衰减规律消失。此外伪聋和功能性聋尚有各自临床特点。

（一）伪聋的临床特点

伪聋的临床特点包括：①有主观故意的前提条件，如赔偿、办特殊证件、减免处罚、引人重视等；②多在特殊事件发生后突然出现单耳或者双耳听力下降；③与他人口语交流时音量无明显提高；④睡眠期间易被唤醒；⑤听力损失发生期间不能引出眼震等前庭症状；⑥耳蜗 - 眼睑反射和耳蜗 - 瞳孔反射存在；⑦不伴有自主神经功能异常；⑧测试中回答问题时面部刻板、缓慢，但眼神灵活；⑨应用辅听装置或有奇效。

（二）功能性聋的临床特点

功能性聋常由精神受重大刺激或长期不愉快所引起，其临床特点包括：①多为双耳突然或缓慢起病，耳部和听觉神经系统多无器质性病变；②听力损失发生期间可有耳鸣伴随，但无眩晕等前庭症状；③与人口语交流时音量没有明显提高；

④睡眠期间仍有耳聋，难以唤醒；⑤可能伴有自主神经功能异常；⑥可能伴有分离（转换）障碍（癔症）或者抑郁性神经官能症的症状；⑦可以在精神创伤或者强噪声暴露后出现；⑧有明显精神紊乱，如遭受剧烈精神刺激，或原有癔症或癔症倾向；⑨回答问题时表情木讷、刻板、缓慢；⑩重度和极重度听力损失者耳蜗 - 眼睑反射和耳蜗 - 瞳孔反射消失；⑪精神疗法或者暗示治疗后听力突然恢复正常或接近正常；⑫有的短期内可自愈，容易反复发作。

　　临床中出现单侧或者双侧重度、极重度听力损失，尤其是全聋时，无论发病是突然还是缓慢的，均需注意鉴别感音神经性听力损失、伪聋和功能性聋。

三、评估方法

　　非器质性听力损失的测试方法较多，并在实践中不断发展、演变或被淘汰。目前临床中应用较广泛的测试方法包括施廷格尔试验（Stenger test）、耳蜗 - 眼反射法、上升 - 下降法（ascending-descending methods，A-D 法）、是 - 否试验（yes-no test）等。

（一）施廷格尔试验

　　施廷格尔试验（Stenger test）是鉴别单侧伪聋最有效的方法，适用于单侧伪聋且双耳听反应阈之差≥20dB。其测试原理是受试者双耳同时给予同一类型的两个声音时，只能感觉到强度大的那侧。测试时使用双通道听力计双耳同时给声，较好耳侧给声强度为 10dB SL，较差耳侧为阈下 10dB，嘱受试者较好耳听到声音即作出反应。如果较差耳的反应阈是真实的，则该耳是听不到声信号的，而较好耳能听到，受试者会作出反应，这种情况称为施廷格尔阴性反应，表明较差耳反应阈可能是真实听阈。否则为施廷格尔阳性反应，表明较差耳的反应阈明显高于真实听阈，受试者只能听到较差耳阈上强度更大的信号。如施廷格尔测试阳性，需进一步确定真实听阈。在上述条件下，保持较好耳给声强度不变，以 5dB 的步距增加较差耳的给声强度，直到较好耳听不到声信号即终止，记录此时较差耳声信号的强度，即为最小对侧干扰级（minimum contralateral interfere level，MCIL），真实听阈为 MCIL±10dB。该方法是上升法，在较好耳听力完全正常时测试效果更好，但当受试者因反复测试了解测试方法后，就不容易被干扰声迷惑。

　　此外，施廷格尔测试还有下降法，其步骤为：双耳同时起始给予纯音，在较好耳声信号强度为 5dB SL，较差耳侧为反应阈下 5dB，嘱受试者较好耳听到了声音即作出反应。如果较差耳的听反应是真实的，此时受试者应该能听到较好耳的声信号，否则即为伪聋。如为后者，以 5dB 的步距减少较差耳的给声强度，直到较好耳能听到声信号即终止，记录此时较差耳声信号的强度，即 MCIL，真实听阈为 MCIL±5dB。

　　1949 年 Taylor 对施廷格尔试验进行了改进，以扬扬格词替代纯音作为刺激声。1982 年 Martin 和 Shipp 报道测试的言语信号越复杂，MCIL 越高，因而所得阈值也越高。

（二）耳蜗 - 眼反射法

　　耳蜗 - 眼反射法（acoustic startle eyeblink reflex，ASER）是一种突然袭击式的检查方法，适用于双耳伪聋到全聋程度的受试者。当受试者突然听到 110dB HL

以上的声音时，如有跳跃、躲闪等反应，初步考虑受试者双侧伪聋。有的受试者刻意控制这些反应，可以观察较为精细的耳蜗 - 眼反射，包括耳蜗 - 瞳孔反射和耳蜗 - 眼睑反射。耳蜗 - 瞳孔反射指有听力的人受到强烈的声音刺激时瞳孔可以散大，这种反射是双侧性的，但以受刺激侧瞳孔的反应更为明显，这种由耳蜗神经受刺激而发生的瞳孔反应，称之为耳蜗 - 瞳孔反射（acoustic pupillary reflex）。耳蜗 - 眼睑反射又称听觉 - 眨眼反射（acoustic blink reflex），即两眼对尖锐的声音有眨眼反应。

（三）上升 - 下降法

1958 年 Harris 采用上升 - 下降法（ascending-descending methods）鉴别伪聋，即以 5dB 步距分别采取上升法和下降法测试听阈，从理论上讲两种测试结果是一致的，如果获得的阈值差≥10dB，则提示存在伪聋。1997 年 Woodford 等报告上升 - 下降法是最为简单、快速的伪聋筛查方法。

（四）是 - 否试验

是 - 否试验（yes-no test）是 Frank 为儿童或者精神发育迟缓成人设计筛查伪聋的方法。即嘱受试者听到声音后说"是"，没听到声音回答"否"。从 0dB HL 开始给声，以 5dB 为步距提高给声强度，间隔时间让受试者能够回答问题。这个"斗智"游戏让受试者落入为掩饰听力而在听到声音后说"否"的"圈套"，并且回答"否"的节律与给声一致，表明受试者能听到"阈下"的声音。

（五）声导抗测试

听力正常耳 226Hz 探测音同侧镫骨肌声反射阈多为 70～100dB HL，如果镫骨肌声反射阈为 15dB SL 或更低，应怀疑存在非器质性听力损失。耳蜗性病变可能因重振效应导致镫骨肌声反射阈降低，但仍多在 60dB SL 左右，镫骨肌声反射阈过低时仍应考虑非器质性听力损失的存在。听力正常耳白噪声镫骨肌反射阈（white noise acoustic reflex threshold，WNAR）比纯音镫骨肌反射阈（pure tone acoustic reflex threshold，PTAR）低 20～25dB。此两种镫骨肌反射阈之差与感音性听力损失程度有关，听力损失越重反射阈差越小，据此可作为预估感音性听力损失的听敏度，表 9-2-1 为 Jerger 等报道的结果。

表 9-2-1　Jerger 等用镫骨肌声反射预估听力损失程度

NTD[※]/dB	白噪声镫骨肌反射阈 /dB SPL	预估听力损失程度
≥20	任意值	正常
15～19	≤80	正常
15～19	<80	中度听力损失
10～14	任意值	中度听力损失
<10	<90	中度听力损失
<10	≥90	重度听力损失
	引不出声反射	极重度听力损失

※NTD 为 PTAR 与 WNAR 之差。当 NTD<20dB，如 WNAR≤95dB SPL，高度怀疑轻度或中度听力损失；如 WNAR>95dB SPL，考虑为重度听力损失。当 NTD≥20dB，1 000Hz PTAR 为 95dB SPL 或更小，则听敏度为正常。

（六）交错叙事测试和叙事强度变换测试

交错叙事测试（the swing story test）适用于单侧伪聋。测试时请受试者聆听录制的故事，给声流程分三部分：①第一部分，通过双通道听力计的一个通道在较好耳言语识别阈上 10dB 给出；②第二部分，由另一通道在较差耳言语识别阈下 10dB 给出；③第三部分，由双通道同时给出，给声强度与目标耳（较差耳）一致。播放完成后要求受试者重复故事内容，如只能叙述第一和第三部分内容，则没有伪聋；如果能够完整叙述，说明存在伪聋。测试中需要迅速切换给声路径，注意测试前准备好各路径的给声强度。

为了能够鉴别双侧伪聋及其程度，Martin 等将交错叙事测试作改进为叙事强度变换测试（varying intensity story test，VIST），即让受试者听故事，故事分两部分，第一部分是一个完整的主题，增加第二部分后主题会发生变化但仍然完整，随后回答十个问题，这些问题包括两部分的故事内容。第一部分给声强度为言语识别阈上 10dB，第二部分为阈下 30～50dB。如果能够正确回答包括第二部分内容的问题，则测试结果为阳性，提示其言语识别阈不低于第二部分的给声强度。该测试方法中故事的内容干扰了判断信息的来源，需要受试者将注意力集中在故事上，以便记住其内容，不容易记住哪些内容是在哪侧耳出现的，有或者没有较差耳的给声内容可以改变故事主题，从而增加了伪聋的难度。

（七）增益法

增益法（gain method）适用于对助听器等辅听装置有特别效果的受试者，即先在准自由声场中测得受试者的助听听阈，再用真耳分析仪测试助听器同一状态下的增益值，两者的差值为受试者的听阈。其间注意将助听听阈的单位转换成听力级。

（八）听觉诱发电位

听觉诱发电位以其准确、不用受试者反应而成为鉴别定量伪聋的法宝，分为短潜伏期、中潜伏期、长潜伏期诱发电位，在听通路中诱发电位起源的部位越低，它的可靠性越大。但不同诱发电位反应各有其不足，如存在频率特异性较差、信号输出强度不够、稳定性不强或者与纯音测听听阈之间有一定差异等。

（九）耳声发射

耳声发射在临床应用非常广泛，在听力正常成人中 TEOAE 和 DPOAE 的检出率可接近或达到 100%。Bonfils 等报道 ABR 波 V 反应阈≤30dB HL 的受试者均可检出 TEOAE，当 ABR 波 V 反应阈 >40dB HL 时 TEOAE 消失。Harris 报道纯音测听听阈≤15dB HL 的受试者均可检出 DPOAE，纯音测听听阈 >50dB HL 时 DPOAE 反应幅值明显下降或不能引出。因此 TEOAE 和 DPOAE 相结合对实际听力正常或接近正常的伪聋者，具有较好的鉴别作用。但需注意的是中耳病变以及年龄因素对 OAE 引出率的影响较大。

四、评估组合

理论上讲，获得听阈金标准的方法应该具备频率特异性高、重复性强、输出强度足够、能反映听通路的功能、不受受试者状态影响等诸多优点，从目前看没有哪项听力检测方法能够同时具备这些优点,听觉能力的准确获得需要多项听力检测手段的组合,对于非器质性听力损失更是如此。

（一）定性组合

1. 根据就诊目的、临床表现、病史等排查受试者有无伪聋的动机或者功能性聋的相关表现,并提高警惕。

2. 如有嫌疑,采用上升 - 下降法、是 - 否试验、"影子听力"、施廷格尔试验、耳蜗眼反射、交错叙事测试等方法进行确认。

（二）定量组合

1. 单耳　施廷格尔试验、听觉诱发电位、耳声发射、声导抗、增益法和叙事强度变换测试。

2. 双耳　听觉诱发电位、耳声发射、声导抗、增益法和叙事强度变换测试。

五、注意事项

在非器质性听力损失的诊断与鉴别诊断中需注意以下情况:①一旦高度怀疑受试者属于非器质性听力损失,先认真区别属伪聋还是功能性聋,如为功能性聋做好分诊工作,如为伪聋需要按照测试组合寻找单、双耳的真实听阈;②确定受试者属于伪聋时,要尊重受试者,分析其行为动机,了解患者文化程度、家庭背景、经济状况等社会情况,对受到的遭遇表示同情,并暗示其检查结果与事实不符,对不愿配合检查者进行说服,表示保护其隐私,争取以亲切的措辞、尊重的态度获得受试者的信任和配合;③对拒绝配合且有一定经验者,仍然用平和坚定的语气介绍将要进行的检查,并且预估需要的时间和花费,以及是否需要配合等,以对其起到震慑作用,让他们感觉到即使不配合,照样也能检查出真实听阈,让其在思想斗争中接受检查,减少伪装成分;④鉴别相关性疾病,特别是有听力变化的疾病,如儿童功能性聋与伪聋、伪聋与突发性聋、爆震性聋与功能性聋等。听神经功能状况对听觉诱发电位结果影响明显,如在脱髓鞘病和听神经瘤等听神经病变患者的听性电生理反应阈高于比听阈或者无反应。对自身免疫性内耳病、大前庭水管综合征等,必要时完成免疫功能检查、前庭功能检查、影像学检查等。

（曹永茂）

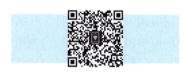

扫一扫,测一测

第十章 听力筛查与听力损失综合评估

知识要点

听力筛查（hearing screening）是指运用快速、简便的测试方法或手段对大群体进行检测，根据设定的筛选标准，将可能存在听力损失者从群体中区分出来。

第一节 儿童听力筛查与听力损失综合评估

先天性听力损失是常见的出生缺陷之一，国内外研究证实正常出生的新生儿中双侧听力损失的发生率为千分之一到千分之三。正常听力是学习语言、发展认知能力所必需的基本条件，发育中的婴幼儿通过听力感知声音、识别事物，并通过模仿逐渐形成字、句和完善的语言以表达思想。听力损失儿童由于缺乏言语刺激的环境，无法建立有效的听觉言语学习环境，轻者导致语言和言语障碍、社会适应能力低下等心理行为问题，重者可导致聋哑。因此，早期发现听力损失、早期明确听力损失程度和性质，从而进行相应的早期康复和干预可最大限度减少因听力问题造成的不良影响。

一、儿童听力筛查策略

鉴于先天性听力损失的高发病率以及严重的不良后果，如果能在新生儿期或婴儿早期及时发现听力损失，通过人工听觉技术重建言语刺激环境，可有效降低对患儿言语发育的损害。本节将着重阐述如何通过医院为导向的新生儿、婴幼儿听力测试和监测方案，为有效实施"早发现、早诊断"进而完成"早干预、早康复"的目的。

（一）新生儿听力筛查策略

新生儿听力评估主要指新生儿听力筛查。最初的新生儿听力筛查（newborn hearing screening）概念是由 Down 和 Sterrit 在 1964 年提出，应用唤醒（arousal）反应对所有新生儿进行听性行为筛查。随着听力学检测技术的不断发展，筛查方法由听性反射观察法逐渐发展为行为测试，至耳声发射技术问世后新生儿听力筛查进入客观生理测试阶段，普遍新生儿听力筛查（universal newborn hearing screening，UNHS）概念应运而生。目前新生儿听力筛查采用快速、客观、无创的听力学检测方法（多为耳声发射或自动听性脑干诱发电位）对全体新生儿进行检测，根据预先设定的筛选标准将接受测试的新生儿中可能存在听力损失者从人群中区分出来，再通过进一步的听力学诊断检查加以验证（详见教材《儿童听力学》）。我国目前采用的新生儿听力筛查策略是新生儿听力普遍筛查，广义的新生儿听力普遍筛查包括听力筛查、诊断、干预康复、跟踪随访和质量评估 5 个环节，是一项系统化和社会化的优生工程。

1. 筛查对象　全体活产新生儿。

2. 筛查目标　①所有活产新生儿在生后 1 个月内接受听力筛查；②所有听力筛查未通过者在 3 月龄内开始相应的听力学和其他医学评估，以明确诊断；③明确为永久性听力损伤者在 6 月龄内接受干预；④对具有听力损失和 / 或语言发育障碍的危险因素者，即使通过听力筛查，仍然需要长期连续的随访；⑤对可疑有迟发性、进行性、波动性听力下降，以及神经听觉传导障碍和 / 或脑干听觉通路功能异常者，也需要进行长期连续的随访。

3. 筛查方法　新生儿听力筛查方法主要有耳声发射（otoacoustic emission，OAE）和自动听性脑干反应（AABR）。

4. 筛查流程

（1）正常出生新生儿实行两阶段听力筛查，即初筛和复筛：出生后 48 小时至出院前完成初筛，未通过者于产后 42 天左右进行复筛。正常新生儿多使用 OAE 进行筛查。复筛仍未通过者应当在 3 月龄内转诊至听力损失诊治机构接受进一步诊断（图 10-1-1）。

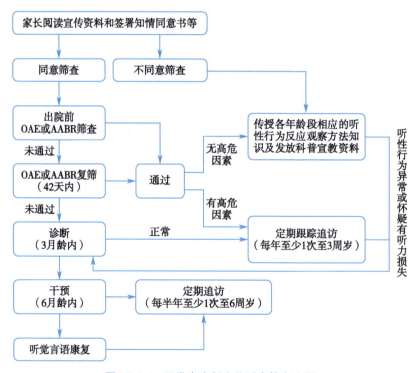

图 10-1-1　正常出生新生儿听力筛查流程

（2）新生儿重症监护治疗病房（neonatal intensive care unit，NICU）的新生儿采用不同的听力筛查方案：在病情稳定后，于出院前使用 AABR 进行筛查，以免漏诊听神经病等蜗后病变,未通过者3月龄内直接转诊至听力损失诊治机构。具有听力损失高危因素的新生儿,即使通过听力筛查仍应当在3年内每年至少随访1次,在随访过程中怀疑有听力损失时,应当及时到听力损失诊治机构就诊(图10-1-2)。

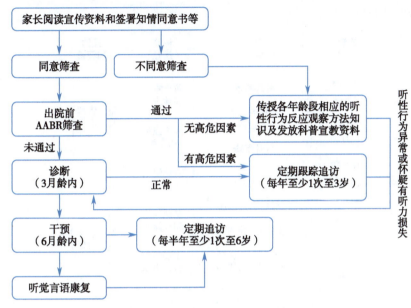

图 10-1-2　新生儿重症监护病房新生儿听力筛查流程

（3）在其他场所出生（包括家庭出生）的新生儿,要在出生后1个月内由相关听力筛查中心进行筛查。

5. 未通过者处理　听力筛查未通过的新生儿或婴幼儿应在3月龄内进行听力诊断检查,以明确有无听力损失,以及听力损失的性质和程度。听力诊断检查包括听觉生理学测试和与婴幼儿发育阶段相适应的行为测听,婴幼儿听力诊断检查应采用多种测试组合,交叉印证,确定听力损失的性质和程度。对确诊为永久性听力损失的患儿应当在6月龄内进行相应的临床医学和听力学干预。对使用人工听觉装置的儿童,应当进行专业的听觉及言语康复训练,定期复查并调试。

（二）儿童听力筛查策略

儿童听力筛查的目标人群是0～18岁儿童,重点为3岁到高中的学龄儿童和青少年。儿童群体听力损失发病率可达14.9%,远高于先天性听力损失1‰～3‰的发病率。此外,鉴于生长发育过程中的不良事件亦可对儿童听力造成不利影响,即便通过新生儿期的听力筛查也无法避免先天性迟发性及进行性听力损失和获得性听力损失的出现,因此对各年龄段儿童进行听力筛查非常必要。目前,我国尚未制定统一的儿童听力筛查策略,多借鉴《美国听力学会儿童听力筛查指南（2011年）》（*American Academy of Audiology Childhood Hearing Screening Guidelines*）执行。

1. 筛查对象　国家卫生和计划生育委员会发布的《儿童耳及听力保健技术规范》将筛查对象规定为0～6岁儿童。

2. 筛查流程 针对不同年龄段儿童实施不同的筛查流程：① 0～3 岁婴幼儿，新生儿听力筛查通过后进入儿童保健系统管理进行耳及听力保健，其中 6、12、24 和 36 月龄为听力筛查的重点年龄，一旦出现阳性结果时应及时转诊；② 3～6 岁儿童，分别在 4、5、6 岁各接受一次听力筛查，筛查阳性者应当转诊至听力诊治中心确诊（图 10-1-3）。

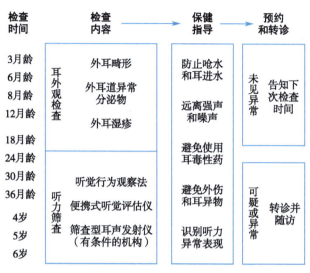

图 10-1-3　0～6 岁儿童听力筛查流程图

3. 听力筛查方法 针对不同年龄段儿童采用不同筛查方法：① 0～3 岁婴幼儿多采用客观电生理测试方法（如耳声发射测试、鼓室图等）进行听力筛查，条件不具备的机构可采用听觉行为观察法或便携式听觉评估仪进行听力筛查；② 3～6 岁儿童多采用主观听力测试方法（如儿童行为测听、纯音听阈测试等）进行听力筛查，亦可结合鼓室图进行联合筛查。

二、儿童听力损失综合评估

儿童听力损失的病因复杂、分类方法不一，儿童听力损失综合评估的目的旨在明确听力损失程度、听力损失性质、听力曲线形态并提出可行和有效的干预治疗方案。

（一）儿童听力损失的分类及常见病因

儿童听力损失的病因复杂、分类方法不一。按病因分类可分为感染性听力损失、遗传性听力损失等；按病变性质可分为器质性听力损失和功能性聋，其中器质性听力损失又可依照病变的位置分为传导性听力损失、感音神经性听力损失和混合性听力损失，而感音神经性听力损失又可细分为感音性听力损失（耳蜗性听力损失）和神经性听力损失（蜗后性听力损失）。近年来，有学者主张根据听觉器官损伤的时间将儿童听力损失分为产前原因、产期原因和产后原因三大类。本节按照先天性听力损失和后天性听力损失分类方法并结合遗传性听力损失、非遗传性听力损失的分类方法对致聋原因进行简述（表 10-1-1）。

表 10-1-1 儿童听力损失常见病因

分类		致聋原因
先天性听力损失 妊娠期、围产期以及产后最初数日内发生听力损失者均称先天性听力损失	遗传因素	多为常染色体隐性遗传
	妊娠期因素	宫内感染：影响较大的病原体有风疹病毒、巨细胞病毒、弓形虫、单纯疱疹病毒、梅毒螺旋体等 妊娠期用药：孕妇服用的几乎所有药物均可通过胎盘进入胎儿体内。母亲妊娠期使用耳毒性药物，如降低血糖类、氨基糖苷类、抗疟类等药物可能导致胎儿发生感音神经性听力损失
	环境因素	妊娠期妇女所在环境存在放射性物质、有毒化学物质
	特殊疾病	如妊娠合并甲状腺功能减退可致混合性听力损失
	微产期及产后因素	如新生儿缺氧、产伤、早产、极低出生体重、高胆红素血症等
后天性听力损失	感染	如脑膜炎、流行性腮腺炎、流行性脑脊髓膜炎、风疹、麻疹、流行性感冒等
	药物	耳毒性药物
	外伤	脑外伤，如颞骨横行骨折、头颅闭合性损伤等
	噪声暴露	长时间/高强度噪声接触
	慢性中耳炎	慢性中耳炎迁延不愈

（二）儿童综合听力评估策略

儿童听力损失综合评估旨在明确听力损失程度、听力损失性质、听力曲线形态，其听力学评估方案由电生理测试和行为听力测试两部分组成（表10-1-2），其中基本测试项目包括：①声导抗测试用于评估中耳功能状态；②耳声发射测试用于评估耳蜗毛细胞功能状态；③听性脑干反应（auditory brainstem response，ABR）等用于评估听神经功能；④行为测听用于评估听觉传导通路功能状态，并根据上述检查结果追加相应检查项目。同时考虑到儿童生长发育特点以及不同年龄高发疾病的不同，各年龄段之间评估策略略有不同。对于中耳炎高发期的学龄前期和学龄期儿童，声导抗测试意义明确，特别是鼓室图测试，应根据年龄分别或同时使用226Hz和1 000Hz探测音进行测试。有条件者亦可进行宽频鼓室图测试以更为有效地发现中耳异常。

值得注意的是，主、客观测试结果交叉印证是正确诊断的重要前提，仅靠客观测试对儿童听力损失进行确诊是不科学的。因此，行为测试和言语测听也是儿童听力评估策略的重要组成部分，其中行为测试方法应根据儿童年龄以及发育情况进行选择，一般而言6月龄以下婴儿选用行为观察测听法，6～30月龄儿童选用视觉强化测听法，2.5岁以上儿童选用游戏测听法，对于学龄期儿童可以选用纯音听阈测试进行测试。言语测听亦需根据儿童言语发育状况选取适合的测试方法和测试材料，对于小龄儿童可采用指认法，大龄儿童则可使用听说复述法；测试材料可由易到难，单音节词、双音节词、三音节词、句子等（详见《儿童听力学》）。

表 10-1-2　儿童听力损失综合评估的听力学评估方案

测试类型	测试项目	备注
基本测试	声导抗测试	鼓室图应含 226Hz 和 1 000Hz 探测音
	耳声发射测试	
	听性脑干诱发电位	用短声做刺激声
	儿童行为测听	0～6 月龄：行为观察测听
		6～30 月龄：视觉强化测听
		2.5～5 岁：游戏测听
		≥5 岁：纯音听阈测试
追加测试	骨导 ABR	声阻抗结果异常时
	短纯音 ABR	短声 ABR 测试结果异常时
	听性稳态反应	短纯音 ABR 引不出时
	耳蜗微音电位	听神经谱系障碍的鉴别
	短潜伏期负反应	大前庭水管综合征的鉴别
	言语测听	有一定语言能力者

（三）儿童综合听力评估基本流程

国家卫生与计划生育委员会颁布的《新生儿听力筛查技术规范》（2004 版和 2010 版）均明确指出儿童听力损失综合评估应包括：病史采集、耳鼻咽喉科常规检查、听力学测试以及必要的影像学、遗传学等辅助检查。耳鼻咽喉科医师和听力医师应根据听力测试结果进行交叉印证，确定听力损失程度和性质，并为患儿家庭提供必须要的干预指导。对疑有其他缺陷或全身疾病患儿，应指导其到相关科室就诊。对疑有遗传因素所致的听力损失，应指导其前往有资质的机构进行遗传学咨询。

在上述环节中第一步也是最重要的一步就是儿童听力损失病史采集，详细地询问病史有助于初步明确致聋原因。采集儿童患者病史多通过问询家长或其主要教养者，应尽可能使用通俗易懂的语言，询问内容包括基本情况和听力情况两部分。其中基本情况应包括：①母亲妊娠史和分娩史；②儿童发育史；③儿童疾病史和药物史。听力情况应包括：①听力损失家族史；②听力损失发展史；③语言发育情况；④助听器配戴和康复史等。

需要注意的是，部分家长对听力损失的发生时间判断不准，有些家长甚至因孩子到了说话年龄仍不会讲话时才意识到孩子存在听力损失。因此在询问病史时可询问一些与年龄相关的听功能，如对小龄婴儿可询问家长当孩子刚刚入睡时（浅睡眠时），对周围环境的噪声是否有反应，如当有较响的声音时孩子是否有受惊吓反应。对稍大婴幼儿可询问家长叫孩子名字时孩子是否能转向呼唤者，或当孩子哭闹时用语言安慰能否使他安静下来等。此外，在询问病史时听力师还应密切观察儿童的听觉言语能力和生长发育情况等，用以补充和完善儿童患者的病史。

（刘　博　亓贝尔　程晓华）

第二节　成人听力筛查与听力损失综合评估

WHO 将成人残疾性听力损失定义为较好耳的平均听力损失超过 40dB HL，据此统计全世界约有 3.6 亿人口（占全球人口的 5%）患有不同程度的听力残疾，其中 3.28 亿为成人。成人听力损失以感音神经性听力损失最为常见。

成人听力损失的不良影响包括患者社会功能减弱、情感障碍、经济收入减少等，同时还将对其所在社区和国家的社会和经济发展产生不利影响。因此通过成人听力筛查与听力损失评估改善患者的听力状况，提升其获得教育和就业机会具有重要意义。

一、成人听力筛查策略

（一）成人听力损失的类型和影响

感音神经性听力损失、传导性听力损失和混合型听力损失在成人听力损失中均有表现，其中感音神经性听力损失是成人听力损失最常见的类型，以老年性听力损失（presbycusis）和噪声性听力损失（noise induced hearing loss，NIHL）为其最主要的表现形式。

不同程度、不同类型的听力损失均可对患者造成不良影响，主要表现在以下几个方面。

1. 功能影响　听力损失最影响与他人沟通的能力。如果给听力损失者提供沟通机会，他们就能够平等参与学习与工作。

2. 社会和情绪影响　难以与人沟通会对日常生活造成重大影响，导致孤独、孤立和沮丧感，特别是对听力损失的老年人而言。对于各年龄段听力损失人群，他们都可能会感觉自己在社会交往中被排斥。

3. 经济影响　在发展中国家，听力损失者的失业率更高。即使找到工作，和一般劳动者相比，听力损失者在职场中处于较低级别的比例也更高。改进听力损失者获得教育和职业康复服务的机会，并提高公众特别是雇主对于听力损失者需求的认识，将有助于降低听力损失成人的失业率。除给个人带来经济影响外，听力损失还会对社区和国家的社会和经济发展产生重大影响。

（二）成人听力筛查方案

1. 听力筛查目的　利用一组听力筛查技术发现成人存在的听力损失并将其转诊进行进一步的听力评估。

2. 听力筛查方法　耳镜检查、听力学检查和自评问卷，其中应用较广的听力学检查方法包括纯音测试、耳声发射测试。

（1）纯音听力筛查：纯音听力筛查（pure tone screening）是最常用的成人听力损失筛查工具，所需设备为筛查型纯音听力计，所选纯音频率通常包括 500、1 000、2 000、4 000Hz，给声强度通常固定在具体分贝数（如 24dB HL 或 40dB HL）。

（2）耳声发射筛查：耳声发射筛查多用于特殊成年人群，如患有老年痴呆等疾病者无法完成问卷和 / 或纯音听力筛查测试。但是由于 OAE 测试结果无法判断听力损失的程度（轻度、中度、重度和极重度听力损失均可导致 OAE 减弱消失），无法对完整听觉通路进行评估（只能判断耳蜗外毛细胞的功能），因此不推荐将耳声发射作为成人听力筛查的常规方案。

（3）听力损失量表：自我报告听力损失问卷是一项较为有效的成人听力筛查工具，具有成本低、节省时间、易于开展、可检测出轻度以上听力损失的优点，但是亦受到受试者文化水平的限制，且难以发现 40dB HL 以下的轻度听力损失者。临床中比较常用的问卷有成人听力障碍量表（hearing handicap inventory for adults，HHIA）、老年听力障碍量表（hearing handicap inventory for the elderly，HHIE），其中 HHIE 量表分为完整版和筛查版（hearing handicap inventory for the elderly: screening version，HHIE-S）。

（三）成人听力筛查新进展

随着信息技术和互联网技术的发展与进步，在成人听力筛查领域出现一系列新的评估技术，如基于信噪比的听力筛查测试、基于纯音听力计的远程纯音听力筛查以及自动化听力纯音听力筛查等。

1. 噪声下数字测试　应用较广的是噪声下数字测试（digits in noise，DIN）包括基于信噪比的电话听力筛查和基于信噪比的网络听力筛查，受试者只需在电话或网络上完成测试。该测试无需专用设备、隔声室和专业测听人员，简便易行且不受受试者教育程度影响，但是使用固定电话或移动电话进行测试时音频范围可能存在畸变。

2. 远程纯音听力筛查　基于互联网技术的远程纯音听力筛查技术（telemedicine pure tone screening），只需受试者在安静房间内佩戴内置有听力计模块的耳机，接入网络后由听力师或系统远程控制听力计完成听力测试。远程纯音听力筛查技术在很大程度上解决了所有听力筛查方案对专业听力师的依赖且准确程度已得到验证，但其应用受制于不同听力计的开发限制，因此在大规模的听力筛查领域应用还需要一定时间。

二、成人听力损失综合评估

无论是主观听力测试如纯音听阈测试，或是客观听力测试如声导抗测试、听性脑干诱发电位测试、耳蜗电图测试、耳声发射测试等均因其独特的敏感性及特异性在听力损失的临床诊断中具有重要的参考意义。由于听力损失与前庭功能也有一定关系，因此必要的前庭功能检查（如前庭诱发肌源性电位、变温试验等）也不可或缺。此外，在考虑肿瘤等占位性病变时，应根据影像学检查（如 CT 检查、MRI 检查等）确认肿瘤位置及其大小。本节将以临床实践中的 8 个成人听力损失病例为例，以患者主诉和临床表现初步判断病情，再结合听力学及前庭功能检查学进行综合评估。通过病例分析将理论知识与临床实践相结合，以巩固和提高对本书介绍的听力学诊断方法的了解。病例资料请扫下方二维码阅读。

扫一扫，查看病例

【知识链接】

如何用耳蜗电图、双温试验及前庭诱发肌源性电位确认前庭病变部位

（1）耳蜗电图：−SP/AP＞0.4，即提示膜迷路水肿，即表示累及半规管。

（2）双温试验：评估是否存在单侧前庭功能减弱，有助于判断病变是否累及半规管，同时确认其病变侧别。优势偏向存在与否，有助于判断病变是否累及椭圆囊。

（3）前庭诱发肌源性电位：通过 P_1、N_1 引出与否可了解球囊功能，并提供球囊 - 前庭下神经功能的诊断信息。该项检查结合变温试验有助于确定病变侧别及其范围。

【知识链接】

甘油试验

甘油试验（glycerol test）是一种可用于判断是否存在膜迷路积水的简易临床检验方法。因甘油具有高渗性可暂且减轻膜迷路积水情况。若受试者存在膜迷路积水，口服甘油后患者听力较服用甘油前出现较为明显的改善，即为甘油试验阳性。

【知识链接】

听神经病的分型及相应的听性脑干诱发电位

听神经病分型众多，可有临床分型、分子分型、临床定位分子分型。听神经病变部位不同，听性脑干诱发电位的引出率也不同。

1. 临床分型

（1）依据发病年龄分类，可分为婴幼儿听神经病、成年听神经病。

（2）依据伴发症状分类，可分为非综合征型听神经病、综合征型听神经病。

（3）依据病因分类，可分为遗传性听神经病、非遗传性听神经病。

（4）依据特殊类型分类，可分为温度敏感性听神经病、单侧听神经病。

2. 分子分型

（1）常染色体隐性遗传，即有以下基因突变：*OTOF* 基因、*PJVK* 基因。

（2）常染色体显性遗传，即有以下基因突变：*DLAPH3* 基因、*MPZ* 基因、*OPA1* 基因、*PMP22* 基因、*SLC17A8* 基因。

（3）X- 连锁遗传，即 *AIFM1* 基因突变。

（4）线粒体遗传，多为母系遗传，即 12S rRNA 基因突变。

3. 临床定位分子分型

（1）分型：可分为突触前型听神经病、突触后型听神经病、中枢通路型听神经病。

（2）听性脑干诱发电位引出率：一般而言，突触型听神经病（包括突触前型及突出后型)的听性脑干反应引出率较大,或可接近正常;中枢通路型听神经病的听性脑干反应引出率较小,一般引不出。

──────────── 【知识链接】 ────────────

哪些疾病会导致听力进行性下降?

(1)小脑脑桥角脑膜瘤:表现为听力进行性下降,影像学检查可确诊。

(2)大前庭水管综合征:是先天性疾病之一,出生时可表现正常,见于受易感因素刺激而发病,主要表现为听力波动性、进行性下降。

(3)梅尼埃病:大多表现为听力波动性、进行性下降。发作期听力下降,间歇期听力可部分或完全恢复。早期多为低频听力下降,随着病情发展可出现高频听力下降。

(4)耳硬化症:主要表现为单耳或双耳听力进行性下降,伴 Willis 误听现象。

──────────── 【知识链接】 ────────────

听神经瘤的治疗及转归

听神经瘤好发于中年人,多发于单侧,来源于前庭神经的施旺细胞。听神经瘤生长较为缓慢,以小脑脑桥角综合征及颅内压增高征为主要表现。

听神经瘤首选手术治疗,且现已进入"保面保听"时代(即保留面神经和听神经功能)。听神经瘤手术的径路有四:经迷路径路、经颅中窝径路、经乙状窦后径路、经小脑幕上下联合径路。

(1)经颅中窝径路可保护听力,但对肿瘤大小有一定的要求,要求肿瘤主要局限在内听道内或在小脑脑桥角中伸展不超过 1cm 的肿瘤,原因为上方有出血严重且难结扎的岩上窦。

(2)经迷路径路可有效保护面神经,且手术创伤小,但由于长期压迫小脑,易致小脑损伤和局部缺血,且需要把迷路全部磨除掉,故对听力的损害较严重。

(3)经乙状窦后径路为神经外科最常用的一个术式,但对听力损害较大。

──────────── 【知识链接】 ────────────

耳硬化症

目前而言,耳硬化症病因不明,病理改变为骨迷路原发性局限性骨质吸收,而代以海绵状骨质增生,故称为"硬化",多发于妊娠期女性,主要临床表现为单耳或双耳听力进行性下降,盖莱试验表现为阴性。耳硬化症有 Schwartze 征,多存在 Carhart 切迹,有 Willis 误听现象。

(1)Schwartze 征:鼓膜后上象限见一透红区域,为鼓岬活动病灶区黏膜显著充血的反映,该现象即为 Schwartze 征。

(2)卡哈切迹:在纯音听力图上,骨导在言语频率区上表现正常,但在 2 000～4 000Hz 有一 V 形切迹,称为 Carhart 切迹。

(3)Willis 误听:患者在一般环境中分辨语音困难,在嘈杂环境中听辨能力反而提高的现象。

【知识链接】
为什么临床上常用音叉检查和镫骨肌反射来鉴别传导性听力损失和感音神经性听力损失?

1. 音叉检查 包括林纳试验、韦伯试验、施瓦巴赫试验、盖莱试验。音叉检查的检查器械简单,只需音叉即可,检查方法易行,为简易听力测试,有的放矢地选用四种音叉检查,可初步定性鉴定听力损失性质。

2. 镫骨肌声反射 其为客观听力测试之一,无需患者作出反应即可得到结果,客观地测定听力情况。但需注意,镫骨肌声反射结果易受中耳疾病影响。

故当纯音听阈测试的结果受到质疑时,临床上常用音叉检查和镫骨肌声反射再次对其听力损失的性质进行鉴别与诊断。

【知识链接】
突发性聋

1. 定义 突然发生的,在数分钟、数小时或3天以内,原因不明的感音神经性听力损失,至少在相连的两个频率听力下降20dB HL以上的听力损失。

2. 治疗原则 把握治疗时间窗,尽早治疗,缓解症状,保护内耳,避免耳蜗再度损伤,促进听力恢复。

3. 治疗

(1) 多用药物治疗,如糖皮质激素、扩血管剂、抗凝剂、抗病毒药、中药等。一个疗程后可取得较好的效果。

(2) 对于轻、中度听力损失的突发性聋而言,早期选用糖皮质激素、扩血管剂、抗凝治疗等。

(3) 对于极重度听力损失的突发性聋而言,加用局部应用糖皮质激素,如鼓室注射糖皮质激素等。

4. 预后及对应措施

(1) 预后多样:①部分病例有自愈倾向;②低频、中频听力损失及轻度听力损失预后良好;③重度、极重度听力损失的听力损失预后不佳;④合并耳鸣、眩晕的突发性聋预后很差。

(2) 治疗效果差或无效的突发性聋的对应措施,3个月至半年后,可尝试采用助听设备进行听力干预:①助听器配戴一般适用于中重度以下听力损失的患者,效果较好;②振动声桥植入一般用于中度及重度的感应神经性听力损失的患者,年龄为18岁及以上,且不愿配戴助听器,可考虑振动声桥植入;③骨桥植入一般用于单侧重度听力损失的患者;④人工耳蜗植入一般用于双侧极重度感音神经性听力损失的患者。

(傅新星 杨海弟)

参考文献

1. 黄选兆，汪吉宝，孔维佳. 实用耳鼻咽喉头颈外科学. 2版. 北京：人民卫生出版社，2008.

2. KATZ J. 临床听力学：第5版. 韩德民，译. 北京：人民卫生出版社，2006.

3. 韩德民，许时昂. 听力学基础与临床. 北京：科学技术文献出版社，2004.

4. KATZ J. 临床听力学. 姜泗长，顾瑞，译. 北京：北京医科大学中国协和医科大学联合出版社，1999.

5. 王永华，徐飞. 诊断听力学. 杭州：浙江大学出版社，2013.

6. 田勇泉，韩东一，迟放鲁，等. 耳鼻咽喉头颈外科学. 8版. 北京：人民卫生出版社，2014.

7. KATZ J. 临床听力学：第2版. 韩东一，翟维举，译. 2版. 北京：中国协和医科大学出版社，2008.

8. 全国声学标准化技术委员会. 声学纯音气导和骨导听阈基本测听法. GB/T 16403—1996. 北京：国家技术监督局，1996.

9. KATZ J. Handbook of clinical audiology. 5th ed. Philadelphia：Lippincott Williams & Wilkins，2002.

10. KATZ J. Handbook of clinical audiology. 7th ed. Philadelphia：Lippincott Williams and Wilkins，2014.

11. ROESER R J，VALENTE M，HOSFORDDUNN H. Audiology diagnosis. 2nd ed. New York：Thieme Medical Publishers Inc，2007.

12. Recommended procedure：Pure-tone air-conduction and bone-conduction threshold audiometry with and without masking. BSA. 2011.

13. American Speech-Language-Hearing Association（ASHA）. Guidelines for audiologic screening. Rockville Pike，MD：ASHA. 1997.

14. American Speech-Language-Hearing Association（ASHA）. Guidelines for the audiologic assessment of children from birth to 5 years of age. Rockville Pike，MD：ASHA. 2004.

15. SHAHNAZ N，BORK K. Wideband reflectance norms for Caucasian and Chinese young adults. Ear Hear，2006，27（6）：774-788.

16. OLSEN W O，BAUCH C D，HARNER S G. Application of Silman and Gelfand（1981）90th percentile levels for acoustic reflex thresholds. J Speech Hear Disord，1983，48（3）：330-332.

17. STANLEY A G. Essentials of audiology. 4th ed. New York：Thieme Medical Publishers Inc，2016.

18. JERGER S，JERGER J，MAULDIN L，et al. Studies in impedance audiometry. II. Children less than 6 years old. Arch Otolaryngol，1974，99（1）：1-9.

19. JAHN A F，SANTOS-SACCHI J. Physiology of ear. New York：Raven Press，1988.

20. DURRANT J D，LOVRINIC J H. Bases of hearing science. 3rd ed. Baltimore：Williams & Wilkins，1995.

21. 姜泗长，顾瑞，王正敏. 耳科学. 2版. 上海：上海科学技术出版社，2002.

22. ARNOLD S A. The auditory brainstem response//ROESSER R J，VALENTE M，HOSFORD-DUNN H. Audiology diagnosis. 2nd ed. New York：Thieme，2007：426-442.

23. ELBERLING C，DON M，CEBULLA M，et al. Auditory steady-state responses to chirp stimuli based on

cochlear traveling wave delay. Journal of the Acoustical Society of America. 2007，122（5）：2772-2785.

24. PETOE M A，BRADLEY A P，WILSON W J. On chirp stimuli and neural synchrony in the suprathreshold auditory brainstem response. Journal of the Acoustical Society of America.2010，128（1）：235-246.

25. BONUCCI A S，HYPPOLITO M A. Comparison of the use of tympanic and extratympanic electrodes for electrocochleography. Laryngoscope. 2009，119（3）：563-566.

26. FERRARO J A，DURRANT J D. Electrocochleography in the evaluation of patients with Ménière's disease/ endolymphatic hydrops. Journal of the American Academy of Audiology. 2006，17（1）：45-68.

27. ATCHERSON S R，LIM T J，MOORE P C，et al. Comparison of auditory brainstem response peak measures using ear lobe，mastoid，and custom ear canal reference electrodes. Audiology Research. 2012，2（1）：3.

28. 李兴启，郑杰夫. 听觉诱发反应及应用. 北京：人民军医出版社，2007.

29. MCPHERSON D L，BALLACHANDA B，KAF W. Middle and long latency auditory evoked potentials// ROESSER RJ，VALENTE M，HOSFORD-DUNN H. Audiology Diagnosis. 2nd ed. New York：Thieme，2007：443-477.

30. HARKRIDER A W. Middle latency response//ATCHERSON S R，STOODY T M. Auditory electrophysiology - a clinical guide. New York：Thieme，2012.

31. HALL J W. Handbook of auditory evoked responses. Boston：Allyn and Bacon，1992.

32. MUSIEK F E，OXHOLM V B. Anatomy and physiology of the central auditory nervous system: A clinical perspective//ROESSER R J，VALENTE M，HOSFORD-DUNN H. Audiology Diagnosis. 2nd ed. New York：Thieme，2007.

33. AREHOLE S，AUGUSTINE L E，SIMHADRI R. Middle latency response in children with learning disabilities：preliminary findings. Journal of Communication Disorders. 1995，28（1）：21-38.

34. SHARMA A，DORMAN M F，KRAL A. The influence of a sensitive period on central auditory development in children with unilateral and bilateral cochlear implants. Hearing Research. 2005，203（1-2）：134-143.

35. STAPELLS D R. Cortical event-related potentials to auditory stimuli//KATZ J，MEDWETSKY L，BURKARD R. Handbook of Clinical Audiology. 6th ed. Philadelphia：Lippincott Williams & Wilkins，2009.

36. ISO/FDIS8253-3，Acoustics-Audiometric test methods-Part 3：Speech audiometry，2012.

37. 刘博. 人工耳蜗植入者的声调研究与评价. 中国医学文摘耳鼻咽喉科学，2009，24（5）：260-261.

38. 张华，曹克利，王直中. 汉语最低听觉功能测试（MACC）的编辑和初步应用. 中华耳鼻咽喉科学杂志，1990，25（2）：79-83.

39. 郗昕. 成人言语测听的基本内容及其临床价值. 临床耳鼻咽喉头颈外科杂志，2013，27（7）：337-339.

40. 福文雅，武文芳. 普通话言语测听材料的研究现状. 北京生物医学工程，2014，33（3）：318-321，326.

41. 任丹丹，张华，陈振声. 成人噪声下言语识别测试材料. 中国听力语言康复科学杂志，2015，13（1）：39-42.

42. 季永红，祝晓芬，杨燕珍. 汉语言语测听材料的历史与现状. 听力学及言语疾病杂志，2015，23（2）：206-211.

43. 张华，王硕，陈静等. 普通话言语测听材料的研发与应用. 国际耳鼻咽喉头颈外科杂志，2016，40（60）：355-361.

44. KILLION M C，VILLCHUR E. Kessler was right-partly：but SIN test shows some aids improve hearing in noise. Hear J. 1993，46（9）：31-35.

45. KILLION M C，NIQUETTE P A，GUDMUNDSEN G I，et al. Development of a quick speech-in-noise test for measuring signal-to-noise ratio loss in normal-hearing and hearing-impaired listeners. Journal of the Acoustic Society of America. 2004，116（4）：2395-2405.

46. BENTLER R A. List equivalency and test-retest reliability of the Speech in Noise Test. American Journal of

Audiology. 2000，9（2）：84-100.

47. MCARDLE R A，WILSON R H. Homogeneity of the 18 Quick SIN Lists. J Am Acad Audiol. 2006，17（3）：157-167.

48. 任丹丹，张华，武文芳，等. 普通话快速噪声下言语测听材料的等价性评估. 中国耳鼻咽喉头颈外科杂志，2012，19（3）：137-141.

49. 周蕊，张华，王硕，等. 普通话快速噪声下言语测试计分公式及等价性评估. 临床耳鼻咽喉头颈外科杂志，2014，28（15）：1104-1108.

50. 刘博. 儿童眩晕诊断的策略与技巧. 临床耳鼻咽喉头颈外科杂志，2007，21（13）：577-579.

51. YOUNG Y H. Assessment of functional development of the otolithic system in growing children：a review. Int J Pediatr Otorhinolaryngol. 2015，79（4）：435-42.

52. O'REILLY R C，GREYWOODE J，MORLET T，et al. Comprehensive vestibular and balance testing in the dizzy pediatric population. Otolaryngol Head Neck Surg. 2011，144（2）：142-148.

53. SNASHALL S E. Vestibular function tests in children. J R Soc Med. 1983，76（7）：555-559.

54. МОСТОВАЯ Т С. 儿童前庭分析器的解剖生理学特点. 易正熙，译. 国外医学·耳鼻咽喉科学分册，1989，13（4）：196-198.

55. 刘鋋. 内耳病. 北京：人民卫生出版社，2006.

56. VALENTE L M. Assessment techniques for vestibular evaluation in pediatric patients. Otolaryngol Clin North Am. 2011，44（2）：273-290.

57. 刘博，刘鋋，陈秀伍，等. 3432例眩晕患者的基本情况调查与分析. 中国医学科学院学报，2008，30（6）：647-650.

58. 李明，王洪田. 耳鸣诊治新进展. 2版. 北京：人民卫生出版社，2016.

59. LANGGUTH B，KREUZER P M，KLEINJUNG T，et al. Tinnitus：causes and clinical management. Lancet neurology，2013，12（9）：920-930.

60. BAGULEY D，MCFERRAN D，HALL D. Tinnitus. Lancet，2013，382（9904）：1600-1607.

61. 孔维佳. 耳鼻咽喉头颈外科学. 2版. 北京：人民卫生出版社，2010.

62. HENRY J A，ZAUGG T L，SCHECHTER M A. Clinical guide for audiologic tinnitus management I：Assessment. American journal of audiology，2005，14（1）：21-48.

63. HENRY J A，DENNIS K C，SCHECHTER M A. General review of tinnitus：prevalence，mechanisms，effects，and management. Journal of speech，language，and hearing research：JSLHR，2005，48（5）：1204-1235.

64. LANGGUTH B，GOODEY R，AZEVEDO A，et al. Consensus for tinnitus patient assessment and treatment outcome measurement：Tinnitus Research Initiative meeting，Regensburg，July 2006. Progress in brain research，2007，166（1）：525-536.

65. MOLLER A R，LANGGUTH B，DERIDDER D，et al. 耳鸣. 韩朝，张剑宁，译. 上海：上海科学技术出版社，2015.

66. MARTIN F N，CLARK J G. Nonorganic hearing loss//KATZ J. Handbook of clinical audiology. 7th ed. Baltimore：Williams & Wilkins：2015，617-629.

67. MARTIN F N，MONRO D A. The effects of sophistication on Type V Békésy patterns in simulated hearing loss. J Speech Hear Disord. 1975，40（4），508-513.

68. JERGER J，BURNEY L，MAULDIN L，et al. Predicting hearing loss from the acoustic reflex. J Speech Hear Disord. 1974，39（2）：11-22.

69. JERGER J，HERER G. Unexpected dividend in Békésy audiometry. J Speech Hear Disord. 1961，26（4）：390-391.

70. MARTIN F N，CHAMPLIN C A，MARCHBANKS T. A Varying Intensity Story Test for simulated hearing loss. Am J Audiol. 1998：7（1），39-44.

71. SCHMIDT C M，ZEHNHOFF-DINNESEN A，MATULAT P，et al. Nonorganic hearing loss in children：Audiometry, clinical characteristics, biographical history and recovery of hearing thresholds. Int J of Pediatric Otorhinolaryngology，2013，77（7）：1190-1193.

72. 孙爱华,江德胜. 功能性聋. 临床耳鼻咽喉科杂志,1987,1（3）：156-157.

73. 李耀丽，HYDE M，ALBERTI P. 听觉诱发电位在非器质性聋评定中的作用. 华西医学，1991,6（4）：463-466.

74. 亓贝尔,刘博. 信号处理技术在瞬态声诱发耳声发射中的应用. 国际耳鼻咽喉头颈外科杂志,2009,33（6）：333-336.

75. JACOBSON G P，SHEPARD N T. Balance function assessment and management. 2nd ed. Plural Publishing，2014.

76. 李晓璐,卜行宽,KAMRAN BARIN,等. 实用眼震电图和眼震视图检查. 2版,北京：人民卫生出版社，2015.

77. 王尔贵,吴子明. 前庭康复. 北京：人民军医出版社,2004.

78. 姜泗长,顾瑞,王正敏. 耳科学. 2版. 上海：上海科学技术出版社,2002.

79. GOEBEL J A. 实用眩晕诊治手册. 韩朝,王璟,译. 上海：上海科学技术出版社,2013.

80. DIAMOND S G，MARKHAM C H. Ocular counter rolling as an indicator of vestibular otolith function. Neurology. 1983，33（11）：1460-1469.

81. UCHINO Y，SASAKI M，SATO H，et al. Otolith and canal integration on single vestibular neurons in cats. Exp Brain Res. 2005，164（3）：271-285.

82. BRANTBERG K. Vestibular evoked myogenic potentials（VEMPs）：usefulness in clinical neurotology. Semin Neurol. 2009，29（5）：541-547.

83. MIN K K，HA J S，KIM M J，et al. Clinical use of subjective visual horizontal and vertical in patients of unilateral vestibular neuritis. Otol Neurotol. 2007，28（4）：520-525.

84. TODD N P M，ROSENGREN S M，AW S T，et al. Ocular vestibular evoked myogenic potentials（OVEMPs）produced by air- and bone-conducted sound. Clin Neurophysiol. 2007，118（2）：381-390.

85. MANZARI L，BURGESS A M，MACDOUGALL H G，et al. Enhanced otolithic function in semicircular canal dehiscence. Acta Otolaryngol（Stockh）. 2011，131（1）：107-112.

86. British Society of Audiology. Pure tone air and bone conduction threshold audiometry with and without masking. 2018.

索 引

E

F

G

H

J